DENISE LINN

ENERGIE-SCHNÜRE

Erkenne und kläre die verborgenen
energetischen Verbindungen,
die dein Leben bestimmen

Aus dem Englischen übersetzt von
Dr. Anita Krätzer

W0387723

WILHELM HEYNE VERLAG
MÜNCHEN

Die in diesem Buch vorgestellten Informationen und Empfehlungen sind nach bestem Wissen und Gewissen geprüft. Dennoch übernehmen die Autorin und der Verlag keinerlei Haftung für Schäden irgendwelcher Art, die sich direkt oder indirekt aus dem Gebrauch der hier beschriebenen Anwendungen ergeben. Bitte nehmen Sie im Zweifelsfall bzw. bei ernsthaften Beschwerden immer professionelle Diagnose und Therapie durch ärztliche oder naturheilkundliche Hilfe in Anspruch.

Sollte diese Publikation Links auf Webseiten Dritter enthalten, so übernehmen wir für deren Inhalte keine Haftung, da wir uns diese nicht zu eigen machen, sondern lediglich auf deren Stand zum Zeitpunkt der Erstveröffentlichung verweisen.

MIX
Papier aus verantwortungsvollen Quellen
FSC® C014496

Penguin Random House Verlagsgruppe FSC®-N001967

Taschenbucherstausgabe 10/2021

Copyright © 2019 der deutschsprachigen Ausgabe by
Ansata Verlag München,
in der Penguin Random House Verlagsgruppe GmbH
Copyright © 2021 dieser Ausgabe by Wilhelm Heyne Verlag, München,
in der Penguin Random House Verlagsgruppe GmbH,
Neumarkter Straße 28, 81673 München
Alle Rechte sind vorbehalten. Printed in Germany.
Redaktion: Dr. Anita Krätzer
Umschlaggestaltung: Guter Punkt, München unter Verwendung
eines Motivs von © кирилл поляшенко / iStock / Getty Images Plus
Satz: Satzwerk Huber, Germering
Druck und Bindung: GGP Media GmbH, Pößneck
ISBN 978-3-453-70425-1

www.heyne.de

Dieses Buch ist LuAnn Cibik gewidmet.
Du bringst sehr viel Freude in mein Leben.

INHALT

VORWORT

Wenn wir versuchen, irgendetwas Einzelnes herauszupicken, stellen wir fest, dass es mit allen anderen Dingen im Universum verknüpft ist.

JOHN MUIR

Vor fünfzig Jahren stand ein riesiger Banyanbaum vor dem Royal Hawaiian Hotel und vielleicht steht er immer noch da. Für Touristen war er einfach ein Teil des Inselparadieses. Diejenigen aber, die eine seherische Gabe besaßen, nahmen eine starke, flimmernde energetische Verbindung wahr, die aus dem Baum durch das Hotel bis hinab ins Kellergeschoss führte, wo sich eine Massagepraxis befand. Wer nicht wusste, wo es lag, fand nur schwer den Weg dorthin. Doch etwa einmal die Woche kam jemand herein und meinte, er sei der energetischen Verbindung vom Baum zum Wellnessbereich gefolgt.

Zusammen mit meiner Lehrerin Morrnah Simeona, einer hawaiianischen Weisen und traditionellen Heilerin, arbeitete ich in der Praxis als Masseurin. Ich war verblüfft über die vielen Menschen, die auf diese Weise zu uns fanden, und fragte: »Morrnah, wovon sprechen die Leute? Ich sehe keinerlei Lichtstrahlen, die aus dem Baum herauskommen und hier in den Keller strömen.«

Sie erwiderte sanft: »Als ich an diesem Ort zu arbeiten begann, wollte ich gern Gleichgesinnte anziehen. Darum verankerte ich eine energetische Verbindung in dem Banyanbaum und legte sie in den Wellnessbereich herunter. Die alten Heiler meiner Kultur wussten, wie man das macht. Menschen, die dieses Energieseil sehen können, folgen ihm und finden die Praxis. Nicht alle können es bewusst wahrnehmen. Sie können zwar nicht genau sagen, warum sie nach unten in meine Praxis gekommen sind, hatten aber einfach das Gefühl, geführt oder sanft angestoßen zu werden.«

Und tatsächlich blühte und gedieh Morrnahs Geschäft. Sogar Staatsoberhäupter besuchten ihre schmucklose Massagepraxis. Sie fuhr fort: »Selbst wenn man die energetischen Leitungen, Stränge und Fäden, die uns mit allem im Universum verbinden, nicht sehen kann, so sind sie doch vorhanden. Manche stärken uns und vertiefen unsere Verbindung zu uns selbst und zum Schöpfer. Aber es gibt auch andere, die uns auslaugen und schwächen. Wenn man das Wesen dieser energetischen Verbindungen versteht, befindet man sich in der Mitte all dessen, was im Leben wirklich und wichtig ist. Dann weiß man, wie man im Zentrum der Gnade und der persönlichen Kraft steht.« Ihre Worte waren der Beginn meiner Wissensreise über das Wesen der Energie und darüber, wie wir mit dem Universum verbunden sind.

Ich bereiste nach jenen Anfangsjahren bei Morrnah die Welt und verbrachte Zeit bei Schamanen und schamanischen Heilern, um die Sicht der indigenen Völker auf Energie und Heilung kennenzulernen. Alle Stammestraditionen sehen in Energieseilen eine Verbindung zwischen uns und der Welt. Jede Tradition hat ihre eigenen Methoden zur Stärkung oder Freisetzung dieser energetischen Verbindungen, um Ausgewogenheit ins Leben zu bringen. Ich beschreibe einige der Methoden, die ich im Laufe der Jahre erlernt habe. Auf diese Weise möchte ich Sie dabei unterstützen, durch das Verstehen der energetischen Verbindungen mehr Harmonie in Ihr Leben zu bringen.

Dieses Buch nimmt Sie mit auf eine Reise, um all die Energieschnüre, Seile, Bänder, Fäden und Fasern wahrzunehmen, die zu Ihnen hin- und von Ihnen wegströmen. Sie werden lernen, alte und schamanische Techniken einzusetzen, um sich einerseits von Fesseln zu befreien, die Sie behindern, und andererseits die positiven Verbindungen zu stärken, die Sie wachsen lassen. Es ist ein sakraler Streifzug der Seele.

Wenn Sie die Energieschnüre, die Ihnen nicht förderlich sind, erkennen und sich von ihnen lösen, begeben Sie sich auf eine Reise des Loslassens und mitten hinein in den Fluss des Lebens. Vielleicht erkennen Sie auf dieser Entdeckungsreise, dass es endlich an der Zeit ist, Fesseln zu lösen, die Sie einschränken, und Bürden abzulegen. Wenn Sie sich der energetischen Verbindungen bewusst werden, die Sie daran hindern, Ihr authentisches Selbst zu sein, werden Sie feststellen, dass es niemanden in Ihrem Leben gibt, den Sie dafür verantwortlich machen können; es gibt niemanden, der die Schuld daran trägt.

Es gibt nichts, wovor Sie sich fürchten müssten, und keinen Grund, sich schuldig zu fühlen oder sich zu schämen. Denn an Ihnen gibt es nichts auszusetzen. Sie sind in Ordnung so, wie Sie sind. Sie müssen nicht verbergen, wer Sie sind, oder stets die Bedürfnisse anderer über Ihre eigenen stellen. In dem Augenblick, in dem Sie sich entspannen und loslassen, werden Sie wissen, dass alles gut ist … und dass es immer gut gewesen ist. Das ist Energie, die diesem Buch zugrunde liegt.

EINLEITUNG

Die tiefere Wahrheit über energetische Verbindungen

Haben Sie schon einmal während eines Gesprächs das Gefühl gehabt, dass Ihnen mehr und mehr Energie abgezogen wird, während die Person, mit der Sie sprechen, immer energiegeladener und lebhafter wird? Eine mögliche Erklärung dafür könnte sein, dass Ihre Energie einseitig in die Richtung der anderen Person geflossen ist und Sie als Ergebnis davon erschöpft sind, während die andere Seite neu belebt wurde.

Oder Sie fühlen sich vielleicht plötzlich beschwingt, ohne dass es dafür einen erkennbaren Grund gibt. Vielleicht hat jemand, mit dem Sie ein Band der Liebe verbindet, gerade an Sie gedacht, und die Liebe dieser Person ist über das Energieseil zu Ihnen gewandert. (Diese Art von positiven Gedanken schenken normalerweise sowohl dem Sender als auch dem Empfänger Energie.) Dies sind Beispiele, wie sich energetische Verbindungen in Ihrem Leben bemerkbar machen.

Das Buch hilft Ihnen dabei zu verstehen, was Ihre Energie erhöht bzw. reduziert. Sie werden lernen, sich von dem zu befreien, was Ihnen in Ihrem Leben nicht zuträglich ist. Und Sie werden erfahren, wie Sie Ihre Energie schützen können. Die Seele liebt die Wahrheit, und der Weg zur Wahrheit besteht darin, stark im eigenen Energiefeld zu sein. Wie das geht, erfahren Sie in den hier vorgestellten Übungen.

Das Schreiben dieses Buches stellte mich vor ein Dilemma. Einerseits glaubt ein Teil von mir nicht an das Durchtrennen energetischer Verbindungen und an Schutzmethoden, denn das trägt zu der irrigen Vorstellung bei, dass wir voneinander getrennt sind. Doch der andere Teil von mir, der durch die energetischen Schutzmethoden von Schamanen geschult wurde, kennt den verheerenden Kräfteverlust, der durch übersinnliche Angriffe und durch »Energievampire« verursacht werden kann.

Meine Herausforderung bestand also darin, Ihnen einerseits wirksame Klärungs- und Schutzmethoden zu vermitteln, anderseits aber nicht die Vorstellung zu unterstützen, dass wir alle voneinander getrennt sind. Ich wollte, dass meine Leser das Leben umarmen in dem Wissen, dass man reines Gold findet, wenn man die um die Herzen der Menschen liegenden Schlacken abschmilzt. Ich hatte die Befürchtung, dass Sie durch die Beschreibung von Schutztechniken die Welt als bedrohlichen Ort empfinden könnten, an dem Sie stets auf der Hut sein müssen, damit Ihnen andere nicht schaden können.

Schließlich beschloss ich, Ihnen zu vermitteln, was ich im Laufe meines Lebens über den Umgang mit Energiefeldern gelernt habe, und dabei zugleich in regelmäßigen Abständen dezent daran zu erinnern, wer wir aus spiritueller Sicht sind. Ich tue dies, weil es wahr ist. – Wir sind nicht vom Universum, das uns umgibt, getrennt. Aus göttlicher Sicht gibt es nichts da draußen, wovor Sie sich schützen müssen. Im tiefsten Sinne ist es alles, was Sie sind.

Dieses Buch ist für die Zeiten gedacht, in denen Sie vergessen haben, wer Sie sind. Und wir Menschen vergessen ständig, wer wir sind. Ich tue das. Sie tun das. Wir alle tun das. Es gehört zu unserer Natur. Wenn wir es vergessen, glauben wir, dass wir voneinander und vom Universum getrennt sind. In solchen Zeiten des Vergessens ist es hilfreich zu verstehen und zu lernen, wie man sich von den negativen energetischen Verbindungen löst und die positiven Verbindungen vergrößert.

Von einem sakralen Standpunkt aus gesehen, gibt es nichts da draußen, was uns wirklich schaden könnte. Ich erlebte dies einmal, als meine Ärzte dachten, ich sei tot, nachdem ich fast das Opfer einer Schießerei geworden war. Dieses Erlebnis war tief greifend und … real. Ich betrat einen von goldenem Licht erfüllten Ort, von dem ich mit absoluter Sicherheit wusste, dass er mein wirkliches Zuhause war. Er war mir vertraut. Ich war schon einmal dort gewesen. Ja, es schien, dass ich ihn nie verlassen hatte. Mein Leben auf der Erde kam mir vor wie ein Traum mit der Illusion, dass wir voneinander getrennt sind.

Das Reich, das ich betrat, war sehr real. Während sich die Ärzte auf der Erde hektisch bemühten, mich zu reanimieren, erinnerte ich mich in jenem Reich aus goldenem Licht an das, was ich immer gewusst, aber vergessen hatte: Es gibt nichts im Universum, das wir nicht sind. Diese Sichtweise der Realität unterschied sich von dem, wie ich das Leben bisher erlebt hatte, aber sie war mir vertraut. Meine damals siebzehn Lebensjahre kamen mir wie eine erfundene Geschichte vor, und was ich in diesem himmlischen Reich erlebte, fühlte sich wie die eigentliche Wahrheit an.

Vielleicht ist es schwer nachzuvollziehen, was ich Ihnen erzähle, aber ich erinnere mich, wie ich meinen Körper verließ, als die Ärzte dachten, ich sei gestorben, und zu einem Teil des Ganzen wurde. Es gab keine Begrenzungen. Ich war mit allen Wesen und allem Leben *eins*. Auch Sie waren da. Wir alle waren da. Alles wohnte in mir, so wie in Ihnen. Ich wusste, dass wir eins sind.

Sie sind ein Teil von allem. Sie sind ein schneebedeckter Berg in Tibet, der Atem eines Neugeborenen im Sudan, die klare Luft der Arktis und der Smog von Los Angeles. Sie sind die hohe Energie eines Heiligen und die Angst eines Gangmitglieds. All das sind Sie. Aber nur in einem sehr erhöhten Bewusstseinszustand (oder wenn wir, wie in meinem Fall, fast tot sind) können wir diese Wahrheit berühren.

Hier in unserem irdischen Dasein glauben wir, dass andere uns schädigen können. Und weil wir das glauben, können sie das auch. Wir glauben, dass übersinnliche Angriffe und Energievampire uns auszehren können. Und weil wir das glauben, können sie das auch. Es sind nicht nur unsere individuellen Überzeugungen, die dafür verantwortlich sind. Wenn wir stolpern, die Treppe hinunterfallen und uns verletzen, fühlt sich das real an. Auch wenn jemand eine negative Emotion gegen uns richtet, ist der Schmerz, den wir dabei empfinden, real. Allein dadurch, dass wir Menschen sind, sind wir Teil eines kollektiven Unbewussten, das glaubt, dass wir vom Leben um uns herum getrennt sind und dass es uns beeinträchtigen und schädigen kann, und das tut es dann auch.

Nachdem ich von der anderen Seite zurückgekommen war, erinnerte ich mich an die Wahrheit, dass wir alle eins und nicht vom Universum getrennt sind. Doch diese Wahrheit war nur eine Erinnerung. Als ich in meinen Körper zurückkehrte, war ich sofort wieder in unserem Raum-Zeit-Kontinuum gefangen. Ich nahm Kränkungen noch immer übel. Ich hatte noch immer Angst, dass mir jemand etwas zuleide tut. Ich war noch immer erbost, wenn ich verletzt wurde. Es gab noch immer Menschen, die mir meine Energie raubten. Die Erinnerung an die Wahrheit reichte nicht aus, um dieses Denken zu beenden.

Ich biete Ihnen diese Perspektive in der Hoffnung an, dass Sie, während Sie lernen, Ihr Energiefeld zu schützen, und negative Einflüsse anderer zu entfernen, auch das Bewusstsein bewahren, dass auf den tiefsten Ebenen das alles Sie selbst sind – jeder Strang, jede Verbindung, jeder Stern und jede Galaxie. Wenn Sie das Gefühl haben, dass jemand Ihnen Energie absaugt, ist es in Wahrheit ein Teil von Ihnen in der anderen Person, der Ihre Energie schwächt. Wenn es so aussieht, als würde jemand Ihre Energiereserven auffüllen, ist es in Wahrheit ein Teil von Ihnen in der anderen Person, der dies tut.

Wir Menschen glauben, dass sich das kosmische Reich *da draußen* befindet, als würde es sich um irgendeinen entlegenen Ort im Universum handeln. Wir neigen dazu, zum Himmel emporzublicken, wenn wir an jenen Ort hinter der Tür des Todes denken. Aber in Wahrheit ist er *hier*, hier in mir und in Ihnen. Im Radio kann man unter verschiedenen Sendern wählen – von Jazz bis Rock 'n' Roll. Auch wenn wir nur ein Programm hören, sind alle anderen Sender ebenfalls da. Ähnlich ist es mit dem Ort, den wir Himmel nennen – der Ort, an dem wir nicht voneinander getrennt sind, ein Reich, das *hier und jetzt* existiert. Wir müssen nur den richtigen »Sender« einstellen. Sie sind ein großes Wesen mit schwingenden Frequenzen, das überall und an jedem Ort gleichzeitig existiert. Es ist nur so, dass Sie hier auf der Erde – genau wie wir alle – den kosmischen Sender der Trennung eingeschaltet haben.

Trotz dieses Wissens ist es in Ordnung, sich zu schützen, wenn Sie das Bedürfnis danach haben. Es ist in Ordnung, wenn Sie die Verbindungen zu anderen abbrechen, die Ihnen Kraft rauben. Ja, es ist nicht nur in Ordnung, dass Sie das tun, sondern es ist sogar *erforderlich*, damit Sie Schaden von sich abwenden und weiterhin in der Lage sind, nach einem höheren Bewusstsein zu streben. Aber ich empfehle Ihnen, dass Sie immer dann, wenn Sie Verbindungen durchtrennen, gleichzeitig in Ihren inneren Kern schauen, um den Ort in Ihnen aufzuspüren, an dem der »Täter« lebt. Erkennen Sie diesen Teil von sich an. Würdigen Sie ihn. Dann sinkt die Wahrscheinlichkeit, dass Sie künftig negative Bindungen anziehen.

Sie fragen vielleicht: »Wie kann ich einen Teil von mir anerkennen und würdigen, in dem jemand sitzt, der andere missbraucht oder abhängig ist? Hier geht es schließlich um energetische Verbindungen zu anderen Menschen, die ich durchtrennen will. Ich kann solche Dinge doch unmöglich wertschätzen!« Aber in dem Maße, wie Sie das sogenannte »Schatten-Ich« verurteilen und unterdrücken, laden Sie gleichzeitig unerwünschte Dinge dazu ein, sich an Sie zu heften. Wenn Sie diese Anteile nicht akzeptieren können, dann werden Sie einfach zu ihrem spirituellen Beobachter, statt sie zu verurteilen. Sobald Sie ein unerwünschtes Muster *beobachten* können, sind Sie auch in der Lage, sich von ihm zu verabschieden. Wenn Sie es hingegen *verurteilen*, klammert es sich an Ihnen fest. Worüber auch immer Sie hart urteilen – genau das ziehen Sie an. So merkwürdig es auch klingen mag, doch Ihr Urteil stärkt in Wahrheit die Verbindungen zwischen Ihnen und dem, was Sie ablehnen.

Jerry hatte eine meiner Veranstaltungen besucht. In einer Pause kam er auf mich zu, und im Laufe unserer Unterhaltung meinte er, alle Frauen seien schlechte Autofahrer. Er erzählte, er werde fast täglich im Straßenverkehr von Fahrerinnen geschnitten oder von ihnen beinahe gerammt. Ihm war noch nie in den Sinn gekommen, dass sein hartes Urteil die eigentliche Ursache dafür war, dass er schlechte Fahrerinnen anzog – als ob sich eine Energieschnur entrollen, sich ausdehnen und durch die Stadt schlängeln würde, bis es eine schlechte Fahrerin gefunden hatte, die es dann wie mit einem Lasso einfing und zu ihm hinzog.

Auf diese Weise funktionieren die durch Beurteilungen geschaffenen Energieschnüre. Unser Bedürfnis, mit unserem Urteil recht zu haben, kann so stark sein, dass wir unbewusst zu einem Magneten für Erfahrungen werden, die unsere Überzeugungen bestätigen, so wie es bei Jerry mit den Autofahrerinnen der Fall war.

Die Herausforderung besteht darin, Dinge zu akzeptieren und sogar anzunehmen, von denen man glaubt, dass sie falsch oder schlecht sind. Wenn man sie aber unvoreingenommen beobachtet, ist es viel einfacher, diese negativen Verbindungen aus dem eigenen Energiefeld zu entfernen. Letztlich ist es ein Entwicklungsprozess der Seele, wenn man sich ohne Zögern und ohne Einschränkungen in all seinen Facetten akzeptiert und anerkennt. Auf den folgenden Seiten werden Sie erfahren, wie Ihnen dies gelingt.

Die meisten meiner Bücher sind so konzipiert, dass Sie sich beim Lesen nicht an die Kapitelabfolge halten müssen. Sie können sich hier und da herauspicken, was Sie gerade besonders interessiert. Doch die Informationen im vorliegenden Buch bauen aufeinander auf.

Im ersten Kapitel erfahren Sie, was energetische Verbindungen sind und welche Energieschnüre an Sie persönlich angeschlossen sind. Sie werden etwas über die Energieflüsse zwischen Ihnen und Ihren Freunden, Angehörigen, Bekannten und Ahnen erfahren sowie über die Energien, die zwischen Liebenden fließen – und zwar zwischen verflossenen und gegenwärtigen Partnern. Sie werden außerdem Traumverbindungen, Geister, astrale Beziehungen, Chakren, Himmelskörper und mehr verstehen lernen.

Das zweiten Kapitel behandelt einige der Auswirkungen, die Ihre energetischen Verbindungen auf Ihre Gefühle und Ihre Gesundheit haben können. Und Sie werden wertvolle Informationen über Energievampire, energetische Angriffe, Anhaftungen und darüber erhalten, wie Rest- und Vorgängerenergien Ihr Wohlbefinden beeinflussen können. Indem Sie lernen, durch Pendeln nach Energielecks zu suchen, werden Sie erkennen, welche Verbindungen Sie und Ihr Zuhause beeinflussen.

Im dritten Kapitel geht es um spezielle, hocheffiziente Methoden, um energetische Verbindungen zu trennen und loszulassen, die Sie einschränken oder schwächen. Es sind überlieferte, kraftvolle Methoden.

Im vierten Kapitel erhalten Sie Informationen über noch weitgehend unbekannte Methoden sowie Schritt-für-Schritt-Anleitungen zum Schutz des eigenen Energiefeldes. Sie lernen, wann die Methoden angewendet werden sollten – und wann nicht.

Das fünfte Kapitel schließlich zeigt Ihnen, wie Sie die von Gemeinschaft, Liebe und Freude getragenen Energieschnüre und Ihre Verbindungen zum Universum neu beleben, aufbauen und stärken können. Sie werden eine Reihe von Möglichkeiten entdecken, um einen heiligen Raum und Zufluchtsort in Ihrem Haus zu schaffen … dort können nur leuchtende, funkelnde Lichtstrahlen zu Ihnen hin- und durch Sie hindurchströmen.

Sie werden feststellen, dass ich einfache Botschaften häufig wiederhole, sie aber immer wieder neu formuliere. Möglicherweise fallen Ihnen in diesem Buch sogar Passagen auf, die Sie an eines meiner anderen Bücher erinnern. Das ist Absicht. Denn: »Wiederholen ist die Mutter des Studierens.« Seit jeher ist Wiederholen eine gängige Unterrichtsmethode. Vieles von meinem Wissen stammt aus den alten Kulturen indigener Völker, und in jenen Kulturen werden Weisheiten und Geschichten in leicht abgewandelter Weise wieder und wieder erzählt, weil man der Auffassung ist, dass sich auf diese Weise am besten lernen lässt.

Meine Liebe und meine Unterstützung begleiten Sie auf der vor Ihnen liegenden Reise. Sie ist eine sakrale Odyssee der Seele.

ENERGETISCHE VERBINDUNGEN VERSTEHEN

Wir sind mit unserem Leben wie Inseln im Meer oder wie Bäume im Wald. Der Ahorn und die Kiefer mögen über ihre Blätter miteinander flüstern. … Aber die Bäume verflechten zugleich ihre Wurzeln in der Dunkelheit des Erdbodens, und auch die Inseln sind durch den Meeresgrund miteinander verbunden.

WILLIAM JAMES

Es liegt in der Natur des Menschen, sich an Menschen und Dinge zu binden. Vielleicht beginnt das mit der Bindung an unsere Mutter durch die Nabelschnur. Über unsere Anhaftungen wissen wir, dass wir mit der uns umgebenden Welt verbunden sind. Die unbewusste Wahrnehmung unserer Verbindungsschnüre zeigt sich in Redewendungen, etwa wenn wir sagen, wir hätten »das Gefühl, gebunden zu sein«, oder etwas habe »keine Haken und Ösen« oder wir müssten »alle Verbindungen durchtrennen«. Tief in unserem Inneren spüren wir die Energieschnüre, die uns an die uns umgebende Welt binden, auch wenn wir sie nicht sehen können. *Sie sind real.*

Energieschnüre sind reale, doch unsichtbare Energie- und Kommunikationsstränge, die uns mit Menschen, Orten und Dingen verbinden. Durch sie kann Energie fließen. Diese Schnüre, Fasern und Seile, die uns mit unserer Umwelt vernetzen, können dünn und kurzlebig sein oder wie ein riesiger Fluss strömen. Und sie können sogar aus unserer Vergangenheit kommen und ganze Lebenszyklen überdauern.

Starke Gefühle wie Liebe oder Angst werden schnell von diesen Verbindungsleitungen übertragen, aber auch Schmerzen und körperliches Wohlgefühl sowie Wissen und Weisheit können durch sie übermittelt werden.

Manche der Energieschnüre sind nützlich; sie schenken uns das Gefühl, dynamisch und lebendig zu sein. Andere sind nicht hilfreich; sie ziehen uns Energie ab und schwächen uns. Wenn zwei Menschen miteinander interagieren, bilden sich energetische Schnüre zwischen ihnen. Diese können energetisieren oder auslaugen. Manchmal können Sie also durch eine solche Verbindung Energie verlieren. Eine energetische Verbindung kann einer anderen Person auch die Möglichkeit bieten, Informationen über Sie zu erhalten oder Sie sogar zu manipulieren und zu kontrollieren.

Die meisten Menschen sind sich dieser Energieschnüre nicht bewusst, aber sie können sie auf einer unbewussten Ebene wahrnehmen. Manche hellsichtig und medial veranlagten Menschen können sie sogar sehen. Üblicherweise verlaufen sie von Solarplexus zu Solarplexus, aber sie können auch an jeder anderen Stelle des Körpers andocken.

Je stärker die emotionale Bindung zwischen zwei Menschen ist, desto ausgeprägter ist auch die energetische Verbindung zwischen ihnen. Diese Schnüre ermöglichen es uns, einen anderen Menschen zu *spüren*, selbst wenn er Tausende Kilometer entfernt ist. Manchmal können wir sogar wahrnehmen, was eine andere Person fühlt oder denkt. Energetische Verbindungen können Menschen zusammenhalten, können es aber auch schwierig machen, sich voneinander zu trennen, wenn eine Beziehung zu Ende geht. Es gibt außerdem Energieschnüre zu Orten.

Im Westen wissen die Menschen sehr wenig über die energetischen Schnüre, die sie mit anderen Menschen und mit Orten und Gegenständen verbinden. Sie glauben, dass die Welt aus voneinander getrennten Dingen besteht, die nicht miteinander verknüpft sind. Sie verstehen sich nicht als Teil des Ganzen, sondern als etwas Eigenständiges und Größeres. Sie erkennen nicht, dass von und zu jeder Handlung, jeder Person und jedem Gegenstand Verbindungen fließen, die diese mit dem Rest der Welt zusammenbringen.

Die alten indigenen Kulturen hingegen verstanden das eng mit uns verbundene außergewöhnliche Reich der Energie. Sie wussten, wie man die positiven Verbindungen wahrnimmt, die das Leben verbessern, und was man tun muss, um die negativen Schnüre zu verkleinern und sich von ihnen zu lösen. Viele glauben auch, dass uns Energiefäden anhaften, die uns sowohl mit dem Land als auch untereinander verbinden. Wenn wir uns zu weit von zu Hause entfernen, wird unser Band zur Erde zu stark gedehnt und schließlich so dünn, dass wir geschwächt und sogar krank werden können. Diese Vorstellung einer engen Bindung an die Erde teilen indigene Menschen rund um den Globus.

In diesem Buch erfahren Sie, was Heiler schon immer gewusst haben: dass wir in einem Universum aus Energie leben und dass diese Energie uns in jedem Augenblick beeinflusst und auf uns einwirkt. Sie lernen traditionelle Methoden kennen, mit denen Sie Ihre persönliche Energie zurückerlangen, die Verbindungen zu schädlichen Beziehungen und Ereignissen aus Ihrer

Vergangenheit kappen und Ihr Energiefeld reinigen können. Außerdem entdecken Sie die Verbindung zwischen den Energieschnüren und dem kollektiven Unbewussten, Ihren Chakren (den Energiezentren des Körpers), Geistführern, Engeln, dem Kosmos und dem Schöpfer. Sie erfahren, was die Energieschnüre, die Sie mit jedem Objekt in Ihrem Haus verbinden, mit reinen Energiefeldern zu tun haben. Und Sie werden herausfinden, welche energetischen Verbindungen Ihr Schicksal unterstützen und wie Sie sich von all denen lösen können, die Sie einschränken.

Was sind Energieschnüre?

Ich bezeichne die energetischen Stränge, die uns mit dem Universum verbinden, als »Energieschnüre« oder »Affinitätsschnüre«, weil sich die Energie von Menschen, Orten und Objekten nicht an Sie anheften kann, wenn keine *Affinität* besteht oder, anders ausgedrückt, wenn keine Übereinstimmung der Frequenzen vorhanden ist.

Meine Definition von »Affinität«: sich zu einer Person, einem Gegenstand, einer Idee etc. hingezogen fühlen; eine angeborene Gleichheit oder Übereinstimmung; eine ausgeprägte Ähnlichkeit oder Verbindung. In der Chemie bedeutet Affinität die Neigung von Atomen oder Atomgruppen, sich miteinander zu vereinigen. Die Art, wie ich den Begriff hier verwende, umfasst eine »positive« Affinität, die Ihre Energie verstärkt, und eine »negative« Affinität, die Ihnen Energie abzieht. Die Energieschnüre können außerordentlich dünn sein und Spinnweben gleichen oder größer und stärker sein, etwa wie dicke energetische Seile. Sie können biegsam, fließend und sanft oder steif und scheinbar unbeweglich daherkommen, aber auch durchsichtig, schillernd und schimmernd vor Licht oder düster, strähnig, dicht und trübe.

Energetische Verbindungen sind nicht nur ätherische und astrale Leitungen, sie dienen auch als Leitbahnen für das unbewusste Senden und Empfangen von Energie und Informationen von und zu den uns umgebenden Menschen, Orten, Ereignissen und Objekten. Folgendermaßen funktionieren sie zwischen Menschen: Wenn Sie mit jemandem eine Beziehung eingehen, sei sie nun negativ oder positiv, werden Sie durch veränderbare Energieschnüre mit der anderen Person verbunden, ebenso wie diese mit Ihnen, und als Folge davon werden Informationen, Gefühle und energetische Schwingungen zwischen Ihnen beiden ausgetauscht.

Hochgradig intuitive Menschen und Schamanen, die mit alten Kulturen verbunden sind, können diese Verbindungen spüren. Manchmal entspringen die energetischen Schnüre dem Solarplexus, oder sie verbreiten sich von anderen Körperteilen aus, etwa vom Bereich des Dritten Auges, vom Scheitelpunkt des Kopfes, vom Herzchakra oder sogar vom Wurzelchakra, das über dem Damm in der Nähe des Steißbeins liegt. Die Energieschnüre können sich in Farbe, Konsistenz und Größe voneinander unterscheiden. Die Verbindung zwischen den Herzchakras von Menschen, die sich lieben, kann lang, leuchtend und kristallklar sein. Ihre Farbe kann von Blau bis Grün und sogar bis Rosa und Gold variieren, aber sie ist stets strahlend. Wenn sich aber jemand über eine andere Person ärgert, können die Verbindungsschnüre zwischen diesen Menschen erbsengrün oder dunkelgrau sein, außerdem strähnig und faserig.

Durch die Energieströme zwischen Ihnen und einer anderen Person können Sie energetisch aufgeladen oder ausgelaugt werden. Ähnlich wie bei Ebbe und Flut fließt zwischen Ihnen und anderen Menschen Energie: Durch Ihre Verbindungen geben oder empfangen Sie Energie, und zuweilen tauschen Sie und eine andere Person im selben Moment Energie aus.

Wenn Sie nach einem Gespräch mit jemandem erschöpft sind, aber der oder die andere danach beschwingt und aufgeladen wirkt, könnte dies an einem Energieabfluss über die zwischen Ihnen bestehenden Verbindungen liegen. Das heißt, dass Energie von Ihnen auf die andere Person übertragen wurde, ohne dass Energie zu Ihnen zurückgeflossen ist. Es handelte sich also um eine einseitige Energieweitergabe, durch die Sie sich nach dem Gespräch müde fühlen.

Zwischen Ihnen und fast jedem, mit dem Sie je eine Beziehung hatten, bestehen bindungsbedingte Energieschnüre. Manchmal sind sie so dünn, dass sie kaum einem Flüstern gleichen, und manchmal sind sie so stark wie eine breite Autobahn. Über die Energieschnüre können Informationen, Energie, liebevolle Gefühle oder bösartige Gedanken hin- und herfließen. So können zwei Menschen, zwischen denen eine Beziehung besteht, im selben Moment etwas Bestimmtes denken oder fühlen, zur gleichen Zeit an denselben Ort gehen oder den gleichen Gegenstand kaufen, oder sie wissen intuitiv, was der oder die andere gerade tut oder empfindet. Wenn eine Bindung sehr ausgeprägt ist, spüren Sie möglicherweise selbst dann die Gefühle, Schmerzen oder Gedanken der anderen Person, wenn sie sich auf der anderen Seite der Erdkugel befindet – eben wegen der Sie verbindenden energetischen Schnur.

Manchmal können energetische Verbindungen zu einem anderen Menschen wachsen und sich sogar noch mehr verdichten, selbst wenn Sie keinen direkten Kontakt haben. Sie können Gefühle und Gedanken des anderen wahrnehmen, als ob es Ihre eigenen seien, vor allem, wenn es sich um einen starken Sender und bei Ihnen um einen aufnahmebereiten Empfänger handelt. Es ist allerdings wichtig zu erkennen, ob die Gefühle oder Gedanken von Ihnen oder von der anderen Person stammen. Im Folgenden werden Sie lernen, wie Sie das eine vom anderen unterscheiden können.

Sind Sie je unverhofft Bekannten an Orten begegnet, die weit von Ihrem Zuhause entfernt lagen? Natürlich kann so eine Begegnung purer Zufall sein, aber es ist auch möglich, dass die Schnüre zwischen Ihnen Sie zusammengeführt haben. Wenn Sie sich in unmittelbarer Nähe befinden, verstärken sich die Energieströme zwischen Ihnen und wirken wie Magnete, die Sie zueinanderziehen.

Je mehr Emotionen in einer Beziehung vorhanden sind, desto stärker ist die gegenseitige Anziehungskraft, wobei negative Gefühle sogar eine noch stärkere Anziehungskraft ausüben können als positive. Je länger Sie jemanden kennen und je näher Sie ihm oder ihr stehen, desto dicker und kräftiger sind die Sie verbindenden Schnüre. Wenn Sie seit Jahren keinen Kontakt mehr hatten, können die Energieschnüre zwischen Ihnen schlaff und kraftlos geworden sein, aber wenn Sie einander dann wieder begegnen oder per Telefon, Brief oder Internet wieder Kontakt aufnehmen, kann dies die Schnüre erneut straffen und stärken und Sie sogar zucinanderziehen.

Nur wenige Menschen wissen, welche Auswirkungen energetische Verbindungen auf ihr Leben und ihr Wohlbefinden haben. In diesem Kapitel erfahren Sie einiges über Energie und welche Schnüre Sie verbinden.

Drei Grundsätze über Energie, die für alles gelten

Um ein tieferes Verständnis für die Energieschnüre zu entwickeln, die uns mit dem Universum verbinden, ist es hilfreich, einige grundlegende Dinge über das Wesen der Energie zu wissen. Es gibt drei Grundsätze, die sowohl für energetische Verbindungen als auch für alles andere gelten:

1. Alles besteht aus sich ständig ändernder Energie.
2. Wir sind nicht von der uns umgebenden Welt getrennt.
3. Alles hat ein Bewusstsein.

1. Alles besteht aus sich ständig ändernder Energie

Die Menschen der indigenen, erdverwurzelten Kulturen wussten, dass alle Formen des Lebens – von den Wolken bis zu den Bäumen, von den einst über die Prärie ziehenden Büffelherden bis zu den Bergen und Steinen – aus vergänglichen, wabernden Energiemustern bestehen. Dieses Verständnis reicht bis zu den Ureinwohnern zurück, die sich überall auf der Welt ausbreiteten. Unsere heutige Auffassung, dass das Universum starr und unveränderlich ist, widerspricht dem Wissen unserer Ahnen.

Wir befinden uns in einem Ozean aus Energie, die permanent fließt und sich bewegt, eine ständig sich verändernde Wellenbewegung durch Zeit und Raum. Alles Leben besteht aus Energie. Die Physik hat bestätigt, dass sich auch die Atome und Moleküle von stabil und fest erscheinenden Objekten unaufhörlich bewegen. Unter der Oberfläche starrer Objekte, die in einem linearen

Fluss der Zeit existieren, befindet sich ein Reich der Energie, die herumwirbelt, sich auflöst und sich immer wieder neu bildet.

Alles Leben hat eine ihm angeborene Harmonie und kosmische Ordnung mit ständig schwingenden Energiewellen und pulsierenden Elektronen. Die Welt um uns herum (und in uns) ist ein ständiges, fließendes Zusammenspiel dieser Energiemuster. Es ist ein Tanz zweier gegensätzlicher, aber harmonischer Kräfte im Universum: Yin und Yang, Geheimnis und Form – ein unendliches, aber strukturiertes, zeitloses Schauspiel aus Dunkelheit und Licht.

2. Wir sind nicht von der uns umgebenden Welt getrennt

Bei der Entwicklung immer neuer Technologien haben wir die Urweisheit vergessen, dass alle Lebewesen und alle Dinge auf unserem Planeten miteinander verbunden sind. Wir haben vergessen, dass wir in dem lebendigen Universum, das vor Leben nur so sprüht und mit der Intensität des Geistes pulsiert, miteinander verbunden sind. Und wir haben vergessen, dass alles und jeder ein Bewusstsein hat und dass wir alle Manifestationen reiner, ewig fließender Energie sind.

Es ist wichtig, zu einer verbundenen Auffassung von der Realität zurückzukehren – das ist für uns so natürlich wie die Verbindung zur Mutter im Mutterleib –, um uns daran zu erinnern, dass es da draußen nichts gibt, was nicht wir sind. Wegen unserer linearen Wahrnehmung der Realität können wir dies mit unserem Verstand nicht vollständig begreifen.

In jedem von uns schlummert ein Verlangen, eine Sehnsucht nach und eine Erinnerung an jenen wunderbaren Ort des

Einsseins und der Gemeinsamkeit jenseits von Zeit und Raum. Wir können über das Gefühl nicht sprechen und erst recht nicht schreiben, sodass es für andere verständlich wird. Doch tief in jedem von uns gibt es ein Wissen um all dies.

Viele Probleme, die uns Menschen in der modernen Welt plagen, haben ihren Ursprung in der falschen Vorstellung, wir seien eigenständige Wesen und nicht eng mit unserem Planeten und seinen Tieren und Pflanzen verbunden. Wir glauben, dass wir voneinander getrennt sind, und manchmal sind wir sogar von uns selbst getrennt.

Die Überzeugung der Menschen im Westen, dass wir unabhängig von unserer Mitwelt sind, ist eine Illusion, die schwerwiegende Auswirkungen auf unsere Gesundheit und unser Glück haben kann. Diese Vorstellung ermöglicht die seuchenartige Ausbreitung von globaler Umweltverschmutzung, von Hass, Krieg, Gier und so vielen anderen Dingen, von denen unsere Zeitungen voll sind und die uns den Schlaf rauben. Und wegen dieses kollektiven Glaubens an die Trennung voneinander ist es oft emotional schwierig, die Verbindung mit Dingen zu spüren, die sich außerhalb unseres eigenen Bereichs befinden.

Doch jetzt ist es wichtig, dass wir unser Bewusstsein nicht nur auf unsere persönliche Umgebung richten, sondern auch über die Grenzen von Zeit und Raum hinaus ausweiten, sodass es nicht nur unser Zuhause, sondern auch unsere Gemeinschaft und unseren Planeten umschließt.

3. Alles hat ein Bewusstsein

Indigene Völker verfügen über ein Wissen, das nur wenige westliche Kulturen haben. Sie wissen, dass das Universum nicht nur ein riesiges, fließendes Energiefeld ist, mit dem wir eng verbunden sind, sondern dass alles im Universum ein Bewusstsein hat.

Selbst die hartgesottensten Skeptiker würden einräumen, dass Tiere ein Bewusstsein haben. Und die moderne Wissenschaft hat bewiesen, dass Pflanzen auf die Energiefelder von Menschen reagieren. Steine, Berge und Flüsse sind nicht weniger bewusst. Urvölker wussten dies sehr gut; sie baten den Geist des Meeres um seinen Segen, bevor sie zum Fischen hinausfuhren, dankten den Pflanzen, wenn sie sie pflückten, und nach einer Jagd bedankten sie sich bei den Tieren dafür, dass sie ihr Leben gegeben haben. Sie betrachteten die Erde unter ihren Füßen nicht als etwas Unbelebtes, sondern als ihre Mutter. Sie dankten ihr und baten sie um Verzeihung, wenn sie sich in ihr Fleisch gruben, denn sie wussten: Alles ist lebendig.

Aus diesen Grundsätzen ergibt sich natürlicherweise, dass

1. wir alle aus sich fortwährend wandelnden Energiefeldern bestehen
2. wir nicht von unserer Umwelt getrennt sind
3. die Welt um uns herum und in uns lebendig ist und ein Bewusstsein hat.

Wenn Sie begreifen, dass es da draußen nichts gibt, was Sie nicht sind, ist es erheblich einfacher für Sie, die energetischen Verbindungen, die Sie nicht haben möchten, zu verstehen und loszulassen.

Anmerkung: Manchmal werden energetische Verbindungen als Energieschnüre angesehen. Doch es gibt eine noch tiefere Möglichkeit, sie wahrzunehmen. Dass wir sie als Schnüre wahrnehmen, macht es uns möglich, etwas zu definieren, das im Wesentlichen undefinierbar ist. Ähnlich werden die Chakren als farbige Energiezentren im Körper dargestellt, obwohl sie noch feinstofflicher sind. Die Farben der Aura und der Chakren verändern sich zwar ständig, aber es ist einfacher, sie zu verstehen, wenn man sie sich als farbige Energiebälle vorstellt. In vielen Kulturen wird auch Spirit eine physische Gestalt gegeben, weil es den Gläubigen erleichtert, eine Beziehung zu ihm oder ihr herzustellen.

Es kann schwer sein, sich auf etwas zu beziehen, das sich nicht fassen lässt und überall ist. Also lassen Sie sich nicht entmutigen, wenn Sie die Schnüre nicht »sehen«, die Sie mit allem im Universum verbinden. Ihre Veranschaulichung in Form von Energieschnüren ist eine Art Metapher, die Ihnen dabei helfen soll zu verstehen, wie und warum sie funktionieren. Mithilfe dieser Bilder lassen sich auch die Methoden des Kappens und Loslassens negativer energetischer Schnüre leichter anwenden, wodurch Ihr Leben mit noch mehr Segen, Gnade und Liebe erfüllt wird.

Im folgenden Abschnitt erfahren Sie etwas darüber, welche einzigartigen und besonderen Schnüre Ihre Energie beeinflussen – und dadurch auch Ihr Leben. Beim Lesen sollten Sie überprüfen, welche der energetischen Verbindungen Sie vielleicht beeinflusst.

Womit sind Sie verbunden?

Aus jedem von uns strömen Unmengen von energetischen Verbindungen zu dem uns umgebenden Universum. Sie sind von dieser Welt nicht isoliert, Sie sind mit allem verbunden – *mit allem.*

Sie haben Verbindungen zu Ihren Eltern, Geschwistern, Kindern, Fehlgeburten, Kindheitsfreunden, Sexualpartnern, schwierigen oder wunderbaren Vorgesetzten, Mitarbeitern und Kollegen sowie in manchen Fällen auch zu Ihren spirituellen Führern, Therapeuten und Heilern. Sie können verbindende Schnüre zu Personen des öffentlichen Lebens, zu Berühmtheiten, Politikern, Bekannten und Nachbarn herstellen. Außerdem gibt es Verbindungen zwischen Ihnen und Ihrem Zuhause und all seinen Gegenständen, zu Ihren tierischen Begleitern aus Vergangenheit und der Gegenwart, zu vergangenen Leben, zu Ihren Vorfahren, zu den Gegenden und Häusern überall auf der Welt, in denen Sie gelebt haben, zu Ihrem Geburtshaus, zu den Sternen und zum Mond, zu Ihren spirituellen Führern, zu Engeln und zum Schöpfer und sogar zu Ideen und Konzepten. Sie leben nicht in der Isolation. Jeden Augenblick werden Sie beeinflusst und beeinflussen Sie Ihrerseits Ihre Umwelt.

Familienbeziehungen

Als Ungeborenes waren Sie durch die Nabelschnur mit Ihrer Mutter verbunden. Es bestand eine physische, aber auch eine energetische Verbindung, die über die Geburt und die Durchtrennung der Nabelschnur hinaus Bestand hatte. Aus diesem Grund ist eine Mutter selbst dann in der Lage zu spüren, dass sich ihr Kind in einer Notlage befindet, wenn sie nicht bei ihm ist. Denn die Verbindung zwischen Mutter und Kind ist normalerweise stark ausgeprägt, und es spielt keine Rolle, wie weit die beiden voneinander entfernt sind, weil sich der Verbindungsstrang in den Anfangsjahren ausdehnen kann. Zwischen Eltern und Kind fließt emotionale Energie hin und her. Im Laufe der Jahre werden die Verbindungen nach und nach schwächer und können sich sogar auflösen, wenn das Kind unabhängig wird und selbst für sich sorgt.

Manchmal lösen jedoch weder die Mutter noch das Kind das Band. Dann kann die Beziehung entweder unterstützend, liebevoll und eng bleiben, oder der Elternteil oder das Kind leiden, wenn durch die Bindung ungute Gefühle ausgetauscht werden. Beispielsweise fühlt sich jemand durch das Zusammensein mit der Mutter ausgelaugt und beschließt, weit weg zu ziehen, um unabhängig zu werden. Aber irgendwie fühlt sich der- oder diejenige auch dort noch immer erschöpft, vor allem nach Kontakten mit der Mutter.

Sie können vierzig Jahre lang ganz woanders wohnen, und doch kann Ihnen ein Familienmitglied noch immer Energie absaugen, weil die Verbindungen dick und »klebrig« geworden sind. Sie dehnen sich zwischen Ihnen aus, egal wo Sie sind. Die Verbindung zur Mutter kann auch liebevoll sein, und die durch die Verbindung fließende Energie kann Sie weiter sanft unterstützend durch die Höhen und Tiefen des Lebens begleiten. Das gilt auch für Energiestränge zu allen anderen Familienmitgliedern, doch wegen der einstigen Verbindung über die Nabelschnur sind die Schnüre zwischen Mutter und Kind stärker ausgeprägt.

Auch wenn Sie Ihre Eltern nicht kennen oder wenn sie bereits gestorben sind, können starke Verbindungen zwischen Ihnen bestehen. Wer wegen einer Adoption nichts über seine leiblichen Eltern weiß, kann noch immer einen Verbindungsstrang zu ihnen wie auch zu seinen Adoptiveltern haben. Sogar die Vorliebe für bestimmte Speisen und religiöse Ausrichtungen können über die energetischen Schnüre übertragen werden. Die Energieschnüre zwischen Zwillingen sind ganz besonders stark. Auch wenn sie kilometerweit voneinander entfernt sind, wissen sie oft, was der andere fühlt oder denkt. Je nach Familiendynamik können diese Schnüre stärkend oder schwächend wirken. Wenn die Beziehungen innerhalb einer Familie klar und positiv sind, können die energetischen Verbindungen zwischen den Familienmitgliedern emotional und energetisch förderlich sein und wohltuend unterstützen. Das Gegenteil ist der Fall, wenn die Verbindung stagniert, dumpf und bedrückend ist. Mit anderen Worten: *Ihre Familie ist bei Ihnen, wohin auch immer Sie gehen.*

Auch Traumen können durch energetische familiäre Verbindungen übertragen werden, und die jüngste Forschung hat die Weitergabe von Traumen über Generationen hinweg bestätigt. 2016 veröffentlichte die wissenschaftliche Zeitschrift *Biological Psychiatry* einen Artikel mit der Überschrift »Holocaust-Exposition bewirkt intergenerationelle Auswirkungen auf die FKBP5-Methylierung«, in dem festgestellt wurde, dass Traumen über die Gene weitergegeben werden können. Dr. Rachel Yehuda vom Mount Sinai Hospital, Leiterin der Abteilung zur Erforschung von traumatischen Belastungsstörungen, führte eine Studie durch, bei der zweiunddreißig Traumaüberlebende und ihre Kinder befragt wurden. Ihnen wurde Blut abgenommen, wobei sich die Untersuchung auf das Gen FKBP5 konzentrierte.

Die Wissenschaftler stellten eine »epigenetische Veränderung« fest. Dabei verändert sich nicht das Gen selbst, sondern der zu ihm gehörende chemische Marker. Beispielsweise lässt sich bei

Überlebenden einer traumatischen Erfahrung (wie dem Holocaust, dem Terroranschlag vom 11. September oder dem Hurrikan »Katrina«) eine genetische Reaktion auf das Trauma feststellen. In der zweiten Generation, die das Trauma nicht selbst erlebt hat, ist die gleiche genetische Veränderung vorhanden. Dr. Yehuda berichtete, dass die Gene der Kinder von Überlebenden an derselben Stelle eines mit Belastungen verbundenen Gens eine epigenetische Veränderung aufwiesen. Aus spiritueller Sicht fließt ein Trauma, das über die Gene weitergegeben wird, auch durch die energetische Verbindung innerhalb der Familie zu den nachfolgenden Generationen.

Meine Klientin Laurie erzählte mir, dass sie als Heranwachsende in der Gegenwart von Uniformierten stets eine irrationale Nervosität verspürte. Und wenn sie auf Reisen war, verfiel sie jedes Mal in Panik, wenn sie aufgefordert wurde, ihre Papiere vorzuzeigen. Sie konnte sich beides nicht erklären, bis ein Gespräch mit ihrer Großmutter Klarheit schuf.

Ihre jüdische Großmutter hatte als Kind im nationalsozialistischen Deutschland gelebt, aber nie mit ihren Kindern oder Enkelkindern über jene Zeit sprechen mögen. Sie lebte weit entfernt und hatte sich mit Lauries Vater zerstritten, sodass Laurie ihre Großmutter kaum sah und nicht viel über sie wusste. Doch während eines intensiven Gesprächs erzählte ihre Großmutter, dass sie sogar noch nach all den Jahren in ständiger Angst davor lebte, von Männern in Uniform abgeholt zu werden. Sie erzählte Laurie, welche Panik sie als Kind gehabt hatte, wenn sie ihre gefälschten Papiere vorzeigen musste. Sie war zwar nie in einem Konzentrationslager gewesen, aber das Trauma aus jenen finsteren Zeiten verfolgte sie ihr ganzes Leben lang.

An diesem Beispiel wird deutlich, wie das Trauma der Großmutter durch die familiären Verbindungen sickerte und höchstwahrscheinlich die Ursache für Lauries Ängste war. Nachdem Laurie einige Schnüre durchtrennt hatte, verschwanden ihre Ängste vollständig. Man kann die Verbindung zu einem bestimmten Muster durchtrennen und gleichzeitig die Verbindung zu einem Menschen, den man liebt, aufrechterhalten.

Familienverbindungen können eine beträchtliche Auswirkung auf Ihre Gefühle haben, selbst aus der Ferne. Und ihr Einfluss wird noch stärker, wenn Sie sich in der Nähe Ihrer Verwandten befinden. Wenn jemand in Ihr Leben kommt, etwa ein Elternteil, den Sie längere Zeit nicht mehr gesehen haben, oder ein ehemaliger Partner, kann ein Band, das zusammengerollt und erschlafft war, plötzlich wieder stark werden. Es ist wie bei einer Pflanze, die lange kein Wasser mehr bekommen hat und vertrocknet ist: Sobald sie gewässert wird, richtet sie sich auf und wird wieder lebendig. Wenn Sie jemanden lange nicht mehr gesehen haben, bedeutet das nicht, dass es keine Verbindung mehr zwischen Ihnen gibt; sie kann einfach brachliegen.

Es kann auch starke Bande zu Familienmitgliedern geben, die bereits gestorben sind. Manche sind unterstützend und fördernd, manche schwächend. Wenn Sie sich von einem Menschen zu Lebzeiten gefördert und geliebt fühlten und auch nach dessen Tod noch eine Bindung spüren, so wird es aller Wahrscheinlichkeit nach weiterhin eine positive Verbindung sein. Wenn das Familienmitglied Ihnen hingegen zu Lebzeiten Ihre Energie geraubt oder sich an Sie geklammert hat, ist die Wahrscheinlichkeit groß, dass die Verbindung kräftezehrend bleibt.

Selbst wenn Sie nicht bei Ihrer Geburtsfamilie leben, können starke Verbindungen bestehen. Mein Mann David, meine Tochter Meadow und ich fuhren von unserem Zuhause im Staat Washington zur San Francisco Bay Area, um dort an einer Hochzeit teilzunehmen. David und ich wechselten uns beim Fahren ab.

Als wir die Grenze nach Oregon passiert hatten, verfuhren wir uns (damals gab es noch kein GPS). Ich saß am Steuer und fand meinen Weg in der Regel dadurch, dass ich an den Straßenrand fuhr und jemanden fragte. David hingegen beharrte darauf, niemanden zu fragen, sondern sich auf eine Karte zu verlassen. An diesem Punkt sind wir unterschiedlicher Meinung. Ich wollte halten und nach jemandem suchen, der mir sagen konnte, wohin ich fahren musste. David reagierte zunehmend wütend auf mein Vorhaben. Er war sich sicher, dass er den Weg mithilfe der Karte selbst herausfinden würde. Wir streiten uns selten, aber in diesem Fall wuchs unser Ärger, und wir verfuhren uns immer mehr, während wir durch die Landschaft kurvten.

Schließlich erklärte ich: »Mir reicht's! Beim nächsten Haus, das ich sehe, frage ich nach dem Weg.« Kaum hatte ich das gesagt, sahen wir auch schon eine lange, sandige Seitenstraße, an deren Ende ein kleines Haus stand. Ich schlingerte in die Einfahrt. Auf beiden Seiten wirbelte der Staub auf, als ich das Auto vor dem Haus zum Stehen brachte. Bevor David mich aufhalten konnte, sprang ich aus dem Auto und lief die Treppen zu einer breiten Veranda empor. Dort hämmerte ich an die Eingangstür. Ich hatte es satt, richtungslos herumzuirren, und ich war wütend auf David, weil er nicht auf mich gehört und nicht auf die Anfahrtsskizze geachtet hatte. Es dauerte einige Zeit, bis jemand kam, und als ich gerade wieder weggehen wollte, öffnete sich die Tür.

Als ich mich umdrehte, sah ich meine Stiefschwester Sandy. Unglaublich! Ich hatte im Laufe der Jahre den Kontakt zu ihr verloren und nicht einmal gewusst, wo sie lebte. Und jetzt stand sie vor mir. Nun bekamen wir nicht nur eine Wegbeschreibung, sondern wir lernten auch ihren Mann und ihre beiden Töchter kennen und gingen alle gemeinsam zum Essen. Es fühlte sich an wie ein kleines Wunder, obwohl mir klar war, wie das geschehen konnte, da ich über energetische Verbindungen Bescheid wusste. Diese Begegnung war das beste Beispiel dafür, wie lange vernachlässigte Schnüre aktiviert werden, wenn sich zwei Menschen in derselben Umgebung aufhalten.

Verbindungen zu Ahnen

Sie sind nicht nur mit Ihrer heutigen Familie verbunden – es gibt Energieschnüre, die über Generationen zurückreichen und die Sie mit Ihren Ahnen verbinden. Man spricht in diesem Zusammenhang gelegentlich auch von *Ahnen-Syndrom*. Natürlich lassen sich manche Ähnlichkeiten mit den Vorfahren genetisch erklären, etwa Augenfarbe oder Körpergröße. Aber die Forschung hat herausgefunden, dass persönliche Neigungen und Interessen, zum Beispiel für bestimmte Berufe, über Generationen hinweg weitergegeben werden.

Sie sind über Energieschnüre mit Ihren Vorfahren verbunden. Das trifft selbst dann zu, wenn jemand gleich nach der Geburt adoptiert wurde und nichts über seine Vorfahren weiß. Denn wir sind alle Teil einer Abstammungslinie, die sich hinter uns ausdehnt und vor uns entfaltet. Es ist ein stabiles Seil aus Frequenz, Licht und Energie, durch das Emotionen, Erfahrungen und Gedanken Ihrer Vorfahren zu Ihnen und durch Sie fließen. In vielerlei Hinsicht sind wir alle wie ein junger Spross auf einer sehr alten Wurzel.

Diese Verbindungen können wunderbar für Sie sein, wenn Ihre Ahnen großmütige, liebenswürdige und ethisch denkende und handelnde Menschen waren. Doch auch Traumen und Ängste, mangelndes Selbstvertrauen oder Trauer können übertragen werden und in Ihnen wirken. *Mit anderen Worten: Die Angst oder Niedergeschlagenheit, die Sie bedrückt, ist möglicherweise nicht Ihre eigene. Die Gefühle können aus Ihrer Familiengeschichte stammen.*

Manchmal können sich die Gefühle und Empfindungen, die über die Energieschnüre von Ihren Ahnen auf Sie übertragen wurden, so anfühlen, als wären es Ihre eigenen. Ereignisse in Ihrer Familiengeschichte, wie Kriege, Hungersnöte, verheerende Krankheiten, Verbrechen und Unrecht, können Sie wegen der Schnüre beeinflussen, die Sie nicht nur mit den Menschen, sondern auch mit dem verbinden, was früher einmal geschah. Durch die Befreiung von diesen Verbindungen trennen Sie sich von den Lasten der Vorfahren und übertragen Sie auch nicht auf künftige Generationen.

Mein Klient Kirk war gleich nach seiner Geburt adoptiert worden und wusste nichts über seine biologischen Wurzeln, bis er erwachsen war. Als kleiner Junge sammelte er gern Steine und baute mithilfe von Matsch kleine Häuser daraus. Seine Adoptivfamilie staunte über sein Talent und die Schönheit seiner Häuschen. Als er später Nachforschungen über seine biologischen Vorfahren anstellte, fand er heraus, dass sie Steinmetze waren, und er glaubte, dass seine Fähigkeiten von ihnen stammten. Anders ausgedrückt: Die Schnüre seiner Vorfahren waren in ihm verankert, und ihre Fähigkeiten flossen durch sie in ihn hinein.

Meine Klientin Julie erzählte mir, dass sie furchtbare Angst vor Autoritätspersonen habe, vor allem, wenn es sich um Japaner handelte. Sie hatte auch Angst davor, ihre Meinung zu äußern. Sie sagte, sie habe nicht das Gefühl, voreingenommen zu sein, und sei beunruhigt über ihre emotionale Reaktion auf Menschen aus Japan. Daher wollte sie die Ursache dafür herausfinden.

Natürlich können Empfindungen wie die von Julie viele Gründe haben, unter anderem gegenwärtige Probleme im eigenen Leben, die Erziehung, Dinge, die man als Kind unbewusst aufgeschnappt hat, oder sogar Probleme aus früheren Leben. Doch als Julie Ahnenforschung betrieb, fand sie heraus, dass einige ihrer niederländischen Verwandten während des Zweiten Weltkriegs in Niederländisch-Indien interniert und während jener Zeit von japanischen Soldaten brutal drangsaliert worden waren. Sie konnte sich nicht daran erinnern, dass in ihrer Familie darüber gesprochen worden war, doch mit diesem Wissen begann sie zu verstehen, was der Grund für ihre Gefühle war. (In diesem Fall handelte es sich um Verwandte aus jüngerer Zeit, die vermutlich ihre energetischen Verbindungen beeinflusst haben, aber es gibt Fälle, in denen die Verbindungen viele Generationen zurückreichen.)

Julie dachte liebevoll an ihre Verwandten, die so gelitten hatten, und dann durchtrennte sie die energetischen Schnüre zu jenen Ereignissen. Fast sofort fühlte sie sich erleichtert, und später berichtete sie, dass es wie ein Wunder für sie war, weil ihre ständige Angst, ihre Meinung zu sagen, und ihre Angst vor Autoritätspersonen verschwunden zu sein schienen. Sie erzählte, dass sie einmal mitten in einer japanischen Reisegruppe stand – eine Situation, die früher extreme Ängste und gleichzeitig Schuldgefühle wegen dieser Reaktion bei ihr ausgelöst hätte –, aber keinerlei Beklemmung gespürt habe und sogar unbeschwert mit den Japanern plauderte.

Verbindungen zu Freunden und Bekannten

Cathy kam zur Beratung zu mir, weil sie unter Stimmungsschwankungen litt, seit sich ihre beste Freundin in einer Ehekrise befand. »Ich brauche Hilfe und hoffe, dass Sie meine Situation verbessern können«, sagte sie. »Mein Leben läuft sehr gut. Ich bin in einer wunderbaren Beziehung, liebe meine Arbeit und habe mich seit Jahren nicht mehr so gesund gefühlt. Aber seit meine beste Freundin Probleme mit ihrem Mann hat, werde ich aus heiterem Himmel wütend oder traurig. Das haut mich immer um. Wenn ich später meine Freundin Sherry anrufe, erzählt sie mir jedes Mal, dass sie sich in genau dem Augenblick mit ihrem Mann gestritten hat. Meine Gefühle sind identisch mit denen, die Sherry gerade hat. Ich liebe meine Freundin und will meine Beziehung zu ihr nicht beenden, aber ich muss aus diesem Wechselbad der Gefühle raus. Können Sie mir helfen?«

Es ist nicht ungewöhnlich, dass es energetische Verbindungen zwischen Ihnen und Ihren Freunden oder Bekannten gibt. Und wenn die Schnüre dick und kräftig sind, kann es vorkommen, dass Sie die gleichen Gefühle wie Ihre Freunde haben.

Gemeinsam mit Cathy habe ich die Energieschnur zu ihrer Freundin durchtrennt und ihr Methoden beigebracht, die sie allein anwenden konnte. Später berichtete Cathy mir glücklich, dass die Gefühle ihrer Freundin selbst dann nicht mehr auf sie einprasselten, wenn diese Streit mit ihrem Mann hatte, und dass sie wieder besser schlafen konnte. Cathy fand, dass die Veränderung der Schnüre die Beziehung zu ihrer Freundin gestärkt und mehr Harmonie in ihr Leben gebracht hatte.

Es können sich sogar Energieschnüre zwischen Ihnen und flüchtigen Bekanntschaften spannen. Ich bin manchmal überrascht darüber, wie lang und stark sie sein können: Mein Klient John bekam eine Halsentzündung. Er arbeitete als Lehrer in einer Schule, sodass es nichts Ungewöhnliches war, wenn er sich bei den Kindern ansteckte und eine Erkältung oder Grippe bekam. Aber diese Halsentzündung verschwand nicht mehr. Er ging zu seinem Arzt, aber der konnte keinen Grund dafür feststellen.

Als John zu mir kam, spürte ich, dass eine geradezu ekelerregende graugrüne Energieschnur aus seinem Hals kam. Ich fragte John, ob er irgendjemanden mit Halsproblemen kenne, aber ihm fiel niemand ein. Ich half ihm dabei, sich von der Schnur zu befreien. John war in den nächsten Tagen höchst erstaunt – er hatte fast vier Monate lang Halsschmerzen gehabt, und nun war er zum ersten Mal wieder schmerzfrei. (Es kommt durchaus häufiger vor, dass man mit der Befreiung von einer Energieschnur auch die damit verbundenen Schmerzen loswird.) Ich zeigte John dann, was er tun musste, damit sich der Strang nicht erneut bilden konnte.

Eine Woche später meldete sich John telefonisch mit einer interessanten Information: Er hatte erfahren, dass sein Kollege, der im Nachbarraum unterrichtete, den er aber nicht näher kannte, an Rachenkrebs erkrankt war und unter ständigen Schmerzen in der Kehle litt, aber niemandem davon erzählt hatte. John glaubte, dass es eine energetische Verbindung zwischen ihm und dem anderen Lehrer gegeben hatte. Es kann gelegentlich vorkommen, dass sich zwischen zwei Menschen auch dann energetische Schnüre bilden, wenn sie sich nur oberflächlich kennen.

Ich war einmal auf einer Party, bei der wir alle in einem großen Kreis im Wohnzimmer saßen. Die Katze des Gastgebers schlich herein und steckte sich in der Mitte des Kreises lang aus. Sie rekelte und rollte sich auf sehr sinnliche Weise. Ich warf einen Blick auf die Leute, die sich im Kreis gegenübersaßen. Es handelte sich um einen Mann und eine Frau, die nicht sonderlich aneinander interessiert schienen, zumal beide in Begleitung da waren. Aber die Katze spürte offensichtlich einen energetischen Strang zwischen ihnen. Später hörte ich, dass die beiden eine heimliche Affäre gehabt hatten. Niemand sonst im Raum wusste davon, doch die Katze nahm die Verbindung wahr.

Noch ein Beispiel, wie energetische Verbindungen funktionieren: Dan war ein Freund von uns, als wir in Seattle wohnten. Er hatte mehrere meiner Seminare besucht, war sehr hilfsbereit und unterstützte uns bei unseren Veranstaltungen. So fuhr er mich eines Tages zum Flughafen, da ich bei einer Veranstaltung in Australien einen Kurs gab. Ich war ihm dafür sehr dankbar. Während meines Kurses in Sydney wohnte ich in einem Hotel in Manly, einer Stadt mit einem langen Strand.

Kurz nach meiner Ankunft ging ich in die Apotheke, um mir Pflaster zu kaufen. Während ich in der Schlange anstand, bemerkte ich den Strandhut aus Stroh, den der Mann vor mir trug. Ich sprach ihn an, da mir sein Hut sehr gefiel, und wir unterhielten uns eine Weile.

In dem bemerkenswerten Gespräch stellte sich heraus, dass Roger kürzlich in Seattle gewesen war und dort meinen Freund Dan getroffen hatte. Und der hatte ihm den Hut geschenkt! Folgendes war geschehen: Zwischen Dan und mir gab es eine freundschaftliche energetische Verbindung, und etwas von Dans Energie befand sich noch immer in dem Hut. Als ich dicht hinter Roger in der Schlange stand, begannen meine »Dan-Schnüre« zu vibrieren, daher wurde ich unbewusst von dem Hut angezogen, obwohl ich Dan nie mit dem Hut gesehen hatte.

Verbindungen können auch entstehen, wenn sich starke Gefühle auf Sie richten. Das können negative Gefühle sein, die sich wie ein energetischer Angriff anfühlen können, oder positive – wenn Ihnen jemand beispielsweise überbordende Liebe schickt. Sogenannte energetische Angriffe oder Attacken sind real und können Sie komplett aus dem Gleichgewicht werfen. Doch die meisten dieser Angriffe geschehen unabsichtlich. Jemand ist möglicherweise verärgert über Sie und denkt mit intensiven negativen Gefühlen an Sie, ohne zu bemerken, dass er dadurch Ihr

Energiefeld stört. Dazu und was Sie dagegen unternehmen können, erfahren Sie mehr im zweiten Kapitel.

Bevor Sie nun möglicherweise denken: »Aha, ich kenne da jemanden, dem ich eins auswischen möchte, indem ich ihm ein paar heftige Gefühle schicke«, sollten Sie eines wissen: Wenn Sie Energie mit dem Vorsatz nutzen, einer anderen Person zu schaden, kommt sie fast immer wie ein Bumerang zu Ihnen zurück und erzeugt Schieflagen in Ihrem eigenen Leben. Selbst wenn Sie glauben, dass es das vielleicht wert ist – das ist es nicht.

Aber haben Sie bitte keine Schuldgefühle wegen irgendetwas, das möglicherweise in der Vergangenheit geschehen ist. Wenn Sie auf jemanden sehr wütend waren, heißt das noch lange nicht, dass Sie den Betreffenden damit völlig aus dem Gleichgewicht gebracht haben. Es ist nicht nur das intensive Gefühl, das eine andere Person schwächt. Es ist das Gefühl in Kombination mit einer laserstrahlartig auf den anderen gerichteten Absicht, das so eine Wirkung erzeugen kann. Die meisten Menschen sind einfach nur wütend, ihre Wut breitet sich in alle Richtungen aus und erwischt jeden, der sich in ihr Energiefeld begibt. Weil die Energie aber gestreut wird, ist das Energiefeld nicht sehr stark. Nur wenn jemand die Fähigkeit hat, sein Gefühl und seine Absicht gezielt und konzentriert gegen eine bestimmte Person zu richten, kann eine Energieschnur entstehen, die den anderen umwirft.

Wenn Sie aber jemanden lieben und die Intensität dieser Liebe fühlen, während Sie die Person deutlich vor Ihrem geistigen Auge sehen, kann dies heilend und stärkend sein. Wenn ich eine Welle der Entspannung und Freude spüre, folge ich normalerweise der Energieschnur, um herauszufinden, wer sie mir gesendet hat. Wenn es sich zum Beispiel um eine Freundin handelt, rufe ich sie an, und fast immer bekomme ich dann zu hören: »Oh, ich habe gerade sehr liebevoll an dich gedacht.« Auch wenn

Sie Liebe senden, tritt ein sofortiger Bumerangeffekt ein, und durch die Energieschnüre fließt noch mehr Liebe zu Ihnen zurück. Die Energie ist für den Sender ebenso schön wie für den Empfänger.

Sind dagegen mehrere weniger positiv gesinnte Menschen mit Ihnen verbunden, könnten Sie spüren, dass Ihre Chakren blockiert sind. Als Folge davon fühlen Sie sich wahrscheinlich ständig erschöpft oder überfordert, vor allem, wenn einige dieser Leute zum Klammern neigen.

Wenn Sie herausfinden wollen, welche Menschen am stärksten mit Ihnen verbunden sind, gehen Sie Ihre Kontakte durch. Fast immer sind die ersten Namen, die Ihnen einfallen, die richtigen.

Verbindungen zu Gegnern

Nehmen Sie sich vor den Energieschnüren in Acht, die von Menschen kommen, die Ihnen nichts Gutes wollen. Oft sind die Verbindungen zu Leuten, die Sie nicht mögen, erheblich dicker und stärker als die zwischen Ihnen und den Menschen, die Sie lieben. Alles, worauf Sie sich stark konzentrieren, intensiviert seine Verbindung zu Ihnen. Negative Verbindungen sind stark und können die liebevollen Schnüre überlagen.

Ich bin vielen esoterisch inspirierten Menschen begegnet, die nie das Wort »Hass« verwenden würden und die sagen, dass sie andere nie als »Feinde« bezeichnen, weil das nicht »spirituell« sei. Ich kenne viele, die sagen, dass sie noch nie in ihrem Leben irgendjemanden oder irgendetwas gehasst haben und über eine solche Haltung entsetzt sind. Aber wenn ich die Energieschnüre betrachte, die aus einigen von ihnen fließen, dann gleichen sie genau jenen Negativsträngen von Menschen, die zugeben, dass sie Hassgefühle hegen oder Feinde haben. Ja, manchmal sind sie sogar noch stärker, vor allem bei jenen, die einen geradezu religiösen Eifer an den Tag legen. Religiöser Eifer beschränkt sich nicht auf diejenigen, die im traditionellen Sinne religiös sind. Es gibt auch unter den New-Age-Anhängern Eiferer und Richter über andere, genau wie in religiösen oder politischen Gruppen.

Selbstverständlich gibt es viele in der New-Age-Gemeinde, die schöne, klare, pralle Schnüre aufweisen, durch die Licht hin- und herfließt. Es gibt in allen Bereichen der Gesellschaft Menschen mit derart funkelnden Energieschnüren – helle, strahlende Wesen, die wirklich noch nie jemanden gehasst haben und niemanden als Feind bezeichnen würden. Sie bringen Licht und Freude auf den Planeten. Aber es gibt auch viele, die ihre Wut und ihre Feindseligkeit gegenüber anderen unterdrücken und verleugnen. Dabei ist es ähnlich wie bei einem Ball, den man unter die Wasseroberfläche zu drücken versucht: Je heftiger man seine negativen Gefühle unterdrückt, desto stärker werden sie.

Was man wegdrückt, bleibt einem erhalten. Wenn jemand die Wahrheit in seiner Seele unterdrückt oder leugnet, wird das Unterdrückte stärker, und die dazugehörige zähe Energie, die durch die Schnüre der betreffenden Person fließt, verstopft den energetischen Kreislauf. Nebenbei bemerkt sind Sie noch lange kein schlechter Mensch oder spirituell nicht fortgeschritten, wenn Sie starke negative Empfindungen haben. Es bedeutet lediglich, dass Sie einfach ein Mensch sind. Die Herausforderung liegt darin, diese Empfindungen nicht zu verurteilen oder sie zu unterdrücken, weil sie Ihnen dann schaden. Die Unterdrückung verstärkt in Wirklichkeit die zugehörigen Schnüre.

Schnüre der Feindschaft, Wut oder Verbitterung können in Ihrer Seele wie festgelötet sein. Es ist ganz normal, dass man ihre Existenz am liebsten leugnen möchte. Es ist aber eine bessere

Strategie, sich selbst in all seinen Facetten liebevoll zu akzeptieren. Treten Sie einen Schritt zurück und beobachten Sie sich selbst voller Mitgefühl. Wenn Sie beispielsweise spüren, dass Sie sich über jemanden ärgern, dann verurteilen oder unterdrücken Sie Ihr Gefühl nicht, sondern sagen Sie zu sich voller Freundlichkeit: »Das ist ja interessant. Offenbar bin ich jetzt gerade feindselig.« Wenn Sie Einfühlungsvermögen und Akzeptanz für sich selbst aufbringen, können sich keine auslaugenden Schnüre an Sie anheften. Interessanterweise beginnen sie dadurch sich aufzulösen, denn es ist nichts mehr vorhanden, an das sie sich anheften können.

Verbindungen zu Liebespartnern

Zwischen Liebespartnern entstehen einmalige energetische Verbindungen. Die Intensität der Liebe und die Leidenschaft sexueller Begegnungen erzeugen kraftvolle Bindungen. Diese Schnüre können schön, stark und klar sein, aber auch gedämpft, zäh und trübe, wenn es mit der Sexualität oder der Beziehung Probleme gibt. Und wenn ein Partner klammert oder kein Vertrauen mehr vorhanden ist, fühlt sich der andere Partner oft durch die Energieschnüre geschwächt – auch wenn die Beziehung bereits beendet ist. So stark sind diese Verbindungen!

Selbst flüchtige sexuelle Begegnungen erzeugen dauerhafte Schnüre, die Jahre oder Jahrzehnte fortbestehen können, wenn sie nicht aufgelöst werden. Bei vielen verschiedenen Liebesbeziehungen und sexuellen Begegnungen können sich die zahlreichen Stränge sogar untereinander verflechten – vor allem wenn Schuld- oder Schamgefühle mit im Spiel sind – und einer erfüllenden neuen Beziehung im Weg stehen.

Gibt es einen früheren Liebespartner, den Sie länger nicht mehr gesehen, von dem Sie sich aber nie wirklich getrennt haben? Der Strang zwischen Ihnen beiden kann zwar ausgetrocknet sein, aber er kann wieder straff und mit neuer Kraft aufgeladen werden, wenn Sie wieder Kontakt haben, sogar, wenn Ihr früherer Partner an Sie denkt. Erinnern Sie sich an das Beispiel von der Pflanze, die lange nicht mehr gewässert wurde und vertrocknet am Boden liegt, aber sich plötzlich wieder aufrichtet und lebendig wird, wenn sie Wasser bekommt. So kann es auch mit den Verbindungen zu Ex-Partnern sein.

Überprüfen Sie deshalb die sexuellen energetischen Verbindungen aus der Vergangenheit und beseitigen Sie diese. Denn je intimer unser Umgang mit einem anderen Menschen ist, desto stärker sind die energetischen Verbindungen und desto länger bleiben sie uns erhalten. Auch wenn Sie sich in einer liebevollen Beziehung befinden und keine Trennungsabsichten haben, ist es sinnvoll, regelmäßig die zwischen Ihnen und Ihrem Partner oder Ihrer Partnerin bestehenden Schnüre zu prüfen und zu reinigen, damit Ihre Beziehung harmonisch bleibt.

Es ist auch möglich, dass ein Mensch einen energetischen Strang an Sie heftet, weil er Sie sexuell begehrt. Sogar ein Ihnen völlig Fremder kann ein energetisches Seil nach Ihnen auswerfen, weil er ein flüchtiges, aber intensives Verlangen nach Ihnen verspürt. Das kann Ihre Energie ziemlich durcheinanderbringen. Es ist wichtig, darüber Bescheid zu wissen, damit Sie sich von solchen Schnüren befreien oder sich gegen sie schützen können. Auf die Methoden der Abschirmung wird im vierten Kapitel noch näher eingegangen.

Ein Beispiel für die Energieschnur eines Sexualpartners: Stellen Sie sich vor, dass sich jemand als der beste Liebhaber aller Zeiten fühlt und glaubt, dass sich alle seine einstigen Geliebten noch immer nach ihm sehnen. Als er mit ihnen zusammen war, hat er möglicherweise mit seinen Gedanken eine dicke, saftige Schnur in sie gepflanzt. Weil sie so stark war, kann sie auch nach der Trennung noch vorhanden sein und den Ex-Partnerinnen die Energie rauben. Sie haben den früheren Partner emotional hinter sich gelassen, aber er denkt vielleicht noch ab und zu an sie und an die sexuellen Begegnungen. Auf diese Weise wird der Schnur immer wieder neue Energie zugeführt und kann Ihnen etwas von Ihrer Energie abziehen.

Sie denken vielleicht: »Ist doch egal. Das ist so lange her, und ich mochte ihn noch nicht mal sonderlich – er war zu sehr von sich eingenommen. Warum muss ich jetzt an ihn denken?« Vielleicht sind diese Gedanken deshalb sehr überraschend, weil Sie meinen, Sie hätten die ganze Geschichte mit ihm verarbeitet und der Mann sei längst nicht mehr wichtig. Es kann jedoch gut sein, dass seine Erinnerungen über die Energieschnur übertragen werden. Wenn seine Gedanken primär sexuell sind, könnte er sich am ersten und auch am zweiten Chakra anheften (zu den Anhaftungen an die Chakren siehe Kapitel 3). Wenn er sich nach Ihrer Liebe sehnt, kann er die Schnüre bis zum Herzchakra ausgedehnt haben. Er fesselt Sie dadurch sozusagen. Um es zu wiederholen: Vermutlich weiß er gar nicht, dass er auf diese Weise Ihre Energie absaugt.

Natürlich wäre es nicht möglich für ihn, sich mit irgendeinem Ihrer Chakren zu verbinden, wenn bei Ihnen nicht noch irgendetwas Unaufgearbeitetes vorhanden wäre – unterdrückte Gefühle, ungelöste Beziehungsprobleme oder auch familiäre Belastungen –, die es ihm ermöglichen, sich dort festzusetzen. Es müssen also passende Frequenzen auf beiden Seiten vorhanden sind. Stellen Sie sich die Schnur als Klettverschluss vor: Ohne geeignete Oberfläche kann sich der Klettverschluss nicht festhaken.

Manchmal kann die Schnur zu einem Ex-Partner auch ein Transportband für seine spirituellen »Trümmer« sein, die von seinen zahlreichen sexuellen Abenteuern stammen, die er immer wieder Revue passieren lässt. Alle Frauen, mit denen er jemals intim war, teilen diese Schnur, die er vielleicht in sie gepflanzt hat. Diese energetischen Schnüre können negative Energien in das Leben der Betroffenen ziehen und eine neue, gesunde und liebevolle Beziehung erschweren.

Energieschnüre von Fremden

Haben Sie sich schon einmal nach einem Einkauf, durch das Gedränge auf der Straße oder durch Ansammlungen vieler Menschen ungewöhnlich erschöpft und ausgelaugt gefühlt? Oder hatten Sie in der darauffolgenden Nacht seltsame Träume? Vielleicht gab es auch Fälle, in denen Sie sich unsauber fühlten, nachdem Sie von vielen Menschen umgeben waren, und das Bedürfnis hatten zu duschen, obwohl Sie nichts getan hatten, wodurch Sie hätten schmutzig werden können.

Es ist nichts Ungewöhnliches, dass sich energetische Fäden von unbekannten Menschen, an denen Sie vorbeigehen, an Ihrem Solarplexus festhaken, selbst wenn Sie die betreffenden Personen gar nicht wahrnehmen. Es kann sich anfühlen, als würde Sie jemand am Arm packen, um mit Ihnen zu reden. Die Menschen wissen vermutlich so wenig wie Sie, dass dies geschieht.

Die Haken gehen tiefer und lassen sich etwas schwerer entfernen, wenn Sie erschöpft sind. Wenn Sie beispielsweise nach einer Reise einen Jetlag haben und sich in einem überfüllten Flughafen befinden, in dem sich auch andere müde Reisende befinden, kann es leicht geschehen, dass sich schwächende Fremdenergien an Sie heften. Wenn Ihre Energie nicht stark und dynamisch ist, können Energieschnüre anderer an Ihnen Halt finden. Doch diese Verbindungen sind relativ leicht zu entfernen, solange keine Emotionen damit verbunden sind, etwa Aggressionen oder heftige Auseinandersetzungen.

Wenn Sie in der Gegenwart von Fremden bemerken, dass Sie die Arme vor dem Körper verschränken, so wehren Sie in der Regel unbewusst Anhaftungen an Ihren Solarplexus ab. Frauen halten in der Menge häufig ihre Handtasche vor den Solarplexus. Damit wollen sie nicht nur ihren Besitz sichern, sondern sich unbewusst auch vor Energieschnüren schützen.

Eine andere Art von Anhaftung kann sich ergeben, wenn Sie aus irgendeinem Grund einer Person eine oder zwei Sekunden länger als üblich in die Augen blicken: Unbewusst bildet sich eine Schnur zwischen Ihnen beiden und Sie entdecken dieselbe Person ständig wieder, etwa in einem Restaurant, später in einer Warteschlange und auf der Straße. Wenn das der Fall ist, wissen Sie, dass vorübergehend eine Schnur an Sie geheftet wurde. Das ist nichts Schlimmes, aber Sie sollten es zur Kenntnis nehmen.

Manchmal zeigen sich diese Energien in Ihren Träumen, die Sie deshalb eine oder zwei Nächte lang beobachten sollten. Vielleicht erscheinen Ihnen Ihre Träume in dieser Zeit ungewöhnlich und fremdartig.

Verbindungen zu Haustieren

Zu den stärksten energetischen Verbindungen gehören die zwischen Menschen und ihren Haustieren. Es kommt häufig vor, dass ein schlafender Hund plötzlich aufwacht und an die Eingangstür rennt, um seinen Halter zu begrüßen – selbst wenn dieser noch kilometerweit weg ist und zu einer ungewöhnlichen Zeit nach Hause kommt. In solchen Fällen spürt der Hund den Energiefluss in der verbindenden Energieschnur. Da der Energiefluss stärker wird, kann der Hund die unmittelbar bevorstehende Ankunft seines Halters fühlen.

Es gibt Fälle, in denen ein Haustier verloren geht – etwa während des Urlaubs oder nach einem Umzug – und allein Hunderte Kilometer zurücklegt, um wieder nach Hause zu kommen. Beispielsweise lief Buck, ein dreijähriger Labrador, über 800 Kilometer weit von Winchester in Virginia bis nach Myrtle Beach in Südkalifornien zu seinem Halter. Wissenschaftler sagen, dass Hunde nach Hause zurückfinden können, weil sie einen außerordentlich ausgeprägten Geruchssinn haben, und Katzen, weil sie einen Wechsel des Magnetfelds spüren können. Doch es ist kaum vorstellbar, dass Buck in dem Meer von Gerüchen, dem er während seines weiten Weges ausgesetzt war, seinen Weg nach Hause erschnuppert hat. Wahrscheinlicher ist, dass er den Verbindungsschnüren zwischen sich und seinem Halter gefolgt ist. Tiere laufen entweder zu ihrem Zuhause oder zu ihren Besitzern zurück, je nachdem, womit sie am meisten verbunden sind.

Natürlich fließen Gefühle vom Halter zu seinem Haustier. Das Tier kann die emotionale Stimmung seines Halters spüren und reagiert oft, indem es das Gefühl nachahmt. Oft muss man nur die Gefühle des Tieres beobachten, um sagen zu können, in welcher emotionalen Verfassung sich der Halter befindet.

Haustiere können sogar physische Erkrankungen mildern, indem sie Symptome auf sich nehmen, um die Auswirkungen für den Halter zu lindern. Häufig zeigt sich ein Symptom erst beim Tier, bevor es beim Halter auftritt. Wenn dieser zum Beispiel Rückenschmerzen hat, leidet häufig zuerst das Tier darunter. Der Schmerz wandert durch die sie verbindende Energieschnur. Und wenn bei einem Tier erste Anzeichen von Diabetes festzustellen sind, dann kann es sein, dass dies auch beim Halter der Fall ist.

Natürlich gibt es nicht immer einen Zusammenhang zwischen dem Zustand von Mensch und Tier. Aber wenn so etwas bei Ihrem Tier auftritt, gibt es keinen Grund, sich schuldig zu fühlen. Würdigen Sie sein aus tiefer Liebe zu Ihnen erbrachtes Geschenk (die Übernahme Ihrer Beschwerden) nicht mit Schuldgefühlen herab. Jeder von uns macht seine spirituelle Reise und entwickelt sich dabei, egal ob Mensch oder Tier.

Es gibt auch Fälle, in denen ein Mensch die gesundheitlichen Beschwerden seines Tieres übernimmt und sie dadurch lindert. Auf einer Reise erwachte ich mit einem stechenden Schmerz in der rechten Hüfte. Ich wusste nicht, woher er kam, denn ich hatte in einem bequemen Bett geschlafen und nichts Anstrengendes unternommen. Ich rief meinen Mann David zu Hause an und erzählte ihm von meinem Schmerz. Er sagte: »Es ist schon merkwürdig, dass du Hüftprobleme hast, weil ich heute mit Sadie keinen Spaziergang machen kann. Offenbar hat sie ebenfalls Schmerzen in ihrer rechten Hüfte.« Sadie ist unser alter, zauberhafter Border-Collie-Mischling. Ich hatte ihre Schmerzen übernommen und spürte sie in meiner Hüfte.

Pamela erzählte mir, dass sie von der Jagd auf Mäuse träume, wenn ihre Katze Tam bei ihr im Bett schlief. Sie war sich absolut sicher, dass das nicht ihre Träume waren, weil sie im wachen Zustand den Gedanken, eine Maus zu essen, abstoßend fand, aber in ihren Träumen schmeckten die Mäuse köstlich. Sie spürte, dass sie ein starker Strang mit Tam verband und dass sie ihre Träume anzapfte.

Manchmal sind die energetischen Verbindungen derart ausgeprägt, dass der Geist des Tieres auch nach seinem Tod präsent ist. Vielleicht haben Sie schon einmal gedacht, Ihr verstorbenes Tier aus dem Augenwinkel gesehen oder es gehört zu haben. Es ist gut möglich, dass sein Geist Ihnen dann nahe war, weil die Energieschnüre noch immer mit Ihnen verbunden sind.

Gelegentlich sind die Schnüre so miteinander verschmolzen, dass ein Tier reinkarniert, um wieder bei demselben Halter zu leben. Carlys Katze Sesame fraß ihr Futter immer nur aus einer bestimmten alten, verbeulten Schüssel. Carly fand die alte Schüssel hässlich und tauschte sie gegen eine andere aus, aber Sesame miaute so lange, bis Carly ihr wieder die alte Schüssel mit Futter hinstellte. Wie viele unterschiedliche Schüsseln Carly auch ausprobierte, Sesame wollte immer nur dieselbe alte Schüssel. Also gab Carly schließlich nach und ließ sie ihr.

Nachdem Sesame gestorben war, hatte eine Nachbarskatze Nachwuchs. Carly nahm eins der Jungen bei sich auf und nannte es Cinnamon. Als das Kätzchen älter wurde, fiel Carly auf, dass viele ihrer Eigenheiten denen von Sesame glichen. Wenn sich Cinnamon beispielsweise erschreckte, rannte sie genau wie Sesame früher zu dem engen Spalt hinter dem Wäschekorb. Sie schlief auf derselben Fensterbank wie Sesame und schnurrte sogar genau wie sie. Als Cinnamon anfing, bei jeder Mahlzeit laut zu miauen und sich manchmal sogar weigerte, aus ihrer Schüssel zu fressen, wuchs in Carly allmählich die Überzeugung, dass Cinnamon tatsächlich Sesame war. Als sie Sesames alte Schüssel hervorkramte, begann Cinnamon zu schnurren und fraß glückselig ihr Futter – solange es ihr in der alten Schüssel angeboten wurde. Carly kommentierte dies mit den Worten: »Ich kann es nicht beweisen, aber in meinem Herzen weiß ich, dass Cinnamon Sesame ist. Sie ist zu mir zurückgekommen.« – Manche Schnüre überdauern eben den Tod.

Verbindungen zu wilden Tieren

Vor vielen Jahren habe ich einige Zeit bei den Aborigines in Australien verbracht. Der Älteste eines Stammes im Nordterritorium erklärte mir, sie würden mir gern einige ihrer Rituale vermitteln, aber das sei nur erlaubt, wenn ich zu ihrem Clan gehöre. Um meinen Tierclan zu ermitteln, gingen wir hinaus ins Buschland, einen für die Aborigines heiligen Bereich. Mir wurde mitgeteilt, dass die Landgeister dort stark seien und jedem etwas antun würden, der kein Aborigine sei. Um sie zu täuschen, sollte ich meinen ganzen Körper mit roter und ockerfarbener Erde einreiben. Danach rieb ich den Schweiß von Aborigines darüber. Das sollte mich vor den Erdgeistern schützen. Dann wurde ich angewiesen, mich vor einen Baum zu setzen und abzuwarten, welches Tier erscheinen würde, um mir meinen Clan anzuzeigen.

Ich fühlte mich unbehaglich und mir war sehr warm, während ich, mit dem Rücken an den knorrigen alten Baum gelehnt, auf dem Boden saß. Ameisen krabbelten über meine Beine. Die Luft lag schwer und drückend auf mir, während das einförmige Brummen von Fliegen zu hören war. Kein Tier kam. Weitere Zeit verstrich. Noch immer kein Tier. Ich schwitzte unter der »schützenden« Mischung aus Staub und Schweiß. Außerdem begann ich mir Sorgen darüber zu machen, dass die Geister verärgert sein könnten, wenn sie entdeckten, dass ich in Wirklichkeit gar keine Aborigine war.

Plötzlich landete eine große Krähe neben mir. Sie hüpfte auf mich zu, starrte mich an und drehte den Kopf dabei neugierig nach rechts und links. Sie hüpfte noch dichter zu mir heran.

Sofort kamen die Aborigines aus ihren Verstecken in den Büschen herbeigerannt. Daraufhin flog die erschrockene Krähe krächzend davon. Die Aborigines riefen: »Wir gehören auch zum Krähenclan!« Der Älteste erklärte: »Wir gehören zum selben Clan, daher können wir dir etwas von unseren Ritualen verraten.« Das war der Anfang einer wundervollen Verbindung zur Kultur der Aborigines.

Vor diesem Ereignis hatte ich keine besondere Beziehung zu Krähen, und ich hätte sie nicht zu meinen Lieblingsvögeln gezählt. Doch es geschah etwas Seltsames: Überall dort, wo ich mich aufhielt, versammelten sich von da an Krähen. Einmal fragte mich jemand: »Hast du eine besondere Beziehung zu Krähen? Sie sind immer genau da, wo du bist.«

Ja, ich hatte eine besondere Beziehung zu Krähen, weil sich während meiner Erlebnisse im australischen Buschland eine Energieschnur zwischen einer speziellen Krähe und mir entrollt hatte und mich durch diese Krähe Schnüre voller Licht mit der gesamten kollektiven Krähenenergie verbanden. (Wenn man sich auf spirituelle Weise mit einem wilden Tier verbindet, stellt man oft fest, dass man zugleich mit dem kollektiven Geist der gesamten Art verbunden ist.) Die Folge davon ist, dass sich häufig Krähen in meiner Nähe versammeln, egal wo ich mich gerade befinde.

Aber nicht nur wir haben Energieschnüre, die uns mit wilden Tieren verbinden. Auch Tiere haben untereinander energetische Verbindungen. Und Zugvögel folgen unsichtbaren energetischen Linien, die ihnen bei der Orientierung auf ihren Reisen helfen.

Verbindungen zu Totemtieren

Ein tierischer Verbündeter – auch Totemtier oder Krafttier genannt – unterscheidet sich von einem Clantier, weil es sich dabei um einen spezifischen Tiergeist handelt, der mit Ihnen verbunden ist. Wir haben alle ein Totemtier (oder auch mehrere). Wenn

Sie sich Ihres Totemtiers bewusst sind, verbinden Sie Energieschnüre mit dem kollektiven physischen Tier und mit dem kollektiven Geist dieses Tieres. Das ist eine kraftvolle und wundersame Sache.

Durch die energetische Verbindung zu Ihrem Totemtier können Sie Energie erhalten und bestimmte innere Eigenschaften aktivieren. Wenn beispielsweise der Adler Ihr tierischer Verbündeter ist, dann ist es nicht ungewöhnlich, dass Sie öfter als die meisten Menschen Adler sehen. Sie spüren unbewusst die energetische Verbindung und werden zu ihnen hingezogen. Außerdem wachsen die Eigenschaften des Adlers in Ihnen, wenn diese Schnur gestärkt wird – wie Unabhängigkeit oder die Fähigkeit, die Dinge in einem größeren Zusammenhang zu sehen, oder konzentrierter und zielorientierter zu sein. In meinen Büchern *Praxisbuch Vision Quest: Selbstfindung in der Einsamkeit der Natur* und *Kindling the Native Spirit* habe ich beschrieben, wie man sein persönliches Totemtier ausfindig macht.

Energetische Verbindungen zur Erde

Indigene Völker kennen schon immer die Energieschnüre, die uns mit dem Boden, den Bergen, Tälern, Bäumen, Pflanzen, Tieren, Bächen, Flüssen und Meeren verbinden. Die Angehörigen der meisten Völker glauben, dass nicht nur Babys über die Nabelschnur mit ihrer Mutter verbunden sind, sondern dass es auch eine Schnur gibt, die jeden Menschen mit der umfassenderen Mutter, der Mutter Erde, verbindet. Sie glauben, dass diese Schnur tiefer und dicker wird, je länger sich ein Mensch an seinem Geburtsort aufhält, und es ist destabilisierend für das eigene Energiefeld, wenn man diesen Ort verlässt.

Während der Zeit, die ich in Australien bei den Aborigines verbrachte, habe ich gelernt, dass es starke Schnüre gibt, die Menschen an ihren Geburtsort binden. Sie erzählten mir, dass die Schnüre dünn werden würden, wenn jemand verreise, was die Gesundheit des oder der Betreffenden beeinträchtigen könne. Je länger jemand in einer bestimmten Gegend wohne, desto kräftiger seien die Schnüre – vor allem, wenn seine Vorfahren dort ebenfalls gelebt haben.

Ich habe die Ältesten der verschiedenen Stämme häufig eingeladen, mich in den Vereinigten Staaten zu besuchen, und bekam immer wieder zu hören, die Reise sei zu gefährlich, weil die Schnur dann zu sehr gedehnt werde. Sie glauben, dass unsere Verbindung zur Erde der Nabelschnur gleiche. Die Erdschnur nähre uns, so wie das Kind im Mutterleib durch die Nabelschnur versorgt werde. Daher könne es gefährlich sein, zu lange zu weit wegzureisen.

Es erforderte daher viel Mut von meinem Freund Nundjan Djiridjarkan, einem Aborigine-Häuptling, Australien zu verlassen und nach England zu reisen, um den Schädel des Aborigine-Kriegers Yagan zurückzufordern, der 1833 umgebracht und dessen Kopf als »anthropologische Rarität« nach London geschickt worden war. Er war sehr besorgt, dass seine Schnur überdehnt werden könne, aber es sei wichtig, den Schädel eines seiner Leute zurückzufordern.

Es gibt nicht nur eine Bindung an den Geburtsort, sondern die in uns verankerte Erdschnur dehnt sich aus, wenn man in eine neue Gegend zieht, und verankert sich in der Erde. Daher ist es sinnvoll, öfter barfuß über die Erde zu gehen, wenn man an einen neuen Ort gezogen ist. Das erleichtert es Ihrer Erdschnur, in den Boden einzusinken und Sie dort zu verankern. Sobald Sie sich auf diese Weise verwurzelt haben, sind Ihr Körper und Ihre Energie besser geerdet und im Gleichgewicht.

Die Vorstellung, dass uns Energieschnüre mit Mutter Erde verbinden, kann einer der Gründe dafür sein, warum indigene Völker glauben, dass der Kontakt zur Erde wichtig ist. Es kann aber auch einen physikalischen Grund für das Bedürfnis geben, sich mit dem Boden unter uns zu verbinden: Während der gesamten Menschheitsgeschichte sind die Ureinwohner barfuß gegangen und haben auf der Erde gesessen oder geschlafen. Durch den direkten Kontakt (oder durch schweißdurchtränkte Schuhe aus Tierhäuten, die wie elektrische Leiter wirkten) wurden Elektronen von der Erdoberfläche in ihre Körper übertragen. Die neuere Forschung liefert Belege, dass dies ein bisher übersehener Faktor für unsere Gesundheit ist. Der enge Kontakt zur Erde wird als »Erdung« bezeichnet, und sein großer gesundheitlicher Nutzen ist wissenschaftlich belegt. Im vierten Kapitel wird darauf eingegangen, wie Erdung dabei helfen kann, sich eine schützende Hülle aufzubauen.

Immer mehr Belege machen klar, dass die Schwingungen (Frequenzen) der Erde sich positiv auf unsere Körperfunktionen auswirken. Der direkte Kontakt zur Erde schafft ein stabileres bioelektrisches Feld für unsere Organe, Gewebe und Zellen. Außerdem können diese Schwingungen wichtig für die natürlichen Schwankungen der Körperfunktionen sein, etwa die Ausschüttung von Cortisol. Der direkte Kontakt zur Erde kann auch akute und chronische Entzündungen lindern. Jüngste Studien deuten zudem auf klinisch signifikante Verbesserungen gestörter Schlafmuster einschließlich Schlafapnoe und Insomnie hin, ferner auf eine Reduktion von Schmerzen und Atemwegsproblemen, eine Stärkung der Nerven und eine blutverdünnende Wirkung. Weitere Untersuchungen belegen eine Reduktion erster Anzeichen für Osteoporose, eine Verbesserung der Glukoseregulation und eine Stärkung des Immunsystems.

Unsere Körper sind genetisch darauf programmiert, Kontakt zur Erde zu haben. Erst im Laufe der vergangenen Jahrzehnte haben wir mehrheitlich begonnen, isolierende Gummi- oder Plastiksohlen an unseren Schuhen zu tragen, die uns von den Schwingungen der Erde isolieren. Der Nobelpreisträger Richard Feynman stellte in seinen Vorlesungen über Elektromagnetismus fest, dass der Körper durch die Erdung zu einer Erweiterung des gigantischen elektrischen Systems der Erde wird und dadurch in eine natürliche Harmonie kommt. Studien zeigen auch, dass Erdung erhebliche Auswirkungen auf die elektrophysiologischen Eigenschaften von Gehirn und Muskulatur hat.

Selbst wenn man nur ein paar Minuten pro Tag Hautkontakt zur Erde hat, kann dies wirkungsvoll sein. Aber leider haben die meisten Menschen nur dünne Verbindungsschnüre zur Erde. Und obwohl es noch immer eine Verknüpfung gibt, die unsere Seelen eng mit der Natur verbindet – mit der Erde, den Bäumen, den Pflanzen, den Hügeln und Tälern –, wurde diese Nabelschnur, die uns mit dem Lebenselixier der Erde verbindet, bei den meisten Menschen schon so weit ausgedehnt, dass sie dünn geworden ist und die Gefahr besteht, dass sie nicht mehr funktioniert.

Besonders interessant ist die energetische Verbindung zu dem Boden, auf dem schon die eigenen Ahnen gelebt haben. Nicht selten hat man auf dem Grund und Boden seiner Ahnen ein Déjà-vu-Gefühl, selbst wenn man nicht in der Gegend aufgewachsen ist. Wenn wir dort sind, wird die in unseren Körpern vorhandene, aber bisher inaktive energetische Schnur zum Land der Ahnen aktiviert; sie beginnt zu schwingen und wird stärker.

Mein Klient Russell wusste, dass seine Ahnen aus Schottland stammten, aber war bis zu seinem 46. Lebensjahr noch nie dort gewesen. Als er die Hochmoore und die hohen Berge gesehen habe, sei in ihm das Gefühl aufgestiegen, nach Hause gekommen zu sein, berichtete er. Er habe sich stark, geerdet und voller Frieden gefühlt. Es kann viele Gründe dafür geben, aber einer ist der, dass die unbewusst vorhandenen Erinnerungen der Ahnen, die in ihm gespeichert waren, aktiviert wurden und durch die Energieschnüre zu jenem Land flossen und dann vom Land zu ihm gelangten.

Parallel zu den Energieschnüren, die uns mit der Erde verbinden, gibt es offenbar auch Schnüre, die unbelebte Objekte mit der Erde verbinden. Als ich mit ein paar Freundinnen, die für den Aboriginal Woman's Council in Alice Springs arbeiteten, in der Gegend um Uluru (Ayers Rock) war, wurde ich ermahnt, auf keinen Fall Steine von Ulurue zu entfernen. Das Gestein sei eng mit der Erde verbunden und möge es nicht, wenn man es bewege. (Eine Weisheit, die in vielen ursprünglichen Kulturen verbreitet ist.) Die Aborigines glauben, dass ein großes Unglück geschieht, wenn man Steine mitnimmt. Ein Ranger aus der Gegend erzählte, dass ihm ständig Steine geschickt würden zusammen mit einer handgezeichneten Karte und der genauen Angabe des Platzes, an den der Stein wieder hingelegt werden müsse. Offenbar hatten die Leute Steine mitgenommen und danach war etwas passiert, weshalb sie die Steine in der Hoffnung zurückschickten, sich dadurch wieder aus der Misere zu befreien.

Energieschnüre aus Kindheit und Vergangenheit

Ihre energetischen Schnüre verbinden Sie nicht nur mit Orten und Gegenden auf der Erde, sondern auch mit Ereignissen aus Ihrer Vergangenheit. Wir können mit traumatischen und schönen Erfahrungen aus unserer frühesten Kindheit verbunden sein. Aus energetischer Sicht ist es jedoch am besten, wenn man nicht zu viele energetische Verbindungen mit der Vergangenheit hat, denn diese behindern uns.

Wenn Sie zum Beispiel als Kind von einem Hund gebissen wurden, kann sich eine energetische Schnur zwischen Ihnen und der Energie des traumatischen Ereignisses gebildet haben. Auch wenn es schon lange zurückliegt, kann es immer noch in Ihrem Energiefeld schwingen. Mit der Folge, dass bei einer Begegnung mit einem Hund oder auch einem Menschen, dessen Haarfarbe Sie an das Fell des Hundes erinnert, sofort die zu Ihrer Erfahrung mit dem Hund führende Schnur aufgeladen wird und das Trauma Sie unbewusst durchströmt. Vielleicht bekommen Sie heftige Kopfschmerzen, ohne zu wissen, warum. Die meisten von uns haben Hunderte oder sogar Tausende von Schnüren, die sie mit der Vergangenheit verbinden und die schlagartig aktiviert werden können. Diese Schnüre können es einem außerordentlich erschweren, im Hier und Jetzt zu leben.

Verbindungen zu früheren Leben

Es kann auch Verbindungen zu Orten geben, an denen man in anderen Inkarnationen gelebt hat. Waren Sie je an einem Ihnen fremden Ort und hatten ein ausgeprägtes Déjà-vu-Gefühl? Vielleicht waren Sie zum ersten Mal in einem Land, in dem Ihnen alles seltsam vertraut vorkam. Wir sind nicht nur mit unseren Geburts- und Wohnorten energetisch verbunden, sondern auch mit anderen Inkarnationen. Die Verbindungsschnüre können durch alle Leben hindurch fortbestehen. Dadurch finden wir auch andere Menschen, die wir in anderen Inkarnationen gekannt haben, auf scheinbar mysteriöse Weise wieder. Wenn tiefes

Vertrauen und eine innige Liebe vorhanden waren, dann leuchten und strahlen diese Schnüre und führen Sie Lebenszeit für Lebenszeit wieder zu dem anderen Menschen hin. Halten Sie sich in derselben Gegend auf, werden Sie wie magnetisch voneinander angezogen.

Auch wenn es eine schwierige Beziehung war, schwingen Sie auf der gleichen Frequenz wie die andere Person. Ihre Energieschnüre ziehen Sie zueinander, vor allem, wenn zwischen Ihnen noch etwas emotional unaufgelöst ist, sei es positiv oder negativ. Sie haben vielleicht den Eindruck, dass Sie die andere Person kennen, wissen aber nicht, woher. Verbindungsstränge zur Vergangenheit können auf genau die gleiche Weise durchtrennt oder verstärkt werden wie andere auch.

Verbindungen durch Verträge, Versprechungen und Verpflichtungen

Immer wenn Sie eine Verpflichtung eingehen, eine Zusage machen, ein Versprechen geben oder einen Vertrag unterschreiben und dabei vorhaben, sich auch daran zu halten, verbindet sich eine Energieschnur mit der Energie Ihres Versprechens. Ihre Zusage hat ein Bewusstsein, so wie Menschen und Tiere ein Bewusstsein haben. Eine energetische Verbindung zu dem, was Sie planen, kann eine ebenso starke Wirkung haben wie eine Energieschnur zu einer anderen Person. Das ist schwer zu verstehen, aber dennoch ist es so.

Die verpflichtende Wirkung eines Bindungsstrangs entsteht, wenn man einer anderen Person ein Versprechen gibt. Wenn Sie beispielsweise anlässlich Ihrer Hochzeit aufrichtig gelobt haben: »Ich werde dich lieben, achten und ehren, bis dass der Tod uns scheidet«, ist in diesem Moment ein starker Bindungsstrang zwischen Ihnen und Ihrem Partner bzw. Ihrer Partnerin entstanden. Auch wenn die Dinge dann nicht so wie geplant laufen, bleibt die Energieschnur erhalten, wenn sie nicht bewusst von Ihnen aufgelöst wird. Das ist der Grund, warum es oft schwer ist, sich von einer alten Beziehung zu lösen, selbst wenn man weiß, dass es an der Zeit ist. Der Strang verbindet Sie noch immer.

Wenn Sie jedoch aus ganzem Herzen etwas zugesagt haben, das nicht an einen konkreten Menschen gebunden ist, sondern zum Beispiel an Ihr Heimatland, dann verbindet Sie eine Schnur mit der kollektiven Energie Ihres Landes. Und wenn Sie vielleicht einmal enttäuscht von Ihrem Land sind, aber die Verbindungsschnur nicht durchtrennt haben, kann Ihre Energie aus dem Gleichgewicht geraten, weil die innere Haltung im Widerspruch zu Ihrer Verpflichtung steht.

Verbindungen zu Ideen

So wie Ihre Versprechen eine Energie und sogar ein Bewusstsein haben, ist es auch mit Ihren Ideen. Deshalb ist es nichts Ungewöhnliches, wenn mehrere Menschen an unterschiedlichen Orten rund um den Globus zur selben Zeit dieselbe Idee haben. Das Bewusstsein der Idee taucht auf und fließt dann auf der Suche nach jemandem, der sich mit ihm verbindet, durch die Welt. Wenn mehrere Menschen auf derselben Frequenz schwingen wie die Idee, wird sie sich mit ihnen verbinden. Indigenen Völkern ist diese Vorstellung vertraut.

Als ich bei den Aborigines in Australien lebte, lernte ich, dass künstlerische Ideen und Motive durch die unsichtbaren Reiche reisen und nach jemandem – meist einem Kind – suchen würden, der sie übernimmt und zeichnet. Nach der Vorstellung der Aborigines wandern Ideen durch die Familienzweige: Der Entwurf eines Vorfahren wird dann von einem seiner Nachkommen gemalt, obwohl er gar nichts darüber wissen kann. Der Entwurf sucht sich auch zufällig jemanden aus, an den er sich heftet, denn Kunst hat ihr eigenes Bewusstsein, ihren eigenen Willen und ihre eigenen Intentionen.

Diese Vorstellungen hat Elizabeth Gilbert in ihrem bemerkenswerten Buch *Big Magic: Nimm dein Leben in die Hand, und es wird dir gelingen* beschrieben. Sie sagt, dass Ideen zwar keinen materiellen Körper, aber ein Bewusstsein und sogar einen Willen hätten – sie seien energetische Lebensformen. Die Autorin ist der Ansicht, dass unser Planet nicht nur von Tieren, Pflanzen, Bakterien und Viren, sondern auch von Ideen bewohnt wird, die zwar von uns getrennt sind, aber mit uns interagieren können. Sie können kommen und anklopfen, und wenn man sich nicht mit ihnen verbindet, finden sie einen anderen aufnahmebereiten »Behälter«. Elizabeth Gilbert glaubt, dass Ideen Ewigkeiten lang um uns herumwirbeln können und nach verfügbaren menschlichen Partnern suchen. Und dies gelte für *alle* Ideen – künstlerische, wissenschaftliche, industrielle, kommerzielle, ethische, religiöse und politische.

Energieschnüre zum kollektiven Unbewussten

Der Begriff »kollektives Unbewusstes« wurde von dem Psychiater Carl Gustav Jung geprägt und bezeichnet das von der gesamten Menschheit geteilte überpersönliche Unbewusste. Es ist eine Art kollektive Realität, mit der wir alle verbunden sind und die uns alle beeinflusst. Nach C. G. Jung enthält das kollektive

Unbewusste das Seelenleben unserer Ahnen bis zurück zu den frühesten Anfängen der Menschheit. Jung war der Auffassung, das kollektive Unbewusste habe einen tief greifenden Einfluss auf alle Menschen. Er belegte dies mit Beispielen aus der Kulturgeschichte: Motive, Muster und Märchen könne man gleichzeitig bei unterschiedlichen Ethnien nachweisen, obwohl diese räumlich weit voneinander getrennt lebten. Jung schloss deshalb auf eine vergleichbare psychische Grundlage aller Menschen.

Haben Sie je davon gehört, dass ein und dieselbe Erfindung, Idee oder wissenschaftliche Entdeckung innerhalb weniger Tage an unterschiedlichen Orten rund um den Globus aufgetaucht sind? Dies geschieht häufiger, als wir es bemerken, und das ist das Ergebnis der Wirkung unserer energetischen Verbindung zum kollektiven Unbewussten und zum Bewusstsein der Ideen.

Es gibt unterschiedliche Frequenzen innerhalb des kollektiven Unbewussten, und wir verbinden uns stärker mal mit der einen als mit der anderen Frequenz. Beispielsweise gibt es Energieschnüre, die uns mit religiösen oder politischen Gruppen, Ethnien oder Nationen verbinden können, je nachdem, womit man sich stärker identifiziert. Diese Stränge können sich zu stabilen und starken Verbindungen entfalten.

Wer sich beispielsweise sehr mit der katholischen Kirche verbunden fühlt, weist oft deutlich ausgeprägte Energieschnüre auf, die ihn mit dem kollektiven Energiefeld aller Katholiken verbinden. Wer sich mit einer bestimmten politischen Partei identifiziert, hat eine energetische Verbindung zum kollektiven Energiefeld dieser Partei. Je nach Wahlergebnis sagen viele in den Tagen nach der Wahl, dass sie sich niedergeschlagen oder ungewöhnlich beschwingt fühlen. Der Grund liegt teilweise darin, dass sie energetisch mit dem kollektiven politischen Energiefeld verbunden sind. Die Gefühle vieler Menschen fließen über die Schnüre zu ihrem politischen Kollektiv und werden durch die kombinierten Energien im kollektiven Bereich (von vielen Menschen, die sich genauso fühlen) verstärkt. Das wirkt sich umgekehrt wiederum auf jeden Einzelnen aus, der sich politisch zugehörig fühlt. Die Energieschnüre des emotionalen Kollektivs können sogar eine Person beeinflussen, die zwar eine gewisse Sympathie für eine bestimmte Partei hegt, aber nicht weiter involviert ist. Sie kann sich verstimmt oder beschwingt fühlen, ohne zu wissen, warum das so ist.

Auch wenn Sie schreckliche Nachrichten hören, sehen oder lesen, können Sie mit den Ereignissen, über die berichtet wird, verbunden sein. Für manche Menschen ist das dann fast so, als wären sie selbst vor Ort. So waren viele Menschen auf der ganzen Erde erschüttert und emotional aufgewühlt wegen des Tsunamis 2004 in Thailand. Täglich wurden neue Schreckensbilder veröffentlicht. Mary, die meine Bücher gelesen hatte, rief mich an, weil sie Hilfe brauchte, um das Ganze zu verarbeiten. Sie konnte nicht aufhören, sich die neuesten Meldungen anzusehen. Ja, sie war derart aufgelöst, dass sie während unseres Telefonates Mühe hatte, vor lauter Schluchzen Luft zu holen. Mary erzählte mir, dass sie nicht mehr schlafen und kaum noch arbeiten könne, weil sie so traurig sei.

Mein Freund Eric, der mit einer Thailänderin verheiratet war und unweit der vom Tsunami betroffenen Region wohnte, hatte mir kurz zuvor mitgeteilt: »Denise, hier gibt es kein Problem. Tatsächlich wissen wir nicht sonderlich viel darüber, weil wir kein Fernsehen haben und hier auch kein Radio hören.« Er erzählte mir, dass zahlreiche Freunde aus den Vereinigten Staaten ihn angerufen und ihm vom Tsunami erzählt hätten, weil sie ständig vor dem Fernseher saßen. Er sagte, manche seien regelrecht wütend auf ihn, weil er nicht emotional am Boden sei. Das wundere ihn, weil sich das Leben in seinem Dorf nicht verändert habe und die Leute nicht betroffen seien; der Tsunami sei einfach nicht in ihrem Bewusstsein. Aus diesem Grund war er nicht so mitgenommen wie viele andere Menschen rund um den Globus. Doch Mary, die Tausende von Kilometern von dem Ereignis entfernt war, wühlte all das zutiefst auf, weil sie die grauenhaften Bilder im Fernsehen wieder und wieder ansah und dadurch eine energetische Verbindung zu dem kollektiven Ereignis herstellte.

Ich schlug Mary vor, sich die Nachrichten nicht mehr anzusehen und mit der dadurch gewonnenen Zeit etwas Nützliches anzufangen, indem sie etwa einer ehrenamtlichen Tätigkeit nachging oder dem Roten Kreuz Geld spendete. Wochen später rief mich Mary an, um mir für meinen Vorschlag hinsichtlich des Roten Kreuzes zu danken. Sie berichtete, sie habe sich sofort besser gefühlt, als sie mit dem Fernsehen aufgehört und aktiv etwas getan habe.

Nach der Amtseinführung des Präsidenten der Vereinigten Staaten 2017 kontaktierten mich viele, um mir ihre extreme Angst mitzuteilen. Manche sagten, sie seien so verzweifelt, dass sie physische Symptome wie Kopfschmerzen, Magenverstimmungen oder Atembeschwerden hätten. Viele machten ihrer Wut oder ihrer Niedergeschlagenheit Luft und erzählten, welches Chaos ihre Gefühle anrichteten. Manche riefen mich auch an, weil sie wütend auf die Leute waren, die sich über den Wahlausgang aufregten, und meinten, sie sollten sich damit abfinden. Sie alle hatten die Wahl ständig am Fernseher oder per Internet verfolgt. Sie speisten ihre Angst in die kollektive Wolke aufgewühlter Emotionen ein, und die Gesamtheit dieser negativen Gefühle schlug mit verstärkter Kraft auf sie zurück.

Mein Mann und ich haben keinen Fernseher und daher sehen wir uns auch nicht die Bilder von Kriegen, Naturkatastrophen, politischen Auseinandersetzungen und dergleichen an. Wir verfolgen die Geschehnisse auf der Welt, indem wir Radio hören oder Zeitung lesen, aber wir bleiben davor verschont, wie die Ereignisse in den Massenmedien aufgebauscht werden. Wir haben festgestellt, dass es fast unmöglich ist, sich nicht an das kollektive Unbewusste der Weltereignisse anzukoppeln, wenn man die Berichterstattung im Fernsehen oder im Internet verfolgt.

Es ist gut zu wissen, was auf der Welt geschieht. Aber wenn man über ein Ereignis erschüttert ist, das man nicht ändern und bei dem man nicht helfen kann, laugt einen das nur aus und verringert die eigene Fähigkeit, etwas Positives auf dieser Welt zu bewirken. Falls Sie einen starken Drang verspüren, sich Filmberichte über die Katastrophen auf dieser Welt anzusehen, hier ein Vorschlag: Verharren Sie nicht einfach nur in Ihren Gefühlen, sondern tun Sie aktiv etwas. Nehmen Sie an einer Demonstration teil, arbeiten Sie ehrenamtlich, spenden Sie, rufen Sie Ihre Abgeordneten an oder schreiben Sie ihnen oder unterstützen Sie Hilfsorganisationen. Setzen Sie sich für das ein, was Ihnen am Herzen liegt. Lassen Sie nicht zu, dass Ihre Energiefrequenz so weit absinkt, dass Sie krank werden oder starke emotionale Probleme bekommen.

Traumschnüre

Als ich eines Morgens erwachte, schwebte ich noch in den Ausläufern eines wunderbaren Traums – über Seetang. Soweit ich mich erinnern konnte, hatte ich noch nie zuvor von Seetang geträumt, noch war Seetang etwas, an das ich normalerweise dachte. Er war schlicht nicht auf meinem Schirm. Daher war es ein seltsamer Traum.

Später an jenem Tag beschloss ich, meine Schwester Heather anzurufen. Wir hatten schon seit mehreren Monaten keinen Kontakt mehr zueinander gehabt. Im Laufe unseres Telefonats erzählte sie, sie sei gestern Abend beim Lesen eines Buches über Seetang eingeschlafen. Da verstand ich meinen etwas merkwürdigen Traum. Ihre Gedanken über den Seetang, die sie vor dem Einschlafen gehabt hatte, waren über die Schnur, die uns verbindet, auf mich übertragen worden. Die Bilder von dem Seetang, die über die Schnur weitergeleitet wurden, stärkten unsere Verbindung, was mich auf den Gedanken brachte, Heather anzurufen. Es kommt häufig vor, dass die Gedanken und Gefühle der Menschen, mit denen wir verbunden sind, in unseren Träumen auftauchen.

Normalerweise sind an Ihre Träume keine Energieschnüre geheftet, sondern oft kommen die Dinge vor, mit denen Sie verbunden sind. Träume können Ihnen eine klarere Vorstellung davon geben, wo Sie energetische Verbindungen haben – und welche Sie verstärken oder kappen sollten. Wenn Sie ein Traumtagebuch führen, können Sie schrittweise aufdecken, womit Sie verbunden sind. In positiven und negativen Träumen finden Sie häufig versteckte Hinweise.

Hier ein Beispiel dafür, wie Sie die Verbindungsschnüre in Ihren Träumen finden können: Laura hatte einen verstörenden Traum, in dem sie sich in einer Bäckerei befand, deren Backwaren vorwiegend aus Karfreitagsbrötchen bestanden – süße Brötchen mit einem Kreuz aus Zuckerguss auf der Oberseite. In ihrer Kindheit hatte Laura oft ein Kinderlied über Karfreitagsbrötchen gesungen. Im Traum versuchte sie eines der warmen Brötchen zu greifen, und sie hatte das Gefühl, ihre Hand werde in das Brötchen gezogen. Sie konnte ihre Hand nicht mehr herausziehen und bekam Angstgefühle.

Als Laura über ihren Traum nachdachte, kam ihr der Nachname ihres neuen Vorgesetzten in den Sinn: Cross (Kreuz). An seinem ersten Arbeitstag hatte er ihr zugeflüstert: »Sie sind aber ganz schön scharf!« Bei der Arbeit erwies er ihr besondere Aufmerksamkeit, was sie zutiefst verstörte. Sie brauchte die Stelle und wollte kein Aufsehen im Büro erregen, aber sie spürte, dass er eine Energieschnur in ihr verankert hatte, die sie schwächte.

Laura setzte ein paar der Methoden ein, die Sie anschließend ebenfalls kennenlernen, und berichtete: »Denise, es ist geradezu ein Wunder geschehen, nachdem ich deine Ablösungsmethoden angewendet hatte. Ich hatte immer den Eindruck, bei der Arbeit von Herrn Cross beobachtet zu werden. Manchmal hatte ich sogar das Gefühl, dass er mich mit den Augen auszog. Deshalb war es mir zuwider, zur Arbeit zu gehen. Aber eines Abends habe ich ein paar deiner Methoden zur Durchtrennung von Energieschnüren ausprobiert, und als ich am nächsten Tag zur Arbeit ging, war es, als würde er mich nicht sehen. Einfach herrlich! Seither fühle ich mich bei der Arbeit wohl. Erstaunlicherweise wurde er kurz darauf entlassen – warum, weiß ich nicht –, und jetzt haben wir einen Chef, den wir alle sehr mögen. Ist es nicht toll, wie sich die Dinge entwickelt haben?«

Träume können auf die Anhaftung von Schnüren hinweisen, derer man sich gar nicht bewusst ist, die einem aber dennoch Energie rauben. Daher ist es von Vorteil, sich an seine Träume zu erinnern und sie zu analysieren. Wie bei jeder Traumarbeit kann es hilfreich sein, seine Träume gleich nach dem Aufwachen aufzuschreiben, denn die meisten Träume sind schon zehn Minuten später vergessen.

Astrale Anhaftungen

Sind Sie je durch eine Bar oder ein Kasino gegangen und haben sich anschließend schmutzig oder erschöpft gefühlt oder haben starke Gefühlsschwankungen festgestellt? Dann kann es sein, dass sich eine astrale Wesenheit an Sie angeheftet hat, als Sie dort waren. Astrale Anhaftungen oder Anhaftungen von Entitäten können viele Erscheinungsformen haben. Nicht alle astralen Anhaftungen rauben Ihre Energie, aber viele tun es.

So wie Bakterien, Viren und Parasiten unseren Körper krank machen können, gibt es Wesenheiten, die sich an uns anheften und wie Parasiten unsere Lebenskraft anzapfen können. Es handelt sich um astrale, durch menschliche Gedanken erzeugte Präsenzen. Sie befinden sich im Äther und können sich an Personen festsaugen, die verletzlich, übermäßig empfänglich oder körperlich-geistig sehr erschöpft sind. Hellsichtige sehen sie in verschiedenen Formen und Größen.

Als ich diese Wesenheiten das erste Mal wahrnahm, lag ich nach meinem dramatischen Nahtod-Trauma im Krankenhaus. Ich war damals siebzehn. Dort trieben sich ziemlich viele dieser seltsamen Wesen auf den Fluren und in den Krankenzimmern herum. Manche schwebten durch die Räume, andere klebten auf einem Krankenbett oder einem Stuhl. Und sie schienen die Gedanken und Gefühle jener zu beeinflussen, die ihnen nahe kamen. Viele glichen Kobolden oder Trollen. Glücklicherweise lassen sich ihre Anhaftungen recht einfach beseitigen, wie ich in Kapitel 3 ausführen werde.

Die schädlichsten Astralwesen haften an Drogenabhängigen oder Alkoholikern. Drogen wie Methamphetamin scheinen die größten Risse im Aurafeld einer Person hervorzurufen, und deshalb ist nicht ungewöhnlich, dass man eine ganze Anzahl von astralen Anhaftungen bei Süchtigen wahrnehmen kann – bis zu dem Punkt, an dem diese Wesenheiten die Betreffenden ganz umwölken oder sogar ihre Persönlichkeit in Besitz nehmen.

Als unser Haus gebaut wurde, hatte einer der Bauunternehmer einen Arbeiter, den ich hier Raymond nenne. Er war ein unbekümmerter Mensch, immer auf der Suche nach dem Positiven in dieser Welt. Es war eine Freude, ihn in der Nähe zu haben. Als unser geliebter Hund Pepper starb, hob Raymond netterweise ein Grab für ihn aus, wofür wir ihm ewig dankbar sein werden. Als ich eines Tages mit ihm plauderte, wurden seine Augen plötzlich aus heiterem Himmel schwarz, und sein Gesicht schien sich in die Fratze eines abscheulichen, finsteren Dämons zu verwandeln. Ich war schockiert und bekam es mit der Angst zu tun. Es war wie eine Szene aus einem Horrorfilm. Dann löste sich die Erscheinung auf, und sein Gesicht nahm wieder seine normalen Züge an. Ich unterhielt mich weiter mit Raymond, der offensichtlich gar nicht bemerkt hatte, was gerade geschehen war.

Als ich ihn später scannte, sah ich jedoch, dass sich zahlreiche astrale Anhaftungen in ihn hineingebohrt hatten. Am nächsten Tag erschien er nicht zur Arbeit. Später erfuhren wir, dass er Methamphetamin nahm und sogar einige Raubüberfälle begangen hatte. Er kam ins Gefängnis. Nach seiner Entlassung waren sein Verhalten und seine Sprache so unkontrolliert, dass er in eine psychiatrische Einrichtung eingeliefert werden musste.

Es kann durchaus vorkommen, dass astrale Anhaftungen so zahlreich werden, dass sie von der Persönlichkeit eines Menschen Besitz ergreifen. Raymond war ein netter Mensch, aber die durch die Einnahme von Methamphetamin gerissenen Löcher in seinem Aurafeld ermöglichten es finsteren Wesenheiten, sich an ihn zu heften. Ihre gemeinsame Energie war stärker als seine Persönlichkeit, und sie übernahmen schließlich das Kommando. Es ist zwar möglich, dass ein Drogensüchtiger ein starkes, pulsierendes, funkelndes Energiefeld hat, aber das erfordert eine konzentrierte, disziplinierte Persönlichkeit, und das kommt bei Drogensüchtigen nur sehr selten vor.

Sie müssen keine Angst haben, dass astrale Wesenheiten von Ihnen Besitz ergreifen oder Sie psychisch krank machen. Sie können sich nur an etwas in Ihnen heften, was ihrer Frequenz entspricht.

Fälschlicherweise schreiben viele Menschen negative Dinge in ihrem Leben Entitäten und astralen Wesenheiten zu, was in Wirklichkeit nur eine Flucht ist, um den Herausforderungen des Lebens auszuweichen. Sie übernehmen nicht die Verantwortung für ihre Schwierigkeiten, sondern schieben die Schuld astralen Wesenheiten zu. Wer jedoch glaubt, dass sein Leben durch diese Wesen verpfuscht wurde, räumt ihnen zu viel Macht ein, stilisiert sich zum Opfer oder genießt unbewusst das Drama im eigenen Leben. Wie man Anhaftungen von astralen Wesenheiten aus seinem Energiefeld entfernt, erfahren Sie im dritten Kapitel.

Anhaftungen durch Geister

Astrale Anhaftungen unterscheiden sich von Geistern. Das sind erdgebundene Seelen oder körperlose Wesen, die nach dem Tod (noch) nicht ins Licht gelangt sind. Sie sitzen auf der Erde fest, meist wegen einer ausgeprägten Bindung an einen Ort, ein Ereignis oder eine Person. Es kann unglaublich viel Kraft kosten, wenn einem die Energieschnur eines Geistes anhaftet. Alles scheint schwerer zu erreichen zu sein, und es fühlt sich an, als trüge man ein schweres Gewicht auf seinen Schultern oder als sei die Brust eingeschnürt. Zum Glück kommen Anhaftungen von

Geistern sehr selten vor. Aber es kann passieren – meist dann, wenn es sich um jemanden handelt, den man zu Lebzeiten kannte, oder wenn der Geist eine starke Verbundenheit zu den Räumen hat, in denen man wohnt.

Wie bei jeder anderen energetischen Anhaftung kann ein Geist nur bei der Person wirken, deren Frequenzen entsprechend schwingen. Jemand kann zwanzig Jahre lang in einem Haus mit einem Geist wohnen und nichts davon mitbekommen, wenn er keine passende Frequenz aufweist und nichts hat, woran der Geist anhaften kann. Hat dann ein Übernachtungsgast eine Geistererscheinung, weil sich eine energetische Verbindung zwischen dem Geist und dem Besucher bilden konnte, ist dies nur möglich, wenn der Besucher eine Eigenschaft hat, die zu dem Geist passt. Wenn der Geist beispielsweise zu Lebzeiten eine heimliche Trinkerin war und diese Eigenschaft auch auf den Besucher zutrifft, kann sich dadurch eine Energieschnur zwischen den beiden bilden.

Es ist wichtig, sich bewusst zu machen, dass Geister uns nicht wirklich schaden können. Es ist die eigene Angst, die uns schadet und die zu Irritationen führt. Ein Beispiel: Als Sam einem Geist begegnete, wollte er wegrennen und krachte gegen die Wand. Er vermutete, der Geist hätte ihn dagegengestoßen. Aber als er das Ereignis kritisch überdachte, wurde ihm klar, dass er selbst vor lauter Angst gegen die Wand gerannt war. Durch unsere Angst können wir sogar bewirken, dass Türen zuschlagen, dass wir das Gefühl haben, geschubst zu werden, oder dass Gegenstände schweben. Die psychische Energie der Angst kann auf physische Objekte einwirken. Außerdem bewirkt Angst, dass sich der Geist noch enger anheften kann. Daher ist es wichtig, mutig zu sein. Sie haben einen Körper, Geister nicht. Sie selbst sitzen am Steuer, nicht der Geist. Geben Sie Ihre Angst auf und seien Sie stattdessen versöhnlich, mitfühlend und liebevoll, dann werden sich die Geisterschnüre auflösen.

Die beste Methode, Geister zu entfernen, besteht darin, sie wie gute Freunde zu behandeln, die gerade schwere Zeiten durchmachen. Sagen Sie sanft, freundlich und liebevoll etwas wie: »Hallo. Es tut mir sehr leid, dir das sagen zu müssen, aber du bist tot … oder vielmehr, dein Körper ist tot.«

Die meisten Geister wissen nicht, dass sie tot sind. Sie befinden sich in einem tranceartigen Schwebezustand und bemerken nicht, dass sie ihren Körper verloren haben. Für sie ist es wie eine Offenbarung, dass sie keinen Körper mehr haben. Manche fühlen sich wie von einer schweren Bürde befreit, wenn sie das erfahren.

Sagen Sie dann: »Es ist Zeit für dich, ins Licht zu gehen. Ich werde dir zu Ehren eine Kerze anzünden, und die geistige Welt wird dir helfen, auf die andere Seite zu gelangen. Ich wünsche dir für deine Reise alles Gute.« Häufig kann man sofort fühlen, dass sie gehen. Die Flamme der Kerze flackert oder man hat den Eindruck, dass es heller im Raum wird. In dem Moment ist der Geist tatsächlich ins Licht gegangen.

Manche Menschen haben eine enge Verbindung zu ihren Geistern. Vor allem für einsame Menschen kann ein Geist im Haus wie eine Art Gefährte sein. Das muss nicht immer gefährlich sein; manchmal ist es sogar von gegenseitigem Nutzen. Aber grundsätzlich ist es für den Geist am besten, wenn er ins Licht geht.

Normalerweise lassen sich Geister leicht entfernen, es sei denn, sie waren zu Lebzeiten mit der oder dem Betreffenden emotional verbunden. In sehr seltenen Fällen brauchen Sie vielleicht einen professionellen Geisterjäger. Mehr dazu erfahren Sie im zweiten Kapitel.

Verbindungen zu Süchten, eingefahrenen Gewohnheiten und Besessenheit

Jede Sucht hat ein energetisches Feld, und wenn Sie mit einem verbunden sind, ist es schwierig, nicht davon beeinflusst zu werden. Sobald Sie an die kollektive Frequenz eines Musters angedockt sind, fließt Energie von dem Feld in Sie hinein und dann wieder zurück zum kollektiven Energiefeld, um dort noch mehr Energie aufzunehmen und anschließend wieder zu Ihnen zu strömen. Ein Teufelskreis! Deshalb ist es auch so schwer, das Ganze zu stoppen, wenn es um Süchte, eingefahrene Gewohnheiten oder eine Besessenheit geht. Diese Energieschnüre sollten schnellstens beseitigt werden, sonst erstarren Sie in unproduktiven und sich wiederholenden Verhaltensweisen.

Diese Energieschnüre können sich bei jeder Art von ungesunder Bindung an Dinge herausbilden, wie dies etwa bei Ess-, Drogen- oder Alkoholsucht oder auch bei der Abhängigkeit von einer Person der Fall ist. Wenn Sie von etwas verfolgt werden, das jemand in der Vergangenheit getan oder gesagt hat, und es wieder und wieder durchspielen, wenn Sie von der Facebook-Seite einer anderen Person wie besessen sind, jemanden stalken oder ständig zwanghaft nachsehen müssen, ob sich jemand gemeldet hat, dann haben Sie wahrscheinlich eine Besessenheitsschnur an diese Person geheftet. (Wenn das jemand mit Ihnen tut, hat er oder sie eine negative Energieschnur in *Ihrem* Energiefeld verankert.)

Gibt es Speisen, von denen Sie wissen, dass sie Ihrer Gesundheit schaden, nach denen Sie aber süchtig sind? Und obwohl Sie genau wissen, dass Sie das nicht tun sollten, essen Sie immer mehr davon? Das kann daran liegen, dass Sie einen Besessenheitsstrang in der Frequenz dieser Speise verankert haben. Denn es ist durchaus möglich, dass wir Energieschnüre haben, die uns mit einer bestimmten Art von Nahrungsmitteln verbinden.

Krankhafte Verhaltensmuster und Schnüre der Besessenheit und der Sucht sind mit am schwersten zu beseitigen, weil man dazu oft erheblich mehr als ein Ritual zur Durchtrennung der Schnüre braucht. Man muss sich in einen Zustand tiefer Meditation versetzen, um herauszufinden, wo die Schnüre anhaften, und dann die Erinnerungen und Ereignisse in sich aufspüren, die damit verbunden sind. Der nächste Schritt besteht darin, sich in jedes dieser Ereignisse hineinzuversetzen, um die Verbindungsschnur zu kappen. Diese Schnüre sind oft mit anderen verflochten. Wenn Sie also eine Schnur durchtrennen, ohne die Quelle der ursprünglichen Schnur, an der sie befestigt ist, ausfindig zu machen, bildet sie sich fast sofort wieder neu. Im zweiten Kapitel erfahren Sie mehr über den Ursprung Ihrer Energieschnüre.

Hier ein Beispiel, wie es funktioniert: Ich bekam einen Anruf von Brianna, weil sie von einem ehemaligen Liebespartner besessen war. Sie berichtete mir: »Denise, ich kann nicht damit aufhören. Ich weiß, dass ich es nicht tun sollte, und fühle mich wie eine Stalkerin. Ich fahre an seinem Haus vorbei, versuche auf Facebook herauszubekommen, was er tut, und denke die ganze Zeit an ihn. Ich weiß, dass Tim mich nicht anrufen würde, aber ich sehe ständig nach, ob er angerufen hat. Ich schaue stundenlang Fotos von uns an. Ich habe ihn nicht einmal besonders gemocht, aber als er mit mir Schluss gemacht hat, war ich am Boden zerstört. Ich habe versucht, die Schnüre zu durchtrennen, aber es hat nicht funktioniert. Ich brauche Hilfe.«

Bei einer privaten Sitzung machte sich Brianna auf eine entspannte meditative Reise, auf der sie den »Tim-Strang« entdeckte und ihm tief in ihr Inneres folgte. Sie war über die an dem Strang festgeklebten Erinnerungen erstaunt, die sie entdeckte. Als Brianna neun Jahre alt gewesen war, hatte ihr Vater die Familie verlassen, und sie hatte nie mehr etwas von ihm gehört. Das hatte verheerende Auswirkungen auf sie: Ständig dachte sie an ihren Dad und fühlte sich sogar schuldig, weil er die Familie verlassen hatte.

Auch wenn sie inzwischen nicht mehr oft an ihren Vater dachte, blieben die Schnüre weiter in ihrem Energiefeld bestehen. Als sich dann Tim von ihr trennte, war dies wie eine Wiederholung für Brianna. Der Tim-Strang verband sich mit dem Strang zu ihrem Vater, weshalb es nicht ausreichte, nur den Tim-Strang zu durchtrennen. Während ihrer Meditation arbeitete sie daran, alle ungesunden Schnüre zu durchtrennen, die sie mit ihrem Vater verbanden.

Wie bereits gesagt, können Sie eine Beziehung aufrechterhalten und zugleich alle negativen Schnüre durchtrennen. Nur weil Sie sich von einer Schnur zu jemanden befreien, heißt das noch nicht, dass Sie keine Beziehung mehr zu dieser Person haben. Es bedeutet lediglich, dass der negative Strang zwischen Ihnen beiden keine kraftraubende Wirkung mehr auf Sie hat. Es ist nützlich, dies zu wissen, vor allem in Bezug auf familiäre Beziehungen.

Eine Woche später rief Brianna mich an. »Denise, es ist erstaunlich! Ich habe nichts weiter getan, um mich von Tim zu lösen, und doch habe ich in der vergangenen Woche kaum noch an ihn gedacht. Die Besessenheit ist vollständig verschwunden. Die Befreiung von meinen krankhaften Dad-Schnüren in der Meditation scheint die Energie zwischen Tim und mir beseitigt zu haben. Ich fühle mich jetzt viel leichter. Danke!«

Wenn Sie also irgendeine Art von Sucht- oder Besessenheitsschnüren durchtrennen wollen, kann es erforderlich sein, dass

Sie weiter in die Tiefe gehen, um den ursprünglichen Strang aufzuspüren und ihn zuerst zu durchtrennen.

Verbindungen zu Heilern, Therapeuten, Ärzten und Lehrern

Wenn Sie Heilerin oder Masseurin sind, haben Sie vermutlich schon die Erfahrung gemacht, dass Patienten mit Schmerzen oder schweren Leiden nach der Behandlung befreit von dannen zogen, während Sie den Schmerz oder das Leiden übernommen zu haben schienen. Gina war eine erfolgreiche Masseurin, die die Schmerzen und Beschwerden ihrer Patienten aufzunehmen schien. Sie erzählte: »Denise, wenn sie gehen, fühlen sich alle gut und glücklich, während ich mich ausgelaugt fühle und ihre Schmerzen durchlebe.«

Dies geschieht häufig, weil Patienten eine starke Verbindung zu ihren Heilern aufbauen. Die liebevolle Energie eines Behandelnden fließt in den Patienten, und dessen Schmerz strömt zurück. Die gleiche Art von Anhaftung kann zwischen einer Person und ihrem Therapeuten, Arzt, Lehrer oder spirituellen Mentor geschehen. Wenn Sie in einem heilenden oder helfenden Beruf tätig sind und das Gefühl haben, dass Ihre Energie durch Ihre Arbeit sinkt, werden Sie vielleicht wissen wollen, wie Sie sich sofort von energetischen Anhaftungen befreien können, damit Sie nicht aus dem Gleichgewicht geraten.

Es ist sehr wichtig zu wissen, dass Patienten nicht schuld daran sind, wenn Sie eine Krankheit oder etwas Belastendes in sich aufnehmen. Verübeln Sie das niemandem. Sie nehmen es nur dann in sich auf, wenn Sie eine passende Frequenz dafür in sich tragen. Wenn es denn irgendeine Schuld dabei gäbe – und die gibt es nicht –, dann nur die, dass Sie den oder die Betreffende als krank oder angeschlagen betrachten.

Wenn wir Mitleid mit anderen empfinden, kommt es nicht selten vor, dass wir ihr Leid in uns aufnehmen. Das geschieht höchstwahrscheinlich, weil Sie ein freundlicher und mitfühlender Mensch sind. Doch es bedeutet auch, dass Sie leidende Patienten, Freunde oder Bekannten mit ihrer Krankheit oder Elend gleichsetzen, statt sie als starke und würdevolle Wesen zu sehen. Betrachten Sie Ihr Gegenüber als *nicht* krank oder *nicht* angeschlagen, sondern als ein starkes Geschöpf. So laufen Sie nicht Gefahr, die Bürde des anderen zu übernehmen. Wenn Sie ihn so behandeln, als ob er gesund sei, ist das wie ein Appell, wieder mehr Power zurückzugewinnen. Alles andere unterstützt nur sein negatives Selbstbild und das kann sogar eine sich selbst erfüllende Prophezeiung begünstigen.

Verbindungen zu Mantras, Gesängen und Gebeten

Immer wenn Sie ein Gebet sprechen, etwa das Vaterunser, oder das Mantra *om* singen, entrollt sich eine Energieschnur und verbindet Sie mit dem kollektiven Unbewussten des Gebets oder Gesangs. Gleichzeitig werden die Schwingung und Lebenskraft der entsprechenden kollektiven Energie verstärkt. Dies ist einer der Gründe, warum Lieder aus alter Zeit so kraftvoll sind. Von Tausenden oder sogar Millionen von Menschen wurde eine unglaubliche Quelle der Energie geschaffen, die wiederum eine tief gehende energetische Schleife erzeugt. Wenn Sie also beispielsweise *om namah shivaya* singen, flutet diese Energie über eine Schnur von Ihnen zum Kollektiv. Dadurch entsteht eine starke

Woge aus Energie und Licht, die vom Kollektiv zu Ihnen zurückströmt.

Meine erste Lehrerin Morrnah Simeona, die bereits im Vorwort erwähnte hawaiianische Weise und traditionelle Heilerin, erzählte mir, dass mit dem Vaterunser eine eindrucksvolle Einheit aus Licht und Energie verbunden sei, die heilend und schützend wirke. Morrnah hatte eine bemerkenswerte Fähigkeit, Energie wahrzunehmen, und regte mich an, das Vaterunser häufiger zu sprechen, auch wenn sie keine Christin war. Interessanterweise haben meine Großeltern, die von den Cherokee stammten, häufig das Vaterunser gesprochen, aber auf Cherokee. Sie sagten ebenfalls, von ihm gehe Erhabenheit und Gnade aus.

Energetische Verbindungen und Ihre Chakren

Energetische Schnüre können sich überall an Ihren Körper anheften, aber am häufigsten heften sie sich an Ihre Chakren. Das sind die Energiezentren Ihres Körpers und mit verschiedenen Aspekten Ihres Lebens verbunden. Das Chakra in der Mitte Ihrer Brust ist das Herzchakra. Es ist mit den Aspekten Liebe und Mitgefühl verbunden.

Wenn Sie die Energieschnüre verstehen und erforschen wollen, die Sie mit der Sie umgebenden Welt verbinden, ist es hilfreich, wenn Sie etwas über die Chakren wissen und welche Schnüre sich jeweils anheften können:

Erstes Chakra: *Wurzelchakra.* Das Energiezentrum unter dem Steißbein zwischen Anus und Damm wird als energetisches Fundament oder Wurzelchakra bezeichnet und verbindet Sie mit der Erde. Es unterstützt Ihre physische Kraft und aktiviert bei

Bedarf Ihre Überlebensinstinkte. An dieser Stelle können sich sexuelle Schnüre anheften, vor allem solche, die von traumatischen Ereignissen herrühren. Es kann auch eine Stelle sein, an die sich ein besitzergreifender Partner anheftet. Jeder, der versucht, Sie zu kontrollieren oder zu manipulieren, kann hier Schnüre platziert haben. Außerdem haben kleine Kinder nicht selten in diesem Bereich Anhaftungen. Für Sie ist es ein Ort, um sich mit Mutter Erde zu verbinden; eine Art energetischer Ausgangspunkt.

Zweites Chakra: *Sakralchakra.* Dieses Chakra liegt zwischen Ihrem Nabel und Ihrem Wurzelchakra, etwa eine Handbreit unter Ihrem Bauchnabel. Hier heften sich oft die Gefühle anderer sowie Gefühle und Empfindungen gegenüber unseren Mitmenschen an. Das kann der Liebespartner sein, aber auch religiöse, spirituelle oder politische Gruppen. Außerdem verbinden sich hier häufig die energetischen Schnüre von Ahnen und Familie.

Drittes Chakra: *Solarplexuschakra.* Das Chakra liegt auf dem Solarplexus. Hier befinden sich die meisten negativen Anhaftungen, zum Beispiel Angstgefühle gegenüber einer Person oder Situation.

Viertes Chakra: *Herzchakra.* An diesem Energiezentrum in der Mitte der Brust sind häufig Liebesbeziehungen verankert. Das ist normalerweise eine gute Sache, es sei denn, die Liebesbeziehung befindet sich in einer Schieflage. Heiler und spirituelle Lehrer haben hier häufig Anhaftungen von ihren Patienten und Schülern. Wenn das Herzchakra blockiert ist, kann die Liebe nicht frei fließen. Dort verankerte Energieschnüre können auch ein Gefühl der Hoffnungslosigkeit auslösen.

Fünftes Chakra: *Hals- oder Kehlkopfchakra.* Dieses Energiezentrum befindet sich auf dem Kehlkopf. Es bezieht sich auf die Kommunikation und ihre Störungen, etwa wenn man nicht sagt, was einem auf dem Herzen liegt, oder wenn man unangemessen kommuniziert. Jemand, der Ihre Kommunikationsfähigkeit unterdrückt, verankert hier oft eine Energieschnur. Wenn dieses Chakra blockiert ist, können Sie Ihre Anliegen nicht zum Ausdruck bringen.

Sechstes Chakra: *Stirnchakra oder Drittes Auge.* Ihre Intuition und Ihre Fähigkeit, die geistige Welt wahrzunehmen, sind mit diesem Zentrum verbunden. Wenn jemand in Ihre Gedanken eindringen will oder nach Ihrer Weisheit strebt, verankert er seine Energieschnur im sechsten Chakra. Auch wenn man übermäßig mit einem Verstorbenen verbunden ist, lässt sich hier eine Anhaftung lokalisieren.

Siebtes Chakra: *Kronen- oder Scheitelchakra.* Dieses auf dem Scheitel angesiedelte Chakra verbindet uns mit dem Göttlichen. Hier platzierte Anhaftungen können schöne, funkelnde Lichtschnüre sein, aber es kann hier auch Anhaftungen von Menschen geben, die Sie als Weg zum Göttlichen betrachten. Sie wollen vielleicht die gleiche Verbindung wie Sie zum Universum haben oder neiden sie Ihnen, weshalb sie sich unbewusst hier anheften. Solche energetischen Schnüre stammen oft von Religionsführern, Lehrern, Politikern oder dominierenden Personen.

Es gibt noch andere Körperbereiche, an denen Anhaftungen möglich sind, doch die Chakren oder Energiezentren sind die üblichsten Verankerungsfelder.

Himmlische Verbindungen

Als Kind lebte ich vom neunten bis zum zwölften Lebensjahr bei meinen Großeltern. Meine Großmutter väterlicherseits war Astrologin und erstellte mir am Tag meiner Geburt ein Horoskop. Sie und mein Großvater unterrichteten zusammen mit dem Mystiker Manly P. Hall. Meine Großmutter erzählte mir viel über die Wirkung und den Einfluss der Sternkonstellationen auf unser Leben. Sie sagte, es gebe unsichtbare Linien zwischen jedem von uns und unseren Geburtssternen. Als Kind versuchte ich, diese Lichtlinien, von denen sie sprach, am Himmel zu entdecken. Auch als Erwachsene bin ich noch immer von unserer Verbindung zu den Himmelskörpern fasziniert.

Die meisten energetischen Verbindungen, die uns mit dem Kosmos verbinden, sind so dünn, dass man sie kaum erkennen kann. Dennoch sind wir eng mit dem Universum und allem, was darin ist, verbunden. Wir alle haben Energieschnüre zum Mond, zur Sonne und zu den Sternen und Planeten. Aus diesem Grund funktioniert die Astrologie. Außerdem gibt es Schnüre, die uns mit unseren Engeln und unseren geistigen Führern verbinden. Dies sind die energetischen Verbindungen, die wir ausbauen sollten. In Kapitel 5 erfahren Sie, wie Sie die Schnüre stärken können, die Ihnen Kraft schenken.

Einander überlappende energetische Verbindungen

Energieschnüre können miteinander verknotet sein oder sie überlappen sich, und der Versuch, sie voneinander zu trennen, gleicht dem Entwirren eines Wollknäuels. Wenn jemand ein starkes Gefühl durch eine verknotete Schnur schickt, fließt sie zu *allen* Personen, deren Schnüre miteinander verflochten sind. Wenn sich Marsha also niedergeschlagen fühlt und eine kräftig ausgebildete Verbindung zu ihrem Freund Jerry und nur eine dünne Verbindung zu ihrem Bekannten Ken hat, sich aber die Schnüre von Jerry und Ken überlappen, dann fließen ihre Niedergeschlagenheit und Bedrücktheit sowohl zu Jerry als auch zu Ken.

Hier ein weiteres Beispiel, bei dem verknotete Schnüre im Traum erscheinen: Helen träumte von ihrem Cousin Jake, aber in ihrem Traum lautete sein Name Will. Er vergrub Leichen im Garten. Dort befand sich auch Theresa, eine Kindheitsfreundin, zu der Helen seit vielen Jahren keinen Kontakt mehr gehabt hatte. Sie trat Erde in das Grab. Als junges Mädchen hatte Theresa Helen ständig sabotiert, aber nach außen hin unschuldig gewirkt.

Der Traum war irritierend und wirkte sehr real. Als Helen ihn zu analysieren begann, dachte sie darüber nach, was in ihrer Familie geschah. Ihre weitläufige Familie befand sich in einer intensiven Auseinandersetzung über das Testament ihres Großvaters. Helen fand, der Traum spiegelte wider, dass es einige für das Testament wichtige Dinge gab, die unter der Decke gehalten wurden. Sie hatte den Verdacht, dass der nach außen hin freundliche Jake die Person war, die Informationen zurückhielt. Und sie hielt es nicht für einen Zufall, dass Jakes Name im Traum »Will« war und damit eine Brücke zum englischen Wort für den »Letzten Willen« schlug.

Als sie darüber nachdachte, wurde ihr klar, dass es Ähnlichkeiten zwischen Theresa und Jake gab, die sich etwa darin zeigten, dass sie nach außen hin freundlich wirkten, aber oft Hintergedanken hatten. Danach bemerkte sie, dass sie immer an Theresa dachte, wenn sie über Jake nachdachte. Ihre Frequenzen passten zueinander, daher waren ihre Schnüre in Helens Gedanken miteinander verbunden. Es bestand also die Möglichkeit, dass jede Energie, die über die zu Jake führende Energieschnur ausgesendet wurde, auch zu Theresa floss. Später fand Helen heraus, dass Jake tatsächlich versucht hatte, einige das Testament betreffende Dinge zu verbergen, und dass er nicht ehrlich war.

Parallele Verbindungen

Manche Energieschnüre verlaufen parallel. Lange vor meiner Eheschließung reiste ich nach Hawaii, um meine Schwester zu besuchen und mich von einer herausfordernden Zeit in meinem Leben zu erholen. Ich war noch nie auf Hawaii gewesen und freute mich auf meine Reise. Bevor ich aufbrach, gab mir eine Freundin ein zusammengefaltetes Stück Papier mit den Worten: »Denise, hier sind der Name und die Telefonnummer eines Freundes, der auf Hawaii lebt. Ich glaube, es wäre wunderbar, wenn ihr zusammenkommen würdet. Ich bin sicher, dass euch vieles miteinander verbindet.« Ich dankte ihr und schob den zusammengefalteten Zettel in meine Handtasche.

Ich liebte Hawaii. Es war schön, meine Schwester wiederzusehen. Und nach der trostlosen Dunkelheit des Winters in Michigan war das warme, sonnige Wetter himmlisch. Während mein verletztes Herz heilte, fand ich eine Stelle als Bedienung in einem der Lokale am tropischen Strand von Waikiki. Der Barkeeper Gary war reizend, und jedes Mal, wenn ich eine Bestellung für einen Cocktail weitergab und wartete, während er ihn mixte, scherzte ich mit ihm.

Schließlich begannen wir, miteinander auszugehen. Es machte Spaß, die Insel aus seiner Perspektive kennenzulernen. Ich erfuhr, wo die besten Strände lagen und welche Läden im großen Stil mit Jadeschmuck handelten. Als Gary und ich bereits einige Monate miteinander ausgingen, räumte ich meine Handtasche aus. In einer Ecke fand ich den zusammengefalteten Zettel, den mir meine Freundin Bridget gegeben hatte. Ich entfaltete ihn, und in ihrer blumigen Handschrift stand da Garys kompletter Name und seine Telefonnummer!

Dies ist ein Beispiel für parallel verlaufende Schnüre, denn Bridget war sowohl mit mir als auch mit Gary energetisch verbunden. Die Verbindung zu Gary bestand zwar parallel zu mir, aber wir waren dennoch miteinander verbunden, ohne voneinander gewusst zu haben.

Seelenverbindungen

Es gibt Menschen, mit denen wir seelisch so tief verbunden sind, dass wir einander über die Energieschnüre selbst dann spüren können, wenn wir uns auf den gegenüberliegenden Teilen der Erdkugel befinden. Vor vielen Jahren habe ich Marika in London kennengelernt, wo ich auf einem Mind-Body-Spirit-Festival unterrichtete. Wir waren uns auf Anhieb sympathisch und hatten das Gefühl, uns schon ewig zu kennen. Wo auch immer wir hingingen, wurde uns gesagt, wir würden wie Schwestern aussehen. Das ist höchst seltsam, weil ich eine große, kräftige Frau bin, sie dagegen ist zierlich. Sie hat eine helle Haut und rote Haare, ich habe dunkles Haar und eine etwas dunklere Haut. Sie kleidet sich sehr stylisch, während ich mich eher im Retro-Look kleide (allerdings nicht zu sehr retro). Sie stammte aus Finnland, ich aus den USA. Aber wenn wir zusammen waren, konnten die Leute unsere Seelenverbindung spüren und meinten, dass wir ähnlich aussehen, auch wenn das in Wirklichkeit nicht so war.

Als wir unsere Lebenswege verglichen, entdeckten wir unglaubliche Parallelen, fast wie in einem Science-Fiction-Roman: Beispielsweise schreiben wir beide Bücher über das Körper-Seele-Geist-Verhältnis und haben beide Töchter, die für unsere spirituellen Rückzugsseminare kochen. Wir haben beide zur gleichen Zeit begonnen, Feng-Shui-Kurse zu geben, als nur sehr wenige Menschen wussten, was Feng-Shui ist. Gleichzeitig haben wir Seminare zu einem Bereich gegeben, den wir beide als »Seelencoaching« bezeichnen. Wir haben uns beide über Flieder zum Geburtstag gefreut. Aber es wurde noch sonderbarer, als wir beispielsweise feststellten, dass wir beide dieselbe unbekannte CD am selben Tag gekauft und am selben Tag einen Lippenstift in derselben Farbe erworben haben.

Die Liste von Ähnlichkeiten war sehr lang. Aber das Merkwürdigste war etwas, das vor Jahrzehnten geschehen ist, bevor wir uns kannten. Marika musste damals in Helsinki ein paar Blutuntersuchungen durchführen lassen.

Der Arzt fragte sie: »Haben Sie viele Papayas gegessen?«

Marika verneinte.

Der Arzt beharrte: »Also, Sie müssen hohe Dosen des Enzyms Papain zu sich genommen haben.«

»Nein«, widersprach Marika. »Ich habe noch nie Papain zu mir genommen. Wie kommen Sie darauf?«

Der Arzt sah sie erstaunt an und antwortete: »Nun, Ihr Blut weist sehr hohe Werte des Enzyms Papain auf, und wir wissen nicht, worauf wir das zurückführen sollen.«

Eigenartigerweise was das genau die Zeit, in der ich auf Hawaii lebte, und in der Gegend, in der ich wohnte, standen überall Papayabäume, die mit pflückreifen Früchten beladen waren. Ich hatte sehr wenig Geld. Daher lebte ich von Papayas und Mangos. Entsprechend hoch müssen meine Papainwerte gewesen sein.

Marika und ich sind auf einer so tiefen Seelenebene miteinander verbunden, dass unsere Schnüre trotz der vielen Tausend Kilometer, die uns trennen, stark genug sind, um Informationen nahezu ohne Verzögerung zwischen uns hin- und herfließen zu lassen. Vielleicht gibt es Menschen auf dem Planeten, mit denen auch Sie Seelenverbindungen teilen. Sie können ihnen begegnet sein oder nicht, in jedem Fall sind die Verbindungen so stark, dass sie über Zeit und Raum hinweg gespürt werden können.

Verbindungen zu Computern und zu Social-Media-Kanälen

Eine moderne Art der energetischen Verbindung findet online statt. Sie können Verbindungsschnüre zu Facebook-Freunden haben, denen Sie nie persönlich begegnet sind. Daher ist es ratsam, sicherzustellen, dass Ihre Social-Media-Freunde Menschen sind, die Ihnen ein gutes Gefühl vermitteln. Die E-Mails, die Sie über Ihren Computer erhalten (und die dort archiviert werden), können über dünne energetische Fäden mit Ihnen verbunden sein. Haben Sie E-Mails gespeichert, die Ihnen ein Unbehagen bereiten und die Sie löschen können? Wenn Sie Telefonnachrichten von Personen gespeichert haben, zu denen Sie den Kontakt abgebrochen haben, werden Sie die Nachrichten weiter mit der Schwingung der Leute verbinden. Indem Sie die Botschaften aufbewahren, bewahren Sie auch etwas von ihrer Energie auf. Auch die Menschen, die Sie in Ihrem Adressverzeichnis speichern, sind über Energieschnüre mit Ihnen verbunden, selbst wenn Sie nicht oft an sie denken. Gibt es jemanden in Ihrem

Adressverzeichnis, der mit einem unguten Gefühl verbunden ist? Dann kann es angeraten sein, diese Person aus Ihrer Liste zu löschen.

Verbindungen zu Gegenständen in Ihrer Wohnung

Die meisten Gegenstände in Ihrer Wohnung und sogar die Wohnung selbst sind mit Ihnen verbunden. Jemand, der sein Haus selbst dann nicht verlassen will, wenn ein Hurrikan in seiner Gegend tobt, hat eine stärkere Bindung an sein Zuhause als an seinen Körper.

Unbelebte Gegenstände verfügen über ein geheimes Eigenleben. Vielleicht haben Sie festgestellt, dass Ihr Auto irgendwie anders fährt, nachdem ein anderer Fahrer am Steuer saß? Oder dass sich die Waschmaschine oder der Geschirrspüler verändert haben, wenn andere Personen die Geräte benutzt haben? So wie Menschen, Tiere und Pflanzen haben auch unbelebte Objekte energetische Signaturen mit einer ganz eigenen Schwingung.

Die physische Materie hat die Fähigkeit, emotionale Signaturen der Menschen aufzunehmen, selbst wenn diese in der Vergangenheit liegen. Und der Mensch kann Objekte mit seiner Energie so stark prägen, dass sie eine eigene Identität erhalten. Geräte, die auf Sie eingestimmt sind und mit denen Sie durch Energieschnüre verbunden sind, funktionieren bei Ihnen besser als bei anderen Menschen. Dies ist besonders augenfällig bei älteren Maschinen und Autos.

Ihre Energie ist auch stark mit Fotos sowie mit Erinnerungs- und Erbstücken verbunden. Wenn irgendetwas davon negative Vorstellungen auslöst, kann es Ihre Energie selbst dann schwächen, wenn es nicht sichtbar ist. Dies ist einer der vielen Gründe, warum Sie Ihr Zuhause frei von Krimskrams und Gerümpel halten sollten. Im fünften Kapitel erfahren Sie Genaueres über die Wirkungen von Gerümpel und Objekten in Ihrem Zuhause und über die Verbindungen, die Sie dazu haben.

Sonnenscheinkanäle

Ist Ihnen schon aufgefallen, dass es ein paar besondere Menschen gibt, in deren Nähe Ihre Energie stets zunimmt? Diese Menschen sind wie der Sonnenschein, in dessen Strahlen Sie sich wärmen können.

Sie sind an eine Energiequelle angeschlossen und fungieren als Kanäle für funkelnde, strahlende Lichtschnüre und für Lebensfreude. Durch sie fließen so viele goldene Lichtfäden, dass man den Eindruck haben kann, sie würden Sonnenlicht ausstrahlen. Auch Gurus und Heilige können zu dieser Kategorie gehören, aber die meisten Sonnenscheinkanäle sind Menschen, die die Fähigkeit haben, eine Kaskade aus Licht durch sich hindurchfluten zu lassen. Ihr Glück kann unbeständig sein und sie erleben alle Höhen und Tiefen der Gefühle, aber ihre Power wird dadurch nicht weniger, weil es nicht ihre eigene Energie ist, die durch sie hindurchströmt. Es ist vielmehr eine Art universeller Energie, die durch sie fließt.

Es gibt Zeiten, in denen Sie und ich ebenfalls Sonnenscheinkanäle sind. Es gibt Zeiten, in denen wir mit der Quelle verbunden sind, wodurch alle in unserem Umfeld energetisch aufgeladen werden, ohne dass uns dies auslaugt. Weil dadurch die Energie der uns umgebenden Menschen steigt, nimmt auch unsere Energie zu. Denn je mehr aus uns herausströmt, desto mehr fließt auch wieder in uns hinein. In diesen Augenblicken sind wir wirklich Kanäle. Das fühlt sich wunderbar an! Manchmal erreichen wir dies in einer Meditation, manchmal draußen in der Natur, wenn wir uns mit allem verbunden fühlen, und manchmal passiert es, wenn wir uns verliebt haben. Es kann sich wie ein Zustand der Gnade anfühlen. Ganz wichtig ist, nichts persönlich zu nehmen, wenn man ein Sonnenscheinkanal sein will.

Schutzkanäle

So wie Menschen als Kanäle für Lebensenergie fungieren, gibt es auch Menschen, die Energie zur Abschirmung und zum Schutz transportieren. In ihrer Nähe sind Sie geschützt vor kraftraubenden Energieschnüren, etwa so, als ob Sie unter einem schützenden Abwehrschirm stehen würden. Solche Menschen sind oft in helfenden Berufen tätig, etwa in Krankenpflege und Sozialarbeit, bei Rettungsdiensten, bei der Polizei oder sogar im Gefängnis. Sie werden von den Tragödien, die um sie herum geschehen, nicht aus der Bahn geworfen, und sie wirken wie Felsen in der Brandung für diejenigen, die eine schwere Zeit durchleben. Natürlich gilt das nicht für jeden, der in diesen Bereichen arbeitet, sondern nur für vereinzelte Leute, aber Sie merken es sofort, wenn Sie auf einen dieser Menschen treffen. Sie bieten eine emotionale Zuflucht im Sturm des Lebens.

Hellseher können Farben wahrnehmen, die mit unterschiedlichen Energieschnüren verknüpft sind, und Menschen, die Kanäle für Schutzenergie sind, sehen sie meist in kühleren Farben, häufig in Stahlblau und anderen kühlen Farbtönen. Wie die Sonnenscheinkanäle haben Abschirmkanäle so viele Schnüre, dass es fast den Eindruck erweckt, als würden sie eine kräftige Farbe ausstrahlen. Durch Menschen in ihrem Umfeld werden sie nicht erschöpft oder geschwächt. Und ebenso wie die Sonnenscheinkanäle neigen sie nicht dazu, Dinge persönlich zu nehmen. Die Pfeile des Lebens scheinen an ihnen abzuperlen wie Wasser vom Gefieder einer Ente.

Anschluss an die Quelle

Die besten energetischen Verbindungen sind die zur Kraft des Universums. Es gibt viele Namen für diese Kraft: Schöpfer, Spirit, kosmisches Bewusstsein, Gott, Göttin, Urquelle, großes Mysterium, göttlicher Wohltäter, universelle Lebensenergie, Mutter Natur, Liebe und so weiter. Welchen Namen Sie auch für diese Kraft verwenden – sie ist das, was uns erhält, und alle Dinge und alle Wesen miteinander verbindet. Sie haben eine Energieschnur, die Sie mit dieser Kraft verbindet. Dieser Strang kann so dünn sein wie ein Faden oder so breit und kräftig wie eine alte Eiche, Sie sind in jedem Fall mit Ihrer Quelle verbunden. Je stärker diese Verbindung wird, desto harmonischer ist Ihr Leben. Es gibt viele Möglichkeiten, diesen Verbindungsstrang zur Schöpfungskraft auszuweiten und zu vertiefen. Für manche ist Meditation oder Yoga der richtige Weg, für andere ist es Musik, Malen oder Tanzen, der Aufenthalt in der Natur oder der Rückzug und die Einsamkeit. Welcher auch immer Ihr persönlicher Weg sein mag, es lohnt sich, ihn zu erkunden. Die Erweiterung Ihrer Verbindung zum Schöpfer kann die wertvollste Aufgabe des Lebens sein.

In diesem Kapitel haben Sie erste Informationen darüber erhalten, was energetische Verbindungen sind und welche Arten von

Energieschnüren möglicherweise an Ihnen haften. Im folgenden Kapitel lernen Sie Ihre eigenen energetischen Verbindungen kennen. Sie erfahren außerdem, wie Sie Ihren Energiekörper scannen können, um Ihre schwächenden und stärkenden energetischen Verbindungen wahrzunehmen.

ERFORSCHEN SIE IHRE ENERGETISCHEN VERBINDUNGEN

Stellen Sie sich eine starke Frau vor, die nachts unter dem Sternenhimmel auf einem Hügel steht. Ihre Füße stehen fest auf dem Boden, und ihre Arme sind zum Himmel gestreckt. Man kann Energieschnüre aus ihren Chakren strömen sehen. Manche sind hauchdünn und zart wie der Faden eines Spinnennetzes, andere sind straff und fast bis zum Zerreißen gespannt. Ein paar liegen schlaff zu ihren Füßen, aufgerollt wie alte, vergessene Seile. Andere sind wie Spaghetti ineinander verschlungen. Manche sehen aus, als seien sie aus Licht gemacht, und steigen zu den Sternen und zum Mond empor, andere strömen hinab in die Erde. Jeder Faden, jedes Band, jeder Strang und jede Schnur haben ihre eigenen Farben und ihren eigenen Klang. Manche bewegen sich schwingend und wogend, als würden sie dem Rhythmus der Musik einer unsichtbaren Band folgen, manche wiederum wirken fest und erstarrt. Es kann auch eine rote, gezackte Schnur vorhanden sein, und der Punkt, an dem sie in den Körper eintritt, kann rau oder sogar wie eine Wunde aussehen.

Wenn Sie die Energieströme sehen könnten, die in Ihren Körper hinein- und aus ihm herausfließen, würden Sie ähnliche Bilder wahrnehmen. Sie würden erkennen, dass Sie durch Ihre Energieschnüre mit jedem Teil des Universums verbunden sind.

Die meisten Schnüre, die in Sie hineinströmen, sind Leben spendend und wunderbar. Sie könnten aber auch Schnüre sehen, die Sie schwächen – wie der rote gezackte Strang, der in die Frau auf dem Hügel führt.

In diesem Kapitel lernen Sie die Wirkungen von schwächenden Energieschnüren kennen und wann Sie etwas unternehmen sollten, um sich von diesen Verbindungen zu befreien. Ich werde Ihnen auch erläutern, wie Sie die Schnüre »sehen« und beurteilen können, die auf Sie einwirken. Dabei gibt es ein paar Aspekte, die Sie beachten sollten.

Das aktuelle Paradigma unserer Kultur – also die Art, die Realität zu betrachten – besagt, dass die Welt ein beschwerliches Reich der Trennung ist; ein Ort, in dem Angst herrscht und Menschen und Orte durch tiefe Abgründe voneinander getrennt sind. Doch es bildet sich eine neue Realität heraus, in der Einheit, Einssein, Vernetzung und Gegenwärtigkeit gedeihen. Da die Kluft zwischen dem Alten und dem Neuen kleiner wird, ist es von Vorteil, mit je einem Bein in jeder der beiden Realitäten zu stehen, um den Spalt zu überbrücken. Und es ist wichtig, beide Realitäten zu akzeptieren. Nachfolgend ein paar Informationen über das tiefere Wesen unserer energetischen Verbindungen.

Das tiefere Wesen energetischer Verbindungen

Ihre energetischen Verbindungen ermöglichen es Ihnen, zu wachsen. Aus spiritueller Sicht sind wir auf dem Planeten, um uns weiterzuentwickeln, und häufig führt der Weg unseres inneren Wachstums über ein Ungleichgewicht. Eine Pflanze, die sich unter großen Mühen durch einen steinigen Boden bohren muss, ist oft weit gesünder als eine überzüchtete Gartenpflanze. Die Herausforderungen, mit denen Sie im Leben konfrontiert werden, ermöglichen es Ihnen, die Facetten des Edelsteins, der Sie sind, zu schleifen und zu polieren. Sie erlauben es Ihnen, als spirituelles Wesen zu wachsen. Demut lernen wir nach einem Sprichwort nicht durch unsere Freunde. Das bedeutet, dass wir oft am meisten durch Disharmonie wachsen. Statt also wegen der scheinbar negativen Schnüre, die an uns haften, zu hadern, sollten wir sie akzeptieren und dankbar für die Chance sein, zu lernen, mit ihnen umzugehen. Wenn Sie schwächende Energieschnüre haben, ist es hilfreich zu begreifen, dass sie Teil Ihrer spirituellen Reise sind.

Es ist kein Zufall, welche Energieschnüre wo an Ihnen haften. An Ihnen haften nur die Schnüre an, mit denen Sie sich in Resonanz befinden. Wenn Sie wissen wollen, welche Persönlichkeitsanteile Sie nicht akzeptiert haben oder verurteilen, dann betrachten Sie die Schnüre, die Sie schwächen. Wenn Sie wissen wollen, welche Anteile Sie wertschätzen, lieben und anerkennen, dann betrachten Sie die Schnüre, die Sie zu größeren Taten und einer tieferen Liebe inspirieren. Nichts kann sich an Sie heften, wenn es nicht auf irgendeiner Ebene eine energetische Entsprechung gibt. Hier greift das Gesetz der Resonanz. Doch es gibt keinen Grund, sich schuldig zu fühlen, wenn man negative Schnüre hat. Das ist einfach ein Teil des großen Lebenstanzes auf unserem Planeten. Wir haben alle negative Verbindungen, und wir lernen aus ihnen, denn sie sind nicht zufällig da.

Es gibt niemanden da draußen außer Ihnen. Im tiefsten spirituellen Sinne ist da draußen niemand außer Ihnen. Ich habe dies bereit eingangs erwähnt, aber ich würde gern noch etwas genauer darauf eingehen.

Was bedeutet es, dass es da draußen niemanden außer Ihnen gibt? In dem Moment, in dem die Ärzte dachten, dass ich mit meinen damals siebzehn Jahren gestorben sei, begab ich mich auf »die andere Seite« und erfuhr ein tief greifendes Gefühl des Einsseins und der Einheit mit allen Dingen und allen Wesen. Diese Wahrnehmung war so natürlich wie das Atmen und so wahr und real wie alles, was ich je erlebt hatte.

Von meinem Aussichtspunkt im »Himmel« erkannte ich, dass wir uns von unserer irdischen Warte aus von allem und jedem getrennt fühlen. Wir glauben, dass andere uns etwas antun können und schützen uns deshalb vor der uns umgebenden Welt. Dieser kollektive Glaube ist so stark, dass uns, wenn wir uns nicht schützen, tatsächlich etwas angetan wird. Wir glauben es, und daher ist es wahr. Doch dieser Glaube ist eine Illusion. Die Wahrheit ist, dass wir alle unterschiedliche Facetten eines ewigen Juwels aus Licht, Liebe und dem allumfassenden Geist sind. Wie gesagt, »da draußen« gibt es nichts, was uns wirklich etwas anhaben kann.

Die Herausforderung besteht darin, dass wir dieses inspirierende Gefühl der Einheit normalerweise nicht erleben. Es mag gelegentlich einen Augenblick geben, in dem wir es empfinden – vielleicht während einer Meditation, wenn wir uns lieben oder uns in einem erhöhten Bewusstseinszustand befinden. Doch meist sind wir alle in unserer Wirklichkeit des Getrenntseins gefangen. Es fühlt sich real an, besonders wenn wir verletzt wurden oder wenn uns jemand Energie absaugt. Wir sind sicher, dass wir uns das nicht selbst angetan haben, sondern dass jemand anderes das war. Wie könnte jemand auch etwas anderes sagen?

Ich verstehe das, da auch ich nicht das Gefühl des Einsseins und der Gnade habe. Ich fühle mich von anderen und von der

Welt um mich herum getrennt. Aber das Wunderbare ist, dass ich mich an das Wissen erinnere, dass wir tatsächlich alle eins sind. Ich erlebe es nicht, aber ich erinnere mich daran.

Wenn es Ihnen wie mir geht und Sie normalerweise nicht das Gefühl eines himmlischen Einsseins haben, aber trotzdem so handeln, als wären wir nicht voneinander getrennt, wird sich Ihr Leben allmählich verändern. Nutzen Sie Ihre Vorstellungskraft, um sich ein riesiges, einheitliches Lebensfeld auszumalen. Mit der Zeit werden Sie nach und nach bemerken, dass alle energetischen Verbindungen – sowohl die von Ihnen als positiv als auch die als negativ wahrgenommenen – ein Teil von Ihnen sind. Ihnen wird außerdem klar werden, dass negative Schnüre Eigenschaften von Ihnen widerspiegeln, die Sie bisher nicht überwunden, geliebt oder akzeptiert haben.

Das bedeutet nicht, dass Sie Verbindungsschnüre nicht durchtrennen sollten; das sollten Sie durchaus. Das heißt auch nicht, dass Sie sich nicht schützen sollten; das sollten Sie. Aber es ist nützlich zu wissen, dass diese Schnüre in Wirklichkeit etwas in Ihnen widerspiegeln. Wenn Sie begreifen, dass Sie nicht weniger der Berg oder die Eiche als Ihr Körper sind, und erkennen, dass jeder Mensch, dem Sie begegnen, nicht nur ein Teil von Ihnen ist, sondern auch ein Teil eines erweiterten Selbstwertgefühls, verstehen Sie allmählich das tiefere Wesen des Lebens.

Wir erinnern uns nicht immer an unsere spirituelle Quelle, und wir vergessen oft, wer wir sind. Dieses Kapitel ist für die Zeiten gedacht, in denen Sie dies vergessen. Ich möchte Ihnen auch vermitteln, warum und wann Sie sich von bestimmten energetischen Verbindungen befreien sollten.

Symptome starker Anhaftung

Meist sind schwächende Energieschnüre von bestimmten Symptomen begleitet. Natürlich kann es viele Gründe für diese Symptome geben, aber manchmal gibt es jemand oder irgendetwas, das Ihre Kräfte abzieht. Gehen Sie die folgenden Symptome durch und prüfen Sie, welche auf Sie zutreffen.

Chronische Erschöpfung. Manchmal ist Erschöpfung auf Überarbeitung, Schlafmangel, ungesunde Ernährung oder ungeliebte Tätigkeiten zurückzuführen. Doch zuweilen kommt die Erschöpfung von kraftraubenden Energieschnüren, die Ihnen die Lebensenergie absaugen. Wenn Sie ständig erschöpft sind, ohne dass es einen physischen Grund dafür gibt, dann besteht die Möglichkeit, dass jemand oder etwas Ihnen Energie abzieht. Wenn eine Person dahintersteckt, ist ihr meist nicht bewusst, dass sie das tut. Manchmal kann dies zeitweilig geschehen, etwa wenn ein Freund eine Krise durchlebt und unbewusst Energie von Ihnen nimmt. Aber es kann auch sein, dass eine ausgeprägte negative energetische Schnur in Ihnen verankert ist, die Ihnen über lange Zeit Lebensenergie raubt.

Muster, die nicht Ihre sind. Manchmal stammt die Art, wie man eine Situation empfindet oder auf sie reagiert, von einem anderen Menschen. Ein Beispiel: Phillip war auf der Suche nach einer neuen Mietwohnung, doch als ihm der Makler eine helle, leer stehende Wohnung zeigte, fühlte er sich plötzlich deprimiert und dachte an all die Dinge in seinem Leben, die nicht gut liefen. Er hatte sogar das Gefühl, dass es sich nicht lohne zu leben und dass er vielleicht besser alles beenden sollte.

Er wunderte sich, dass er solche Gedanken hatte, weil er normalerweise ein sehr optimistischer Mensch war. Als er an jenem

Abend nach Hause kam, hing noch immer eine schwere, niederdrückende Wolke aus Trübsinn über ihm. Er beschloss, ein paar der Techniken, die Ihnen in diesem Kapitel vermittelt werden, anzuwenden, um herauszufinden, ob er irgendeine Anhaftung hatte. Nachdem er eine innere Reise gemacht hatte, spürte er, dass sich etwas an ihn angeheftet hatte, als er sich in der Wohnung befand, und er unternahm geeignete Maßnahmen, um sich davon zu befreien. Danach fühlte er sich leichter und wieder wie sonst.

Am nächsten Morgen rief Phillip den Makler an und fragte: »Können Sie mir etwas über die Person sagen, die zuletzt in der Wohnung gewohnt hat?«

Der Makler schwieg kurz, bevor er zögernd antwortete: »Er ist plötzlich gestorben.«

Phillip hakte nach: »Verzeihen Sie, dass ich nachhake, aber ich würde gern wissen, wie er gestorben ist.«

Widerstrebend sagte der Makler: »Ich habe gehört, dass er sehr depressiv war und … Selbstmord begangen hat.«

Phillip wurde klar, dass das depressive Muster des vorigen Bewohners noch immer in der Wohnung hing und sich an ihn geheftet hatte. Er erzählte mir, er sei froh, dass er erkannt habe, dass die Depression nicht seine war, und er sich von ihr befreien konnte.

Sue, eine Massagetherapeutin, erzählte in einem meiner Seminare, dass sie ein gutes Beispiel dafür hätte, wie jemand durch eine Energieschnur ein Verhaltensmuster übernahm. Sie sagte, sie sei immer sehr vertrauensvoll gewesen, und Verwandte und Freunde würden sich ständig darüber auslassen, wie vertrauensselig sie sei.

Doch fast über Nacht wurde sie urplötzlich ängstlich. Immer wenn sie das Haus verließ, überprüfte sie dreifach, dass sie die

Türen auch wirklich abgeschlossen hatte. Manchmal fuhr sie sogar wieder nach Hause zurück, um nachzusehen, ob die Türen tatsächlich verriegelt waren. Dann fing sie an wieder und wieder in ihrer Handtasche nachzusehen, ob ihr Portemonnaie noch darin war.

Sue sagte, dass dieses Verhaltensmuster einfach nicht ihres war. Als sie mit einem neuen Patienten plauderte, erwähnte er, dass er immer mehrfach kontrollierte, ob sein Haus und sein Auto abgeschlossen waren. Sue erinnerte sich, dass ihr merkwürdiges Verhaltensmuster gleich nach Beginn ihrer Behandlung dieses speziellen Patienten eingesetzt hatte. Das Muster war durch die Energieschnur auf sie übertragen worden, die den Patienten mit ihr verband. Sobald sie die Schnur durchtrennt hatte, war sie nicht mehr besorgt, die Türen nicht abgeschlossen zu haben. Sie erzählte mir, dass sie den Patienten auch weiterhin behandelte, aber gesunde Energiebarrieren aufbaute, sodass er in seinem und sie in ihrem Energiefeld blieb.

Hier ein weiteres Beispiel, das sich in Mexiko während eines Traumworkshops ereignete. In der Essenspause setzte sich eine Frau neben mich und erzählte mir, dass sie nie richtig schlafen könne. Sie listete all die Mittel und Medikamente auf, die sie einnahm, um etwas Schlaf zu bekommen, aber nichts davon half. Sie hatte trotzdem große Probleme mit dem Einschlafen und wachte nachts häufig auf.

Sie tat mir sehr leid. Es ist schrecklich, wenn man nachts nicht durchschlafen kann. Als ich an jenem Abend kurz vor dem Einschlafen war, dachte ich an sie und schickte ihr Liebe. Es kommt nur sehr selten vor, dass ich nicht sofort einschlafen kann. Normalerweise bin ich innerhalb von dreißig Sekunden, nachdem ich die Augen geschlossen habe, eingeschlafen; mein Mann bewundert meine Einschlaffähigkeit. Aber in jener Nacht lag ich wach im Bett und sah immer wieder auf die Uhr.

Nach ein paar Stunden schlief ich endlich ein, um dreißig Minuten später wieder aufzuwachen. Den größten Teil der restlichen Nacht wachte ich dann etwa alle halbe Stunde wieder auf. Am frühen Morgen versuchte ich schließlich zu verstehen, was da geschah, weil es so ungewöhnlich für mich war. Plötzlich tauchte das Gesicht der Frau, die nicht schlafen konnte, in meinen Gedanken auf, und ich erkannte, dass ich während unseres Gesprächs eine energetische Verbindung zu ihr aufgebaut hatte und ihre Schlaflosigkeit zu meiner geworden war. Ich versuchte es mit der »Umfassen, ausreißen, erden«-Methode, die im dritten Kapitel beschrieben wird, und konnte endlich noch ein wenig schlafen.

Unerwünschte Zufallsgedanken. Wir alle haben unzählige Gedanken, die uns jeden Tag durch den Kopf ziehen. Fast all diese Gedanken sind unsere eigenen. Wir können Zufallsgedanken haben, die für uns inakzeptabel sind, und andere zufällige Gedanken, die sich im Einklang mit unserem Selbstbild befinden. Das ist die Natur von Gedanken.

Manchmal jedoch entspringt ein Zufallsgedanke nicht dem eigenen Gehirn, sondern ist das Ergebnis einer Verbindung zu einer anderen Person. Jemand denkt an Sie, und der Gedanke fließt durch den Sie beide verbindenden Strang zu Ihnen. Sie wachen vielleicht nachts mit einem flüchtigen Gedanken an eine Person auf, oder jemand, an den Sie seit Langem nicht mehr gedacht haben, erscheint in einem Traum. In meinem Leben zeigen mir solche unvermittelten Gedanken normalerweise an, dass jemand an mich denkt. Ich mag das. Es ist eine Art übersinnliches Kommunikationssystem, das uns miteinander in Verbindung bleiben lässt. Solche Gedanken kommen oft von Herzen. Wenn ein Mensch, an den ich lange nicht mehr gedacht habe, plötzlich vor meinem geistigen Auge auftaucht, rufe ich ihn an oder schreibe eine E-Mail, und fast immer erfahre ich, dass der oder die Betreffende liebevoll an mich gedacht hat. Das ist eines der rätselhaften und wunderbaren Dinge, die ich am Leben sehr genieße.

Es gibt jedoch Momente, in denen Zufallsgedanken etwas Verstörendes haben, weil sie ausgesprochen negativ sind. Dies kann ein Hinweis darauf sein, dass jemand auf negative Weise an uns denkt. Die finsteren Gedanken der anderen Person erreichen uns über die verbindende Energieschnur.

Meine Kursteilnehmerin Hazel berichtete von einer Erfahrung, die sie als unerwünschten Zufallsgedanken einer anderen Person empfand. Sie erzählte, dass sie scheinbar aus heiterem Himmel den Gedanken hatte, ihre Katzen zu vergiften. Sie war darüber zutiefst schockiert und bestürzt. Sie liebte ihre Katzen. Es waren ihre Lebensgefährten und bedeuteten ihr alles. Der Gedanke bedrückte sie sehr.

Ein paar Tage später tauchte der Zufallsgedanke wieder auf. Jetzt war sie alarmiert und beschloss, ihre Katzen drinnen zu halten, statt sie in den Garten zu lassen. Sie sagte, dass sie in diesem Augenblick gewusst habe, dass der Gedanke nicht ihrer sei. Aber sie hatte keine Ahnung, woher er kam. Kurze Zeit später wurde ihr direkter Nachbar festgenommen, weil er Katzen aus der Nachbarschaft vergiftet hatte. Hazel erkannte, dass er vermutlich eine Energieschnur an sie geheftet hatte, über die seine Gedanken zu ihr gewandert waren. Sie hatte sie von ihm aufgenommen, aber zunächst hatten sie gewirkt, als wären es ihre eigenen Gedanken.

Hier ein weiteres Beispiel dafür, wie es funktioniert: Ich war zusammen mit einer Klientin essen, und im Laufe unseres Gesprächs fragte ich sie beiläufig nach ihrem früheren Mann. Sie antwortete, sie denke nicht mehr an ihn und habe seit vier Jahren nichts mehr von ihm gehört. Am nächsten Nachmittag jedoch erfuhr sie von ihrem Sohn, dass ihr Ex-Mann bei ihm angerufen und sich nach ihr erkundigt hatte, und zwar zur gleichen Zeit, zu der wir über ihn sprachen. Er hatte ihren Sohn seit mehreren Jahren nicht mehr angerufen. Ihr wurde klar, dass sie offenbar noch immer Verbindungsschnüre zu ihm hatte und er dadurch gemerkt haben musste, dass sie über ihn sprach. Sie begriff, dass es an der Zeit war, weitere Schnüre zu durchtrennen.

Gefühle, die Sie scheinbar nicht in den Griff bekommen können. Manchmal bewirkt die Anhaftung einer Energieschnur, dass Sie Gefühle haben, die sich scheinbar nicht unter Kontrolle bringen lassen. Als wir an der kalifornischen Zentralküste lebten, war Jeanette unsere Nachbarin. Eines Abends rief sie mich voller Panik an. Eine Bekannte von ihr lebte in einer von Gewalt geprägten Ehe, und als ein Streit mit ihrem Mann eskalierte, rief sie Jeanette an, um sie zu bitten, sie zu einem Frauenhaus zu fahren, bis sich ihr Mann wieder beruhigt hatte.

Jeanette kannte die Frau nicht sonderlich gut und war ihrem Mann noch nie begegnet, aber sie erklärte sich einverstanden. Es dauerte einige Zeit, bis ihre Bekannte im Frauenhaus alle Formalitäten abgewickelt hatte, und Jeanette wartete, bis alles erledigt war.

Als sie etwa sechs Stunden später wieder zu Hause bei ihrem Mann war, mit dem sie seit fast sechsundvierzig Jahren eine glückliche Ehe führte, geschah etwas sehr Verstörendes mit Jeanette. Sie sagte, es sei deshalb besonders schockierend für sie gewesen, weil sie ein sehr friedliches Leben führten und in ihrem gesamten Eheleben nur wenige, kurze Streitereien gehabt hätten. Mein Mann und ich kannten das Paar. Beide waren besonnene, sanfte Menschen. Als sie sagte, dass sie sich nie stritten, glaubte ich ihr.

Jeanette berichtete, dass sie vor dem Fernseher gesessen und sich einen Film angesehen hätten, wie sie es fast jeden Abend taten, und ihr Mann habe irgendetwas Belangloses gesagt. Aus irgendeinem unerklärlichen Grund sei daraufhin eine unkontrollierbare Wut in ihr aufgestiegen. Sie habe jäh nach einer großen, schweren Vase gegriffen und mit ihr in Richtung des großen Wohnzimmerfensters gezielt. Schockiert und mit aschfahlem Gesicht habe ihr Mann sie angesehen. In den Jahrzehnten ihrer Ehe war noch nie etwas Derartiges passiert.

Es habe sie all ihre Willenskraft gekostet, das Wohnzimmerfenster nicht zu zerschmettern, erzählte Jeanette. Sie war entsetzt über das, was beinahe geschehen war. Nachdem sie sich wieder hingesetzt und durchgeatmet hatte, erinnerte sie sich daran, dass sie sich mit mir über Energieschnüre unterhalten hatte. Also griff sie zum Telefonhörer und rief mich an.

Während wir miteinander sprachen, wurde ihr klar, dass sie im Frauenhaus gewalttätige Energien in sich aufgenommen haben musste. Sie sagte, dass sie sich während ihres Aufenthalts dort sehr offen und verletzlich gefühlt habe, weil sie so viel Mitleid mit ihrer Bekannten und mit allen Frauen hatte, die in einem Frauenhaus Zuflucht suchen mussten. Sie spürte, dass sich ihr eine Energieschnur angeheftet hatte, vermutlich durch die im Frauenhaus vorhandene Energie. (Wobei anzumerken ist, dass sich natürlich Menschen im Frauenhaus aufhalten können, ohne irgendwelchen Anfechtungen ausgesetzt zu sein. Der Grund für Jeanettes Anhaftung liegt darin, dass sie zu jenem Zeitpunkt sehr empfänglich und mitfühlend war.) Ich nannte ihr einige Möglichkeiten, um sich von der Schnur zu befreien. Jeanette war sehr froh, dass sie verstand, was geschehen war, weil sie ähnliche Situationen künftig verhindern konnte.

Ungesunde Anhaftungen an Dinge, Menschen und Orte. Es ist ganz natürlich, dass man mit Menschen, Orten und Gegenständen energetisch verbunden ist, aber wenn man zu viele Anhaftungen hat oder sie zu ausgeprägt sind, kann unser Schaltkreis blockiert werden, und wir haben nicht die klare Sicht aufs Leben, die wir haben könnten. Jemand, der in ein brennendes Haus rennt, um seinen Schmuck zu retten, und dabei sein Leben aufs Spiel setzt, hat höchstwahrscheinlich eine sehr enge Verbindung zu seinen Wertsachen. Und Menschen, die ihr Zuhause mit einer Unmenge an Dingen vollstopfen, sind oft so sehr mit ihren Besitztümern verbunden, dass sie sie nicht loslassen können, selbst wenn sie sie weder benutzen noch lieben. Das aber blockiert ihre Lebenskraft.

Sehnsucht nach einer vergangenen Beziehung. Verspüren Sie einen Drang, sich zurück in eine vergangene Beziehung zu begeben? Ziehen Ihnen ständig Erinnerungen an gemeinsame Erlebnisse durch den Kopf? Das weist darauf hin, dass Sie noch sehr stark an den früheren Partner gebunden sind. Manchmal können zwanghafte energetische Schnüre die andere Person aus dem Gleichgewicht bringen. Wenn der oder die Betroffene jedoch ein starkes Energiefeld besitzt, besteht diese Gefahr nicht.

Versuchen Sie immer wieder, aus einer Beziehung herauszukommen, aber immer, wenn Sie glauben, die Beziehung beendet zu haben, platzt der Ex-Partner irgendwie wieder in Ihr Leben? Oder jemand klammert sich an Sie und ist von Ihnen abhängig, und Sie können sich nicht aus der Beziehung befreien? Oder gibt es jemanden, dem Sie nicht in die Arme laufen möchten, oder bestimmte Leute, von denen Sie nicht angerufen werden oder keine Nachrichten empfangen wollen? Fangen Sie an zu husten oder nach Luft zu ringen, wenn Sie in der Nähe einer bestimmten

Person sind? All dies kann auf die Anhaftung ungesunder Energieschnüre hinweisen.

Manche energetischen Anhaftungen können über den Tod hinaus bestehen. Wenn jemand stirbt, können wir vielleicht nicht loslassen, und die Verbindung bleibt stark. Das kann eine wundervolle Art sein, mit einem geliebten Menschen auch nach dessen Tod verbunden zu bleiben. Aber in manchen Fällen führt das dazu, dass der überlebende Partner nicht mehr in seinem Leben anwesend ist, weil ein Teil seiner Lebenskraft auf den verstorbenen Menschen konzentriert ist. Diese Verbindungen können außerdem bedeuten, dass eine Seele an die Erde gebunden bleibt und nicht ins Licht gehen kann.

Besessene Gedanken. Spielen Sie einen Vorfall aus der Vergangenheit immer wieder durch? Tauchen schmerzliche Kindheitserinnerungen immer wieder in Ihren Gedanken auf, manchmal ohne jede Vorwarnung? Halten Sie an Ihrem Ärger, Ihrem Groll oder Ihrer Verbitterung über etwas fest, das jemand gesagt oder getan hat, obwohl es schon lange her ist? Und betrachten Sie diese Vorkommnisse wieder und wieder? Schlagen Sie immer wieder Einladungen von Freunden und Verwandten aus, weil Sie in Ihren Gedanken an die Vergangenheit gefangen sind?

Wenn Sie irgendeine dieser Fragen mit Ja beantwortet haben, ist dies ein Hinweis auf die Anhaftung starker negativer Verbindungsstränge.

Wiederholte innere Gespräche. Lassen Sie Gespräche immer wieder in Ihrem Gedächtnis Revue passieren und befassen sich zwanghaft mit dem, was Sie gesagt haben oder was Ihr Gegenüber gesagt hat? Führen Sie in Ihrem Kopf fortgesetzt Gespräche mit jemandem? Wenn Sie über Dinge nachgrübeln, die jemand gesagt hat, oder unablässig darüber nachdenken, was Sie hätten sagen sollen oder welche Meinung ein anderer vermutlich über Sie hat, dann bestehen höchstwahrscheinlich angstbesetzte Schnüre zwischen Ihnen und der anderen Person.

Auf Rache sinnen. Wünschen Sie sich inbrünstig, dass der Kerl, der Sie im Straßenverkehr geschnitten hat, an der nächsten Ecke einen Strafzettel wegen zu schnellen Fahrens bekommt? Denken Sie ständig über die negative Bewertung nach, die Sie über jemanden schreiben werden? Stellen Sie sich Möglichkeiten vor, wie Sie es jemandem, der Ihnen Unrecht getan hat, heimzahlen können? Haben Sie sich ausgemalt, einen anonymen Brief an Ihren Chef zu schreiben, damit er erfährt, was wirklich im Büro los ist? Stellen Sie sich manchmal nicht nur vor, was Sie gegen jemanden unternehmen wollen, sondern schreiten Sie auch zur Tat? Na gut, dann bestehen zwischen Ihnen und der anderen Person energetische Hochspannungsschnüre.

Bitte verurteilen Sie sich nicht, wenn Sie so denken. Menschen, die über Rache nachdenken, haben in der Regel unbewusst das Gefühl, nicht über persönliche Kraft zu verfügen. Sie werden in Ihre Macht kommen, wenn diese Gedanken verschwinden.

Schmerzen aus Mitgefühl. Haben Sie schon einmal heftige Kopfschmerzen bekommen, nachdem Ihnen jemand von seinen scheußlichen Kopfschmerzen erzählt hat? Sarah besuchte eine Freundin im Krankenhaus, der die Gallenblase entfernt worden war. Als sie wieder ging, spürte Sarah in der Gegend ihrer Gallenblase heftige Schmerzen.

Menschen, die aus Mitgefühl Schmerzen bekommen, sind Anteil nehmende, freundliche Wesen. Sie können das Leiden auf der Welt spüren und empfinden ein tiefes Mitleid mit denen, die

Schmerzen haben. Das Problem besteht darin, dass sie häufig so viele Verbindungsschnüre zu anderen Leuten haben, mit denen sie mitfühlen, dass ihr Energiesystem überladen ist. Sie wuchten sich das Leid der Welt auf die Schultern.

Depression und Hoffnungslosigkeit. Natürlich können diese Gefühle durch vieles ausgelöst werden, aber sie können auch darauf hinweisen, dass von Ihnen über einen langen Zeitraum hinweg Energie zu jemandem oder zu einer Sache geströmt ist. Die Ursache kann sogar in einer Verbindung zu den Ahnen liegen. Gordon hatte einen Onkel, den er sehr mochte. Dieser hatte ihn sein Leben lang unterstützt, vor allem während Gordons traumatischer Kindheit. Doch im Alter war der Onkel deprimiert und mutlos geworden.

Nach seinem Tod war Gordon niedergeschlagen. Er führte dies zunächst darauf zurück, dass er seinen Onkel vermisste. Gordon ging zur Therapie, konnte aber das Gefühl der Hoffnungslosigkeit nicht abschütteln. Erst als er seine Energieschnüre überprüfte und erkannte, dass der ausgeprägteste mit seinem Onkel verbunden war, begriff er, was geschehen war. Er hatte die Depression seines Onkels gefühlt und übernommen. Er erinnerte sich an meinen Hinweis, dass man eine Beziehung aufrechterhalten und gleichzeitig die vorhandenen schwächenden Schnüre durchtrennen kann. Dementsprechend handelte er dann auch.

Gordon berichtete, dass er danach das Gefühl hatte, von einem ungeheuren Gewicht befreit zu sein. Sechs Monate später nahm er Kontakt zu mir auf und teilte mir mit, es fühle sich wunderbar an. Seit er sich von den negativen Schnüren gelöst habe, leide er nicht mehr unter Depressionen. Sie waren einfach verschwunden.

Es gibt also Symptome der negativen Anhaftung oder des Vorhandenseins von Energieschnüren, die Sie nach unten ziehen und auslaugen. Der nächste Schritt besteht darin, herauszufinden, wann Sie etwas unternehmen sollten.

Wann sollten Sie handeln?

Sie haben nun einiges über die Auswirkungen ungesunder bzw. schwächender energetischer Anhaftungen erfahren. In diesem Abschnitt geht es darum, wann Sie handeln sollten, um sich von diesen Verbindungen zu befreien. Wenn man negative Energieschnüre sich selbst überlässt, können sie mit der Zeit wachsen. Daher sollten Sie Ihre Energie reinigen, wenn Sie ausgelaugt werden durch:

- Energievampire
- energetische Angriffe
- Besessenheit
- »toxische« Menschen
- Traumzerstörer
- Traurigkeit, Angst, Wut oder andere Gefühle, die nicht die Ihren sind
- Trauerarbeit nach dem Tod eines geliebten Menschen
- Rest- und Vorgängerenergie zu Hause oder am Arbeitsplatz
- nicht von Liebe getragene religiöse, politische oder spirituelle Gruppen oder Organisationen.

Gibt es Energievampire?

Wenn Sie sich in der Nähe einer Person, die dauerhaft zu Ihrem Leben gehört, ständig erschöpft fühlen, ist es höchste Zeit, etwas zu unternehmen. Denn mit der Zeit wird das Sie, Ihre Gesundheit und Ihr Wohlbefinden dauerhaft schädigen. Es kann viele Gründe für ein Müdigkeitsgefühl geben. Wenn Ihr Energieniveau in der Nähe von jemandem absinkt, liegt das meistens einfach daran, dass die Energiefelder in diesem Moment nicht zusammenpassen. Das ist nichts, worüber man sich Sorgen machen müsste.

Doch es gibt Menschen, die jeden um sich herum aussaugen. Oft handelt es sich um Menschen, die sehr viel Bestätigung brauchen. Sie bemerken vielleicht, dass sie mehrere Umarmungen brauchen oder dass sie sich für ein paar Sekunden länger an Ihnen festhalten, als Ihnen lieb ist. Sie wollen ständig mit Ihnen über ihre Gefühle und Probleme reden. Danach wirken sie munter und wie belebt, während Sie erledigt sind.

Es ist zwar wichtig, mitfühlend zu sein und mit einem offenen Herzen zuzuhören. Aber wenn Sie feststellen, dass eine unglaubliche Erschöpfung in Ihnen aufsteigt, ist möglicherweise ein Energievampir am Werk, und Sie müssen Ihre Energie einziehen. Dabei möchte ich anmerken, dass mir der Begriff »Energievampir« nicht gefällt, weil er sehr verurteilend klingt. Aber ich verwende ihn, weil sich die energetische Dynamik möglicherweise für Sie so anfühlt und Sie den Eindruck haben, dass Ihre Lebenskraft aus Ihnen herausgesaugt wird. Es geht also eher um eine Bezeichnung Ihres Gefühls als darum, ein Urteil über eine andere Person zu fällen.

Diese Menschen haben meist keine Ahnung, dass sie für Ihren Energieverlust verantwortlich sind. Es sind keine schlechten

Menschen, aber ihnen fehlt das Gefühl, dass es genug Energie und Liebe für jeden gibt. Häufig haben sie den Eindruck, dass sie nicht genug Liebe bekommen oder dass sie sie nicht verdienen. Sie vertrauen nicht darauf, ihre eigenen Bedürfnisse erfüllen zu können, und deshalb glauben sie unbewusst, dass sie ihren Energiebedarf nur decken können, indem sie die Energie anderer absaugen. Diese unbewussten Gedanken schwächen ihre Lebensenergie. Die Menschen stecken in einem Gefühl verzweifelter Bedürftigkeit fest und wissen nicht, dass sie eigentlich die Fähigkeit haben, ihre eigene, innere Energiequelle zu nutzen. Wir sollten deshalb Mitgefühl mit Energievampiren haben. Die meisten haben keine wirklichen Freunde, und ihre Beziehungen sind in der Regel nur flüchtig und nicht von Dauer, weil sich die Leute nach einer Begegnung erschöpft und müde fühlen.

Nach langen Seminaren kommt es öfter mal vor, dass jemand zu mir kommt, mich herzlich umarmt und sagt: »Hier, ich gebe dir ein wenig Energie!« In fast jedem dieser Fälle habe ich dadurch nicht nur *keine* Energie erhalten, sondern meine Energie wurde reduziert. Die Umarmer jedoch fühlten sich anschließend ziemlich gut, weil sie glaubten, eine gute Tat vollbracht zu haben. Natürlich gebe ich ihnen keine Schuld, denn sie meinen es gut. Sie wären schockiert, wenn sie erfahren würden, dass sie in Wirklichkeit Energie abgezogen haben; sie wissen es einfach nicht besser.

Es gibt oft Dramen um Energievampire, was zur Folge hat, dass sich jeder um sie herum auf sie konzentriert. Dadurch erhalten sie wieder mehr Energie, auf die sie zurückgreifen können. Energievampire spielen manchmal sogar Menschen gegeneinander aus wegen der Energie, die sie erhalten, wenn sich jemand auf ihre Seite stellt. Es ist nicht ungewöhnlich, dass sie sich an Auseinandersetzungen beteiligen und andere auf unfaire emotionale

Weise angreifen – immer mit dem unbewussten Ziel, emotionale Energie zu erzeugen, an der sie sich dann anheften können. Sie können Ihnen die Worte im Mund herumdrehen und höchst unfair gegen Sie verwenden, vor allem wenn Sie etwas gesagt haben, als Sie sich verletzlich fühlten. Sie wollen immer und um jeden Preis Recht haben, während sie anderen das Gefühl vermitteln, im Unrecht zu sein. Dabei sind sie nur selten wirklich in der Lage, die Meinungen anderer differenziert zu betrachten. Ihnen geht es nur darum, recht zu behalten.

Es ist typisch für Energievampire, dass sie anderen nicht trauen. Häufig wirken sie paranoid und manchmal übersteigert wachsam, als würden sie nur darauf warten, dass ihnen jemand widerspricht oder sie kritisiert, sodass sie verbal um sich schlagen und eine Szene machen können. Das erzeugt eine dramatische Atmosphäre, die es ihnen wiederum ermöglicht, Energie abzusaugen.

Sie können perfektionistisch wirken, aber ihr Bedürfnis, ihr Umfeld zu kontrollieren, entspringt dem Gefühl eines Kontrollverlusts in ihnen selbst. Merkwürdigerweise denken sie oft, dass andere ihnen ihre Energie rauben, weshalb sie nun ihrerseits denjenigen, die sie umgeben, Energie abziehen. Ich habe festgestellt, dass viele der Menschen, die zu mir kommen, weil sie sich für Opfer von Energievampiren halten, in Wahrheit selbst diejenigen sind, die anderen Energie absaugen.

Eine weitverbreitete Eigenschaft von Energievampiren ist ihr Gefühl, hilflose Opfer des Lebens zu sein. Sie sprechen unablässig darüber, wie unfair das Leben zu ihnen ist, sie jammern ständig und fordern Unterstützung. Diejenigen, die zu helfen versuchen und die Rolle des Retters übernehmen, werden dabei aber immer mehr ausgelaugt, da nichts je genug ist.

Kannten Sie schon einmal jemanden, der damit drohte, ein Projekt oder eine Situation zu verlassen, es dann aber nicht tat? Diese

Person wollte lediglich, dass andere versuchten, es ihr auszureden. Das ist eine weitere Art, wie Energievampire von der Energie anderer zehren. Sie gewinnen ihre Lebenskraft durch die Energie, die andere investieren, um sie zum Bleiben zu überreden.

Sie versuchen außerdem, andere über Schuldgefühle so zu manipulieren, dass diese ihnen Energie geben. Ein Energievampir sagt beispielsweise: »Sie haben die Schlüssel für den Firmenwagen nicht dagelassen, als Sie nach Hause gingen. Darum musste ich mir ein Taxi holen, und das Taxi war nicht beheizt, deshalb habe ich mich schrecklich erkältet, und der Geruch im Taxi war so entsetzlich, dass ich allergisch reagierte. Darum ist keiner der Berichte für Sie fertig.« Als Ergebnis fühlt sich der Energievampir mächtig und im Recht und will, dass Sie entsprechend reagieren und sich entschuldigen, wodurch er sogar noch mehr Energie absaugen kann.

Sind Narzissten, passiv aggressive Menschen und »Märtyrer« Energievampire? Normalerweise passen Narzissten in die Kategorie der Energievampire. Dasselbe gilt für passiv aggressive Menschen und ständig leidende »Märtyrer«. Angebliche Märtyrer sind Menschen, die manchmal nette Dinge tun, um die wir sie nie gebeten haben, und dann gekränkt reagieren, wenn ihr Tun nicht entsprechend gewürdigt wird. Ober sie bieten Hilfe an und nehmen es übel, wenn man tatsächlich auf ihr Angebot eingeht. Passiv aggressive Menschen können ebenfalls Energievampire sein. Sie machen Komplimente, tun dann aber Dinge, die der jeweiligen Person bewusst schaden.

In allen Beziehungen gibt es ein Geben und Nehmen von Energie. Manchmal gibt man mehr, ein anderes Mal empfängt man mehr. Das sind die normalen »Gezeiten« der Energie. Doch Energievampire rauben nur unglaublich viel Kraft, wenn man mit ihnen zusammen ist oder an sie denkt.

Das Gesetz der Anziehung und Energievampire. Halten Sie einige Menschen in Ihrem Leben als mögliche Energievampire? Bevor Sie mit dem Finger auf diejenigen zeigen, die Sie in Verdacht haben, werfen Sie einen Blick auf das Gesetz der Anziehung. Wenn Sie »Opfer« eines Energievampirs sind, besteht die Möglichkeit bzw. sogar die Wahrscheinlichkeit, dass etwas in Ihnen ihn angezogen hat und dass Sie auf irgendeiner Ebene eine gleiche Schwingung haben. Energievampire werden oft von Menschen angezogen, die keine persönlichen Grenzen ziehen oder denen es an persönlicher Kraft fehlt. (Eine persönliche Grenze ziehen bedeutet nicht, dass man eine Mauer um sich herum errichtet. Es bedeutet einfach nur, dass man sich nicht von der Anerkennung durch andere abhängig macht.)

Müssen Sie Ihre Grenzziehungen überprüfen? Ärgern Sie sich ständig über andere? Haben Sie oft das Gefühl, ungerecht behandelt zu werden? Wenn Sie auf diese Fragen mit einem Ja antworten oder wenn Sie die Bedürfnisse anderer weit über Ihre eigenen stellen oder aus Angst vor Zurückweisung nicht Ihre Meinung sagen, dann bieten Sie Energievampiren eine offene Flanke.

Wir können Energievampire verurteilen und über sie sagen, sie seien Menschen, die nicht auf ihren eigenen Beinen stehen können und deshalb von der Kraft anderer zehren müssen. Doch wenn es mehrere dieser Energievampire in Ihrem Leben gibt, sollten Sie sich selbst überprüfen, ob Sie ihre unterbewussten Überzeugungen teilen. Glauben Sie unbewusst, dass Sie nicht über genug Stärke, Vitalität oder Liebe verfügen, um durchzustarten? Wenn das so ist, kann eine energetische Übereinstimmung zwischen Ihnen und Ihren Energievampiren vorliegen. In diesem Fall ist es an der Zeit, dass Sie die Sicht auf sich und Ihr Leben verändern. Energievampire ernähren sich von Schwäche und Angst. Um sie zu stoppen, müssen Sie Ihr Selbstwertgefühl, Ihren Mut und Ihre Güte steigern, dann verschwinden sie.

Wenn es einen Energievampir oder andere Personen in Ihrem Leben gibt, die bei Ihnen einen fast komatösen Zustand auslösen, sollten Sie sich vor einer Begegnung abschirmen. Im vierten Kapitel werden Ihnen höchst wirkungsvolle Abschirm- und Schutzmethoden vermittelt.

Energetische Angriffe

Es gibt energetische Angriffe, die sich vom Energieverlust durch Energievampire deutlich unterscheiden. Ein energetischer Angriff kommt von einer Person, die Ihnen bewusst oder unbewusst gezielt übel mitspielen will. Solch ein Angriff erfolgt direkt und kann sehr verstörend sein. Er gleicht einem Schlag in die Magengrube, nur erfolgt dieser Schlag energetisch. Mehr über diese Art von Angriffen und die Möglichkeit, sich vor ihnen zu schützen, erfahren Sie im vierten Kapitel.

Besessenheit

Es ist höchste Zeit, etwas zu unternehmen, wenn ein Geist den Körper einer Person in Besitz nimmt oder ihn mit der Person teilt. Besessenheit ist eine Art innere Energieschnur, eine starke Verbindung zwischen einer Person und dem Geist einer verstorbenen Person, die in ihren Körper eingedrungen ist. Aufzeichnungen darüber gehen bis in die Anfänge der Geschichtsschreibung zurück.

Während meiner Ausbildung brachte mir meine hawaiianische Kahuna bei, wie man sich von Geistern, die man auch als erdgebundene Seelen bezeichnen kann, befreit. Sie unterrichtete mich außerdem darin, wie man Geister von Menschen löst, die besessen sind. Sie meinte, dass man Besessenheit nur sehr selten begegne, aber sie wollte, dass ich darauf vorbereitet war.

Damals kamen viele Leute zu mir, um Fremdenergien zu lösen. Es ging dabei ein wenig zu wie in einem Hollywoodfilm – Türen und Fenster schlugen auf und zu, und Lichter gingen an und aus. (Später wurde mir klar, dass ich das Drama unbewusst genoss – worauf man sich fixiert, das zieht man an.)

Damals kam eines Tages eine Frau zu mir, die glaubte, besessen zu sein. Sie hatte gute Gründe, das anzunehmen. Ich ging zu ihr nach Hause und befreite sie von dem Geist, wie es mir beigebracht worden war. Die Frau war überglücklich, als die Entität sie verlassen hatte.

Ich wusste nicht, ob es sich um eine wirkliche Besessenheit handelte oder nicht, da die meisten psychologisch bedingt oder eingebildet sind. Aber als ich sie verließ und zu meinem Auto gehen wollte, das ich vor ihrem Haus geparkt hatte, konnte ich es nicht mehr finden. Es war nicht da. Ich hatte es abgeschlossen und die Räder blockiert. Verwirrt sah ich mich um und entdeckte mein Auto einige Meter weiter entfernt. Die Räder waren noch immer blockiert, und das Auto war noch immer abgeschlossen, aber es stand dreißig Meter weiter weg. Entweder hatte ein Footballteam aus starken Jungs mein Auto hochgehoben und es die Straße entlanggetragen, oder etwas Übernatürliches war geschehen.

Ich weiß noch immer nicht mit Sicherheit, was damals geschehen ist. Aber als ich zu meinem Auto sah, erkannte ich, dass es Zeit war, mich nicht mehr länger auf Geister und Besessenheit zu konzentrieren. Danach verschwanden sie einfach von meinem

Radar. Und im Verlauf der folgenden achtundvierzig Jahre meiner Lehrtätigkeit sind mir nur ein paar Geister und ein Fall von Besessenheit begegnet. Sobald ich aufhörte, mich auf Geister zu konzentrieren, musste ich keine Geister mehr beseitigen und stieß auch fast nie mehr auf Fremdenergien. Worauf man sich fixiert, das zieht man in sein Leben.

Der einzige Fall von Besessenheit begegnete mir, als ich in Australien unterrichtete. In der Mittagspause einer sehr großen Veranstaltung wollte ich schnell etwas essen, aber es hatte sich eine lange Schlange aus Leuten gebildet, die mit mir sprechen oder ein Autogramm haben wollten, darunter zwei Frauen. Eine der beiden sah blass und verstört aus. Sie sagte: »Meine Freundin ist besessen. Ich fürchte mich, weil sie gestern versucht hat, uns von der Straße abzubringen.«

Ich wusste, dass eine wirkliche Besessenheit nur selten vorkommt und es sich fast immer um psychische Symptome handelt, darum war ich nicht beunruhigt. Manchmal fühlen sich Menschen wichtig, wenn sie sich vorstellen, besessen zu sein. Oder sie versuchen unbewusst Mitleid zu erwecken, indem sie sich als Opfer von jemandem fühlen, der ihrer Meinung nach Besitz von ihnen ergriffen hat.

Also sagte ich locker: »Okay. Dann wollen wir den enervierenden Geist da mal rausholen.«

Ich dachte nicht daran, mich zu schützen, weil ich nicht an die Besessenheit der Frau glaubte und deshalb auch nicht davon ausging, dass es irgendetwas gab, gegen das es sich zu schützen galt. Wenn ich eine echte Besessenheit vermutet hätte, wäre ich nicht so locker gewesen. Außerdem wollte ich endlich zum Essen gehen.

Ich informierte die Frau, dass ich ziemlich stark gegen ihre Brust klopfen würde, und wenn ich das täte, würde der Geist sie verlassen. Dann ballte ich meine Hand zu einer lockeren Faust, zählte: »Eins, zwei, drei!« und rief: »Hinaus!«, während ich gegen ihre Brust klopfte.

Ein Ruck durchfuhr sie. Die angespannten Falten um ihren Mund und auf ihrer Stirn glätteten sich, und ihre Augen wurden klar. Mit einem erstaunten und erleichterten Gesichtsausdruck rief sie: »Es ist weg! Es ist weg! Danke! O mein Gott, es ist weg!«

Ich nahm an, dass sie von dem *Glauben* an ihre Besessenheit befreit worden war, und dachte nicht weiter darüber nach, sondern wandte mich der Frage zu, die mir die nächste Person in der Schlange stellte. Schließlich war auch die letzte Person gegangen. Als ich mich umdrehte, um nach meiner Handtasche zu greifen, spürte ich plötzlich heftige Muskelkrämpfe. Es war, als würde sich mein gesamter Körper wie bei einem Anfall zusammenziehen. Ich fiel auf den Teppichboden und krümmte mich. Der Betreuer der Veranstaltung war geschockt. »Was ist los? Soll ich einen Arzt holen?«

Ich konnte seine Worte hören, aber sie wirkten gedämpft und weit weg, als wäre ich am Ende eines langen, dunklen Tunnels. Krampfhaft überlegte ich, was geschehen war. Plötzlich wusste ich es. Die Frau war tatsächlich besessen gewesen, und die Entität war von ihr weg und zu mir gesprungen. Verdammt.

Der Veranstaltungsbetreuer beugte sich über mich, und ich flüsterte ihm zu: »Besessenheit.«

Er hatte gesehen, wie ich mit der Faust gegen die Frau geklopft und ihr anschließend gesagt hatte, die Entität sei fort, daher wusste er, wovon ich sprach. Er griff sich ein Blatt Papier und zeichnete hektisch einen Davidstern darauf. Als Jude glaubte er, der Davidstern würde mich beschützen. Dann schob er ihn mir in den Mund und versuchte, mich dazu zu bringen, ihn zu schlucken, um mich so von der Entität zu befreien. Ich befürchtete, dass er mich erstickte.

Während alles dunkler und dunkler wurde, sah ich vor mir einen winzigen Lichtpunkt verschwinden. Während das Licht immer weiter schrumpfte, hörte ich eine innere Stimme sagen: *Erinnere dich daran, wer du bist.* Diese Worte änderten schlichtweg alles. *Erinnere dich daran, wer du bist.*

Ich dachte: *Ich bin alles, was ist und je sein wird. Es gibt nichts, das nicht ich ist. Ich bin unendlich. Der Schöpfer wohnt mir inne … als ich. Da ist nur Gnade und Liebe.*

Bei diesen Worten wurde der Lichtpunkt heller und heller, bis ich von strahlendem, flimmerndem, goldenem Licht überflutet wurde. In dem Moment wusste ich, dass keine Entität und keine Besessenheit mehr in mir waren. Was auch immer sich an mich angeheftet hatte, war verschwunden. Nur das Licht blieb da.

Meine Erinnerung daran, wer ich war, hatte dies bewirkt. Aber während ich darauf beharrte, dass meine Besinnung auf meine wahre Natur alles geändert hatte, war sich der Betreuer sicher, dass der Davidstern zum Erfolg geführt hatte. (Auf sein Beharren hin war es mir tatsächlich gelungen, das Papier zu zerkauen und runterzuschlucken.) Ich habe Respekt vor dem Davidstern, aber ich wusste, dass er mich nicht von der Entität befreit hatte. Ich dankte dem Betreuer trotzdem, dass er so schnell geschaltet hatte. Wir gingen zum Essen und führten das Seminar zu Ende, und es gab kein Überbleibsel von dieser Erfahrung.

Ich habe lange gezögert, ob ich Ihnen diese Geschichte erzählen soll, weil ich Ihnen keine Angst vor einer möglichen Besessenheit machen will. Ich kann Ihnen mit großer Sicherheit sagen, dass eine wirkliche Besessenheit weder Ihnen noch jemandem in Ihrem Umfeld widerfahren wird, weil sie ausgesprochen selten vorkommt. Doch ich habe mich entschieden, sie für den sehr seltenen Fall zu erzählen, dass Sie mit einer Besessenheit konfrontiert werden. Wenn das geschehen sollte, erinnern Sie sich daran, wer Sie sind. So einfach ist das. Sie sind ein majestätisches, funkelndes Lichtwesen. Sie müssen keine speziellen Worte rezitieren. Diese Methode lässt sich nicht nur auf Besessenheit anwenden, sondern auf alle Herausforderungen im Leben. Wenn Sie sich daran erinnern, wer Sie sind, nämlich ein unendliches Wesen aus Gnade, Liebe und Licht, dann gibt es keinen Raum mehr für irgendetwas anderes. Sie sind kein Opfer des Lebens und brauchen es auch nicht zu sein.

»Toxische« Menschen

Ihnen können Menschen begegnen, die Sie als »toxisch« empfinden. Dann sollten Sie sofort etwas tun, um sie von Ihrem Energiefeld abzutrennen. Es handelt sich dabei um Personen, die Ihre Energie schwächen oder Ihr Selbstwertgefühl mindern, wenn Sie mit ihnen zusammen sind. (Es sei darauf hingewiesen, dass diese Leute nicht unbedingt selbst toxisch sind, sondern dass die energetischen Verbindungen zwischen Ihnen und der betreffenden Person eine toxische Wirkung auf Sie haben.)

Diese Leute sind keine Energievampire, da sie Ihnen nicht die Energie aussaugen, und sie sind keine energetischen Angreifer, weil sie Ihnen nicht bewusst übel mitspielen wollen. Es sind Menschen, deren Bewusstseinszustand so negativ ist, dass sie jeden um sich herum zu verseuchen scheinen. An einem wunderschönen Tag sprechen sie von dem schlechten Wetter, das im Anzug ist, oder über die zahlreichen Pollen in der Luft. Lobt jemand ihren neuen Haarschnitt, beklagen sie sich darüber, wie viel er gekostet hat oder was für einen abscheulichen Geruch sie in dem Friseursalon ertragen mussten. Um welches Thema es auch geht, sie finden immer eine Möglichkeit, das Ganze ins

Negative zu kippen. Sie haben einfach eine vollständig negative Haltung zum Leben. Das Verrückte dabei ist, dass das Einzige, was sie glücklich zu machen scheint, ein Partner ist, der ebenfalls eine negative Einstellung hat – so können sie dann gemeinsam jammern.

Es ist schwierig, jemanden nicht zu verurteilen, der ständig negativ ist und sich immer beschwert. Doch durch Verurteilungen können Sie sich selbst schädigen. Auch wenn es schwerfällt: Statt über einen Menschen ein harsches Urteil zu fällen, ist es besser, Mitgefühl zu haben. Denn niemand will wirklich die Energie anderer Leute schwächen. Solche Menschen wollen einfach geliebt und akzeptiert werden, aber sie wissen nicht, wie sie das erreichen können. Nur weil diese Menschen für Sie toxisch sind, sind sie nicht insgesamt toxisch. Ihre Seele ist nicht giftig. Es ist wie mit Erdbeeren: Nur weil einige Menschen allergisch auf sie reagieren, heißt das nicht, dass sie per se giftig sind.

Traumzerstörer

Traumzerstörer sind meist gutmeinende, liebevolle Menschen. Doch wenn Sie einen Traumzerstörer in Ihrem Umfeld haben, könnte es besser sein, den Strang zu kappen – oder zumindest die Schnur, welche die schwächende Energie transportiert.

Oft stehen sie Ihnen nahe oder sind Familienmitglieder. Vorgeblich, um Sie zu schützen, verurteilen sie Ihre Träume und werten sie ab. Sie reden Ihnen ein, dass Sie Ihre Träume nicht realisieren können, weil Ihnen die erforderlichen Fähigkeiten, das Geld, die Zeit oder die Ausbildung fehlen. Sie nennen unzählige logische Gründe, die dagegensprechen. Und sie haben vielleicht recht – möglicherweise fehlen Ihnen das Geld, die Fähigkeiten, die Ausbildung, die Intelligenz oder die Zeit – und sie denken, dass sie Sie vor einem Scheitern oder vor Enttäuschungen bewahren müssen. Aber in Wahrheit töten sie die Neugier und Inspiration, die Sie brauchen, um mit Ihrem Traum voranzukommen.

Das sind Verbindungen, die sich am schwersten beseitigen lassen, weil diese Menschen wirklich das Beste für Sie wollen. Sie sind überzeugt davon, Sie vor Unglück zu bewahren. Es fällt schwer, nicht auf sie zu hören, weil sie oft zu den Ihnen am nächsten stehenden Menschen gehören und glaubhaft versichern, Ihr Bestes zu wollen.

Ich kenne mich mit Traumzerstörern aus. Meine Vertrauenslehrerin an der Highschool riet mir davon ab, das College zu besuchen. Sie sagte, ich solle mich lieber darauf konzentrieren, einen Ehemann zu bekommen und Hausfrau zu werden. Mein Vater war derselben Meinung. Er sagte, ein College sei eher etwas für Männer als für Frauen, da die Männer die Brötchen verdienten. Es war merkwürdig, dass er das sagte, weil meine Mutter mehrere Collegeabschlüsse besaß. Sie war, soweit sich irgendjemand erinnern konnte, die Erste in ihrer Familie, die ein College besucht hatte.

Sowohl meine Vertrauenslehrerin als auch mein Vater glaubten, dass sie mir damit einen Gefallen taten und meine Zukunft förderten. Trotzdem schaffte ich es aufs College, was nicht einfach war.

Viele Male in meinem Leben wurde mir gesagt, ich hätte oder wäre nicht gut genug, um meine Träume zu realisieren. Doch jedes Mal beharrte ich auf meinem Traum und verkündete der Welt (und mir), dass ich gut genug war, und ging meinen Weg weiter.

Wenn es Traumzerstörer in Ihrem Leben gibt, sollten Sie versuchen, immun gegenüber ihrer Kritik zu sein. Lassen Sie alles an sich abperlen, und nehmen Sie es nicht persönlich. Führen

Sie sich vor Augen, dass die anderen wirklich glauben, Ihnen zu helfen.

Es ist schwierig, die Warnungen von Traumzerstörern zu ignorieren, und es ist noch schwieriger, sich in aller Stille liebevoll darüber zu amüsieren, wie sie darüber wehklagen, wie jämmerlich Sie scheitern werden. Doch der Aufwand lohnt sich. Wenn Sie beschließen, ein paar energetische Verbindungen zu den Traumzerstörern in Ihrem Leben zu kappen, dann denken Sie daran, dass Sie die Beziehung weiterführen können und nur den Strang durchtrennen sollten, der negativ reagiert, wenn Ihre Träume zertrampelt werden.

Traurigkeit, Angst, Wut und andere Gefühle, die nicht die Ihren sind

Wenn Sie durchgehend Gefühle haben, die Sie nicht als die Ihren empfinden, sollten Sie umgehend ein paar Schnüre durchtrennen. Natürlich sollte man es sich nicht zu leicht machen und einfach behaupten, dass die Gefühle, die einen packen, nicht die eigenen sind, statt zunächst einmal sein Inneres daraufhin zu überprüfen, ob es etwas im Leben oder in der eigenen Psyche gibt, das sie hervorruft. Aber wenn man sein Inneres geprüft hat und keinen Grund für diese Gefühle finden kann, dann könnte es sein, dass es nicht die eigenen sind. In dem Fall sollten die Schnüre zu der Person oder den Personen, welche die Gefühle entfachen, durchtrennt werden.

Seltsamerweise kann ein Gefühl, das nicht das eigene ist, auch von der Anhaftung einer Energieschnur zu einem künftigen Ereignis oder einem künftigen kollektiven Bewusstsein herrühren. Am frühen Morgen des 11. September 2001 erwachte ich im kalifornischen Paso Robles aus einem schrecklichen Traum. Ein riesiger Baum, so breit und hoch wie ein Wolkenkratzer, wurde an seiner Wurzel von einem arabisch aussehenden Mann mit einem schwarzen Bart gefällt. Über mir fielen Menschen aus dem Baum und stürzten in den Tod. Ihr Blut war überall. Und dann brach der Baum in sich zusammen.

Es war ein derart schrecklicher Traum, dass ich aus dem Bett sprang und im Pyjama nach draußen zu meinem Auto lief. Ich fuhr auf einen hohen Hügel, denn ich brauchte die offene Weite da oben, um zu spüren, dass ich atmen konnte. Ich war verstört, und das Grauen hatte mich immer noch gepackt. Meine erste Vermutung war, dass es etwas Dunkles in meiner Psyche gab, womit ich mich noch nicht auseinandergesetzt hatte. Ich nahm an, dass ich eine Menge innerer Arbeit leisten musste, um es zu beseitigen. Als ich zum Horizont im Osten blickte, hörte ich eine innere Stimme sagen: *Es beginnt heute.* Ich glaubte, damit sei gemeint, dass ich am selben Tag damit beginnen musste, an mir psychologisch zu arbeiten.

Schließlich fuhr ich wieder nach Hause, aber ich fühlte mich zunehmend bedrückt. Als ich durch die Tür kam, rief mich eine Freundin aus New York an. Ich erzählte ihr von meinem Traum. Ich konnte ihn einfach nicht abschütteln. Wir unterhielten uns etwa eine halbe Stunde lang, während bei ihr im Hintergrund der Fernseher lief. Plötzlich rief sie: »Denise, o mein Gott! In den Nachrichten sagen sie, dass gerade eben ein Flugzeug gegen einen der Twin Towers geflogen ist!« Von dem Moment an erzählte sie mir alles, was passierte, während sie entsetzt die Nachrichten im Fernsehen verfolgte. Wir haben keinen Fernsehempfang, daher sah ich die Bilder nicht. Als ich ein paar Tage später die Videos anschaute und die Menschen sah, die sich aus dem Turm stürzten, war es fast genauso wie in meinem Traum.

In meinem Traum hatte ich unbewusst eine energetische Verbindung zu einem künftigen Ereignis aufgenommen. Das Trauma war über die Verbindungsschnur zu mir gekommen, aber ich hatte gedacht, dass es etwas mit mir zu tun hätte. Ohne das Telefonat und die Filmaufnahmen hätte ich möglicherweise nie erfahren, dass das bedrückende Gefühl ein in der Zukunft liegendes Ereignis und nicht etwas betraf, das sich innerhalb meines Energiefeldes befand. Wenn Sie also überraschende Gefühle haben, ist es sinnvoll, dass Sie sich die Zeit nehmen, die Quelle dafür festzustellen. Es könnte etwas in der Zukunft sein.

Trauerarbeit nach dem Tod eines geliebten Menschen

Eines der schwierigsten Dinge im Leben ist das Verarbeiten des Todes eines geliebten Menschen – sei es der Lebenspartner, ein Freund oder eine Freundin, ein Verwandter oder ein tierischer Gefährte. Der Schmerz über den Verlust kann unser gesamtes Sein überlagern. Es ist wichtig zu trauern. Und es gibt keinen bestimmten angemessenen Zeitraum für die Trauer. In manchen Kulturen beträgt die Trauerzeit ein Jahr. Manche Menschen durchlaufen die Trauerphase schneller, andere wiederum brauchen Jahre. Es gibt kein Falsch oder Richtig. Jeder braucht eben die Zeit, die er braucht.

Es gibt jedoch Fälle, in denen man das Gefühl hat, seine Trauer verarbeitet zu haben, und dennoch ist das Herz weiterhin schwer. Dann kann eine niederdrückende energetische Verbindung zu dem oder der geliebten Verstorbenen vorliegen, von der man sich in aller Liebe befreien sollte. Das bedeutet nicht, dass kein Band der Liebe mehr besteht – es wird sich auch weiterhin entfalten. Es bedeutet lediglich, dass man als Überlebender sein Leben fortsetzen und damit auch seine Entwicklung in der spirituellen Welt voranbringen kann.

Rest- oder Vorgängerenergie zu Hause oder am Arbeitsplatz

Wenn Sie umziehen oder einen neuen Arbeitsplatz annehmen, kann es sein, dass Sie sich erschöpft und nicht wie sonst fühlen. Natürlich kann jede Veränderung belastend sein. Aber manchmal ist es die Rest- oder Vorgängerenergie an dem neuen Ort oder Arbeitsplatz, die Sie belastet. Dann haben Sie sich über eine Energieschnur mit der vor Ihnen dort herrschenden Energie und/oder mit den Menschen verbunden, die diesen Bereich vor Ihnen innehatten. Wenn das der Fall ist, dann ist es sehr wichtig für Sie, den Prozess zur Durchtrennung der Schnüre durchzuführen. In Kapitel 5 beschreibe ich eine Technik zur energetischen Raumreinigung, die in solchen Situationen hilfreich ist. Nachdem die verbliebene Energie beseitigt wurde, wollen Sie vielleicht einen Schutzschild um Ihren Raum errichten. In Kapitel 4 finden Sie verschiedene Wege für die Abschirmung und den Schutz.

Nicht von Liebe getragene Gruppen oder Organisationen

Ein weiterer Bereich, in dem es sinnvoll sein kann, energetische Verbindungen zu lösen, betrifft Gruppen oder Organisationen, die für Sie nicht förderlich sind oder Sie nicht stärken. Wenn Sie einer religiösen, spirituellen, politischen oder auf ehrenamtlicher Mitarbeit basierenden Gruppe angehören, in der es nicht freundlich und liebevoll zugeht, und Sie bemerken, dass Ihr Energieniveau jedes Mal sinkt, wenn Sie mit den anderen Gruppenmitgliedern zusammen sind, kann es sinnvoll sein, ein paar Schnüre zu durchtrennen.

Dorothy erzählte mir, sie sei ihr Leben lang Baptistin gewesen, ebenso ihre Eltern, Großeltern und Urgroßeltern. Als Kind sei sie gern in die Kirche gegangen, aber später habe sie bemerkt, dass sie jedes Mal, wenn sie aus der Kirche kam, erschöpft und müde war. Sie fand, dass am baptistischen Glauben nichts auszusetzen sei, aber dass er derzeit nicht zu ihrer Energie passe. Nachdem sie die Energieschnüre zu der kirchlichen Organisation, aber nicht zu den Glaubensinhalten gelöst hatte, konnte sie endlich wieder frei atmen. Sie hatte nicht bemerkt, wie sehr sie durch die Energieschnüre zur Kirche niedergedrückt worden war. Die Schnüre seien sehr fest und umfangreich gewesen, berichtete sie. Sie glaubte, dies sei wegen der Verbindung ihrer Vorfahren zu der Kirche so gewesen.

Untersuchen und Bewerten der eigenen Energieschnüre

Es gibt ein paar Methoden, um die eigenen Energieschnüre zu erkennen und in welchem Maße sie uns beeinflussen. In diesem Abschnitt lernen Sie mehrere Techniken kennen, mit denen Sie Ihre energetischen Verbindungen untersuchen und beurteilen können. Außerdem erfahren Sie etwas über Visualisierungstechniken und Pendeln, um das in Ihnen bereits vorhandene Wissen anzuzapfen. Ihre Intuition wird Ihnen dabei helfen, Ihre Energieschnüre zu entdecken. Je ausgeprägter Ihre Intuition, desto bessere Ergebnisse erzielen Sie beim Entdecken und Erforschen Ihrer energetischen Verbindungen.

Lassen Sie uns mit drei Dingen beginnen, die für die Aktivierung Ihrer Intuition erforderlich sind.

So aktivieren Sie Ihre Intuition

1. Vertrauen Sie Ihrer intuitiven Wahrnehmung. Obwohl wir in einem technologischen Zeitalter leben, das die Logik preist und die Intuition verachtet, gibt es noch immer einen Teil von Ihnen, der eng mit der unsichtbaren Energie, die Sie umgibt, verbunden ist. Auch wenn Ihnen diese Verbindung nicht mehr bewusst ist, können Sie sich an sie anschließen. Viele Menschen spüren schon Sekunden vor einem Unfall, dass etwas geschehen wird. Oder sie haben, während sie den Telefonhörer abheben, ein klares Bild davon, wer anruft. Andere Menschen haben ähnliche Empfindungen, wenn sie einen Meteor über den Himmel ziehen sehen – ein Gefühl der Ganzheit, ein vorausschauendes Bewusstsein dafür, was wirklich wichtig ist im Leben.

Die Gefühle und Empfindungen, die dann in uns aufsteigen, kommen aus dem Bereich, von wo aus unsere innere Stimme zu uns spricht. Diese Stimme gibt uns ständig Führung und Informationen. Um sie zu hören, müssen Sie ihr zunächst einmal vertrauen. Auch wenn Ihr Bewusstsein keinen Sinn darin erkennen kann – hören Sie dieser Stimme aufmerksam zu. Hören Sie, was sie Ihnen sagt. Vertrauen Sie ihr.

2. Seien Sie bereit, einen Irrtum einzugestehen. Eines der größten Hindernisse, seiner Intuition zu vertrauen, ist die Angst, sich zu irren. Um Ihre Intuition zu entwickeln, sollten Sie sich von Ihrem Bedürfnis befreien, immer richtigliegen zu wollen. Meine Kursteilnehmer mit den besten Ergebnissen sind meist diejenigen, die es nicht weiter kümmert, ob sie sich irren oder nicht. Wer Angst hat zu scheitern, drosselt unbewusst den freien Fluss der Intuition.

Seien Sie bereit zu scheitern. Akzeptieren Sie Ihre Fehlschläge. Denn immer, wenn Sie scheitern, lernen Sie etwas Neues. Wenn Sie sich irren, verbinden Sie sich mit einer Art Anfängergeist – dem Zustand, in dem Sie bereit sind zu lernen, zuzuhören und zu empfangen.

3. Schulen Sie Ihre intuitiven Fähigkeiten. Die Entwicklung Ihrer Intuition unterscheidet sich nicht vom Erlernen irgendeiner anderen Kompetenz. Sie müssen üben, um besser zu werden. Es gibt zahlreiche einfache Möglichkeiten, wie Sie Ihre Intuition schulen können. Wenn Sie beispielsweise an einer Ampel warten, stellen Sie sich vor, wie viele rote Autos in die andere Richtung fahren werden, bevor Ihre Ampel wieder auf Grün springt. Sie werden nicht immer richtigliegen, aber achten Sie auf das Gefühl, das Sie haben, und auf alle körperlichen Empfindungen.

Gefühle und Signale des Körpers sind innere Hinweise, die hochgradig intuitive Menschen nutzen, um Antworten auf ihre Fragen zu finden. George, der zu dieser Gruppe von Menschen gehört, bekommt immer ein bestimmtes Gefühl in der Mitte seiner Brust, wenn seine Intuition konzentriert und klar ist. Durch regelmäßiges Üben erkennen Sie nach und nach die Signale Ihres Körpers.

Suchen Sie nach Ihren energetischen Verbindungen

Eine der wirkungsvollsten Übungen, mit denen Sie Ihre energetischen Verbindungen aufspüren können, besteht darin, in einem meditativen Zustand den eigenen Körper zu scannen. Die Methode ist einfach und zugleich sehr wirkungsvoll:

1. Setzen Sie sich an einen Platz, an dem Sie sich sicher und behaglich fühlen. Achten Sie darauf, dass Sie es warm haben.
2. Schließen Sie die Augen und atmen Sie ein paarmal sehr tief und entspannt ein und aus.
3. Stellen Sie sich vor, dass Ihr Körper auf einem grasbewachsenen Hügel steht, aber dass Sie aus Ihrem Körper herausgetreten sind, sodass Sie sich selbst aus einer kurzen Distanz sehen können.
4. Während Sie Ihren Körper betrachten, sehen Sie Schnüre, Seile und vielleicht sogar ein paar dünne Spinnweben aus Energie aus Ihren Chakren und aus verschiedenen Bereichen Ihres Körpers herausströmen. Achten Sie auf ihre Farbe, Struktur, Größe und Temperatur sowie darauf, wo in Ihrem Körper sie jeweils haften.
5. Wählen Sie eine der Energieschnüre aus und stellen Sie sich vor, sie zu berühren. Wenn Sie können, heben Sie sie sanft ein wenig an und lassen Sie Ihre Hand an der Unterseite der Schnur entlanggleiten. Dann stellen Sie sich vor, dass Sie die Schnur bis zu der damit verbundenen

Person, dem Ort, dem Gegenstand oder der Situation zurückverfolgen.

6. Schreiben Sie auf, was Sie entdeckt haben, sobald Sie aus dieser Meditation aufgetaucht sind.

Energetische Verbindungen mit der Rute oder dem Pendel aufspüren

Rutengehen oder Pendeln ermöglicht es Ihnen, Ihre Intuition anzuzapfen. Mithilfe eines Pendels oder einer Wünschelrute können Sie Antworten auf konkrete Fragen erhalten.

Ein Pendel besteht aus einem kleinen, schweren Pendelkörper, der an einer Schnur oder einer Kette hängt und von einem fixen Punkt aus schwingen kann. Der Pendelkörper kann aus Kristall, Stein, einer großen Perle, einem Schlüssel oder einem anderen geeigneten Gegenstand bestehen. Sie brauchen sich kein Pendel kaufen, sondern können sich selbst einen herstellen. Wenn Sie eine Halskette verwenden, müssen Sie nur darauf achten, dass beispielsweise ein Stein oder ein Amulett an ihm hängt, die schwer genug sind, um ein Hin- und Herschwingen zu ermöglichen.

Rutengehen ist seit Tausenden von Jahren bekannt. Prähistorische Höhlenmalereien in Algerien zeigen frühe Menschen mit Wünschelrute, und die Forschung hat Hinweise darauf gefunden, dass sich Chinesen und Ägypter im Altertum des Rutengehens bedienten. Die ersten schriftlichen Beschreibungen stammen aus dem Mittelalter. Das aus dem Jahr 1556 stammende Buch mit dem Titel *De re metallica* enthält mehrere Holzschnitte, die das Rutengehen mit einem gegabelten Ast darstellen.

Viele glauben, dass sich Rutengeher unbewusst an den Wissensstrom anschließen, der auf der Ebene des kollektiven Unbewussten allen Menschen zugänglich ist. Der Körper des Rutengehers dient dabei als Antenne und Sender für unsichtbare Energie, Schwingungen und Strahlungen. Die Wünschelrute zeigt durch Ausschlagen die empfangene Information an. Kleine Änderungen im elektromagnetischen Feld der Erde lösen leichte Reize im motorischen Nervensystem des Rutengehers aus, die durch die Bewegungen der Rute oder auch des Pendels sichtbar werden. Es ist allerdings wichtig, im Blick zu haben, dass das Pendel oder die Rute von den unbewussten Überzeugungen des Menschen beeinflusst wird.

Jeder kann Rutengehen bzw. Pendeln lernen, denn es werden Ressourcen angezapft, die uns allen zur Verfügung stehen. Es gibt viele Arten, aber um Ihre Energieschnüre zu erforschen, sollten Sie mit dem Pendeln beginnen, weil das leichter zu erlernen ist. (Wie man das Pendeln für das Durchtrennen von Energieschnüren einsetzen kann, wird im dritten Kapitel beschrieben.)

Folgende Schritte sind für ein erfolgreiches Pendeln erforderlich:

Stellen Sie selbst ein Pendel her oder kaufen Sie sich eines. Wenn Sie sich dafür entscheiden, ein Pendel zu kaufen, dann wählen Sie eines, das Ihnen gefällt und sich für Sie gut anfühlt. Probieren Sie es aus, bevor Sie es kaufen. Pendelkörper können aus Stein, Kristall, Bleikristall, Holz oder Metall gefertigt und sehr schön sein. Die besten Pendelkörper haben eine symmetrische Form und an einem Ende eine Spitze; aber andere Formen tun es auch.

Bevor Sie mit Ihrem Pendel zu arbeiten beginnen, sollten Sie es energetisch aufladen. Sie können das tun, indem Sie Ihre Hände darüberhalten und sich vorstellen, dass Licht aus Ihren Händen in das Pendel dringt. Diese energetische Aufladung Ihres Pendels verbessert fast immer seine Funktionsweise.

Der nächste Schritt besteht darin, dass Sie die Schnur oder Kette einige Zentimeter vom Pendelkörper entfernt (es empfiehlt sich ein Abstand zwischen 8 und 30 cm) fest zwischen Daumen und Zeigefinger halten, sodass der Pendelkörper frei und ruhig schwingen kann. Wenn Sie Ihren Ellenbogen fest an den Körper pressen oder ihn auf einem Tisch abstützen, können Sie Ihren Arm ruhig halten und Ihre Energie erden.

Finden Sie heraus, wie Ihnen Ihr Pendel antwortet. Um sich mit der Verwendung des Pendels vertraut zu machen, stellen Sie ihm eine Frage, auf die Sie bereits die Antwort kennen. So wissen Sie, welche Pendelbewegungen als Ja und welche als Nein zu deuten sind. Wenn Sie das Pendel beispielsweise fragen, ob sich die Erde um die Sonne dreht, und es als Antwort in einer senkrechten Richtung zu Ihrem Körper schwingt, also auf Ihren Körper zu und wieder von ihm weg, dann wissen Sie, dass diese Bewegung ein Ja anzeigt. Normalerweise, aber nicht immer, bedeutet es ein Ja, wenn das Pendel senkrecht vor Ihrem Körper vor- und zurückschwingt, während ein paralleles Hin-und-herschwingen vor Ihrem Körper üblicherweise ein Nein anzeigt. Ein kreisendes Schwingen im Uhrzeigersinn bedeutet normalerweise Ja, ein kreisendes Schwingen gegen den Uhrzeigersinn Nein.

Zur Gewöhnung an Ihr Pendel ist es sinnvoll, anfangs mit sehr einfachen, direkten Fragen zu üben, etwa: »Bin ich ein Mann?« oder: »Ist es jetzt Tag?«. Bald können Sie Ihrem Pendel andere Fragen stellen, die Sie interessieren. Aber bevor Sie eine Information über Ihr Pendel einholen, sollten Sie sich die folgenden Fragen zunächst selbst beantworten:

- ***Kann ich?*** Diese Frage bezieht sich darauf, ob Sie das erforderliche Wissen besitzen, um die von Ihnen erstrebte Antwort zu erhalten. Wenn Sie beispielsweise Fragen über Ideenstränge stellen, aber nicht wirklich wissen, was ein Ideenstrang ist, ist das Pendel nur von beschränktem Nutzen für Sie.
- ***Sollte ich?*** Diese Frage fordert Sie auf, sorgfältig darüber nachzudenken, ob es zu Ihrem Besten ist, zu genau diesem Zeitpunkt Wissen über dieses Thema zu erhalten. Überlegen Sie auch, ob dies für alle Beteiligten hilfreich ist. Denn manchmal sind wir nicht bereit, Antworten auf unsere Fragen zu erhalten.

Wenn Ihre Antwort auf beide Fragen Ja lautet, können Sie den nächsten Schritt tun und mit Ihrem Pendel arbeiten. Denken Sie daran, kurze und präzise Fragen zu stellen, die sich mit Ja oder Nein beantworten lassen. Die Art, wie Sie Ihre Frage formulieren, bestimmt darüber, wie nützlich die Information ist, die Sie erhalten.

Haben Sie keine Sorge, wenn Ihr Pendel nicht sofort auf Ihre Frage reagiert. Manche Anwender haben anfangs so eine Angst davor, eine falsche Antwort zu bekommen, dass sie regelrecht erstarren. Verabschieden Sie sich bewusst von der Vorstellung, dass Sie richtigliegen müssen. Leeren Sie Ihren Geist vollständig. Wenn Ihre eigenen Gedanken schweigen, werden Sie zur Antenne und können auf Ihr Unbewusstes und auf das kollektive Unbewusste zugreifen. Pendeln lässt sich nicht kontrollieren. Sie fungieren als Kanal. Manchmal fließen Antworten mühelos durch Sie hindurch, dann wieder geschieht gar nichts. Lassen Sie los. Wenn Sie entspannt und ausgeglichen sind, können Sie erheblich bessere Ergebnisse erzielen. Und wie immer macht auch hier Übung den Meister.

Bei einem reglosen Pendel hilft es manchmal, es einige Minuten lang in den Händen zu halten oder den Pendelkörper zu reiben oder anzuhauchen. Dies kann die Reaktionsbereitschaft des Pendels erhöhen.

Trauen Sie Ihrer ersten Reaktion. Wenn Sie mit Fragen geübt haben, auf die Sie die Antwort bereits kennen, wenden Sie sich den Fragen zu, auf die Sie noch keine Antwort haben. Das Wichtigste dabei ist, dem zu vertrauen, was Ihnen offenbart wird, was es auch sei. Es ist in Ordnung, die Antwort mit scharfem Blick zu analysieren, aber bitte stellen Sie sich nicht ständig selbst infrage.

Wenn Sie eine neue Frage stellen, halten Sie das Pendel an und beginnen neu. Je mehr Übung Sie haben, desto treffsicherer werden Sie, und desto mehr wächst Ihr Vertrauen in sich selbst. Sobald Sie Ihren Fähigkeiten vertrauen, können Sie damit beginnen, Ihre Energieschnüre zu erforschen.

Stellen Sie Fragen zu unterschiedlichen Personen und Situationen, um Ihre ausgeprägtesten Verbindungsstränge zu entdecken. Möglicherweise ist das Ergebnis für Sie überraschend. Meist ist die erste Antwort die beste.

Stellen Sie Ja-nein-Fragen. Zum Beispiel können Sie fragen: »Verbindet mich ein starker Strang mit Charlene?« Wenn Sie als Antwort ein Ja bekommen, könnte eine zweite Frage lauten: »Ist es eine positive Verbindung?« Und so können Sie entsprechend fortfahren. Denken Sie daran, Ihr Pendel jedes Mal, bevor Sie eine neue Frage stellen, zum Stillstand zu bringen und neu auszurichten. Schreiben Sie die Informationen, die Sie erhalten, auf.

Erkennen Sie unterschiedliche Grade von Wahrheit. Nicht jede Frage kann mit Ja oder Nein beantwortet werden, sondern nur graduell. Ein Beispiel: »Wie stark ist meine momentane

Energie?« Verwenden Sie für graduelle Fragen wie diese die unten abgebildeten Pendelkarten. Wenn Sie zum Beispiel pendeln wollen, wie groß die Wirkung einer Energieschnur von Ihrer Tante auf Ihre Energie ist, könnten Sie feststellen, dass sie eine vierzigprozentige Wirkung auf Sie hat, während sich ein Strang Ihrer Freundin Susanne vielleicht zu zehn Prozent auf Sie auswirkt. Sie können auch pendeln, um die negativen und positiven Folgen für Ihr Energiefeld zu ermitteln. Wenn der Pendelkörper zu den dunkelsten Feldern der Abbildung schwingt, erkennen Sie, dass ein Strang eine schwächende Wirkung auf Sie hat. Wenn er zu einem nur leicht schattierten Feld schwingt, bedeutet dies, dass er eine geringe Wirkung auf Sie hat.

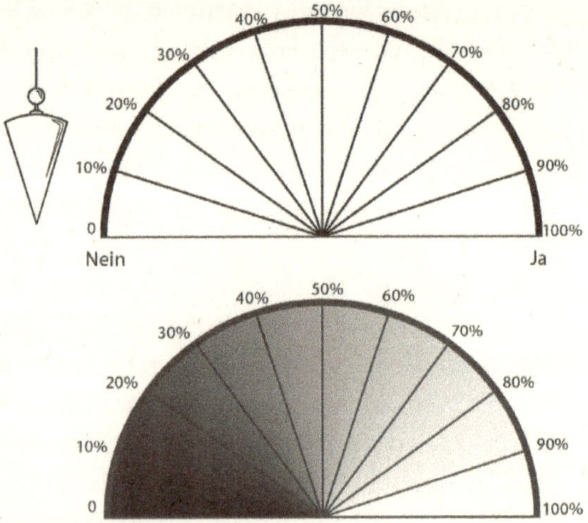

Entdecken Sie die Energieabflüsse in Ihrem Zuhause. Über die Schnüre, die uns mit unserer Wohnung und den darin vorhandenen Objekten verbinden, kann sehr viel Energie abfließen. (Aus diesem Grund haben Entrümpelungsaktionen auch so überaus positive Auswirkungen auf die eigene Energie.) Sie können Ihr Wohn- oder Lebensumfeld auspendeln, um herauszufinden, ob Sie zu bestimmten Bereichen oder Gegenständen schwächende energetische Verbindungen haben. Stellen Sie sich an unterschiedliche Plätze in der Wohnung oder konzentrieren Sie sich auf unterschiedliche Objekte, und achten Sie dann darauf, ob das Pendel ein Ja und damit eine gute energetische Verbindung anzeigt oder ein Nein, also eine negative Verbindung. Wenn beispielsweise das silberne Teegeschirr Ihrer Großmutter Sie daran erinnert, wie manipulativ sie war, könnte es negative Schnüre geben, die an Ihnen anhaften. Informationen wie diese können Sie nutzen, um Gegenstände mit einer für Sie negativen Wirkung wegzugeben.

Sie können Ihr Lebensumfeld auch in einem meditativen Zustand überprüfen. Das geht so: Entspannen Sie sich. Schließen Sie die Augen, und stellen Sie sich vor, dass Sie langsam durch jeden einzelnen Raum gehen. Stellen Sie sich vor, dass Sie die Schnüre an bestimmten Objekten und Bereichen erkennen können. In jedem Raum bleiben Sie stehen und richten sich auf die dort vorherrschende Energie aus. Beobachten Sie, ob Ihre Energie bei einzelnen Objekten oder in den Räumen zu- oder abnimmt.

In diesem Kapitel haben Sie etwas über die Auswirkungen negativer energetischer Verbindungen erfahren sowie darüber, wie man sie erkundet und beurteilt und wann man sich von ihnen befreien kann. Im folgenden Kapitel werden konkrete Methoden zum Durchtrennen von schwächenden energetischen Verbindungen beschrieben.

DURCHTRENNEN SIE DIE FESSELN

Lösen Sie sich aus energetischen Verbindungen, die Sie schwächen

Dieses Kapitel gibt Ihnen Hilfestellungen für die Phasen in Ihrem Leben, in denen Sie sich von jemandem trennen müssen. Sie erfahren, wie Sie schwächende Energieschnüre loslassen, durchtrennen oder reduzieren. Erinnern Sie sich aber daran, dass negative Schnüre ohne weiteres Zutun von selbst zusammenschrumpfen, wenn Ihre Energie stark und klar ist und Ihre Schwingungen stimmig sind. Bevor Sie sich daranmachen, Energieschnüre zu durchtrennen und zu lösen, gibt es einige Dinge, die Sie beachten sollten.

Es kann zu einer Störung Ihres Gleichgewichts führen, wenn Sie wahllos energetische Verbindungen durchtrennen, ohne dabei eine klare Absicht zu verfolgen und zu wissen, *warum* Sie eine Verbindung lösen wollen. Den sakralen Prozess der Durchtrennung einer Verbindung sollten Sie mit größtem Respekt durchführen.

Machen Sie sich vorher bewusst, dass Sie auf irgendeiner Ebene die bei Ihnen vorhandenen Energieschnüre selbst gewählt haben – auch die, die Ihnen nicht zuträglich sind. Natürlich war es höchstwahrscheinlich keine bewusste Entscheidung, negativ wirkende Verbindungen zu haben, aber aus einer spirituellen Perspektive haben Sie zugestimmt oder einen Vertrag auf Lebenszeit geschlossen, dass sich jene Schnüre an Sie anheften dürfen. (Mit einem Vertrag auf Lebenszeit sind hier die Entscheidungen über Ihr gegenwärtiges Leben gemeint, die Sie vor Ihrer Geburt getroffen haben, während Sie sich in der geistigen Welt befanden – üblicherweise mit der Absicht, dadurch spirituell zu wachsen.) Auf einer sehr tiefen Ebene gibt es – wenn auch meist unbewusst – immer eine persönliche Verantwortung für jede Erfahrung im Leben.

Der Gedanke, dass wir aus den schwächenden energetischen Anhaftungen auch Vorteile ziehen, ist nicht gerade angenehm, aber vielleicht fühlen wir uns als Opfer des Lebens, weil unsere Gesellschaft Opfer ehrt und sogar feiert. Das Fernsehen sendet ständig Opfergeschichten, und wir alle haben sofort Mitleid und bedauern jene, denen ein Unglück widerfährt. In unserer Kultur ist es oft leichter, sich als Opfer zu fühlen, statt die Verantwortung für unsere Erfahrungen zu übernehmen.

Selbstverständlich sollten wir großes Mitgefühl mit allen haben, die sich in einer schwierigen Lage befinden, auch mit uns selbst. Aber wir sollten uns stets daran erinnern, dass es aus *spiritueller* Sicht keine Opfer gibt, nur Freiwillige.

Haben negative energetische Verbindungen auch Vorteile?

Hier kommen nun ein paar harte Fragen, aber ihre Beantwortung helfen Ihnen dabei, Verbindungen, die Ihnen nicht guttun, zu verstehen und sich von ihnen zu lösen. Bitte verurteilen Sie sich nicht, wenn Sie einige der Fragen mit Ja beantworten. Das bedeutet lediglich, dass Sie ein Mensch sind. Fast jeder von uns wird, wenn er oder sie ehrlich ist, eine oder mehr dieser Fragen für sich bejahen müssen.

- Genießen Sie unbewusst das Gefühl, gebraucht zu werden, selbst wenn klammernde, bedürftige Menschen Ihnen Ihre Energie rauben? Brauchen Sie es, gebraucht zu werden?
- Haben Sie Ihre Kraft in der Hoffnung an eine Person abgegeben, dadurch ihre die Sympathie zu gewinnen?
- Hat Ihr Bedürfnis nach Anerkennung je Vorrang vor den Bedürfnissen Ihrer Seele gehabt?
- Haben Sie ein gestörtes Verhältnis zu sich selbst, wodurch Sie vermehrt negative Beziehungen in Ihr Leben ziehen?
- Genießen Sie es, in Ihrem Urteil über eine Person oder Situation, die Sie nicht mögen, richtigzuliegen?
- Dramatisieren Sie Ihr Leben gern, indem Sie anderen gegenüber beispielsweise erklären: »Jane ist ein Energievampir!«?
- Finden Sie, dass Sie mit Ihren Überzeugungen oder einer Organisation, der Sie angehören, ein wenig selbstherrlich auftreten?
- Haben Sie das Gefühl, gut zu sein, während andere schlecht sind?
- Genießen Sie es, ständig ein »Held« zu sein, wodurch Sie toxische Verbindungen und Situationen anziehen, die es Ihnen im Endeffekt ermöglichen, Missstände zu beseitigen?
- Erzeugen Sie viele Energieschnüre, weil Sie Ihren persönlichen Wert danach ausrichten, wie beschäftigt Sie sind?

- Sind Ihre persönlichen Grenzen schwach ausgeprägt, und leiden Sie unter dem Bedürfnis, anderen zu gefallen?
- Stellen Sie fest, dass Sie Gespräche wieder und wieder durchgehen und sich wünschen, etwas anderes gesagt zu haben? Fühlen Sie sich wegen der Dinge, die Sie gesagt haben, schuldig? Oder nehmen Sie es jemandem übel, dass Sie ihm nicht alles sagen können, weil Sie nicht wissen, wie er es aufnimmt?
- Werden Sie schnell böse, wenn Sie glauben, dass jemand Sie verurteilt hat, und fühlen sich mit Ihrer Reaktion im Recht?

Wenn Sie einige dieser Fragen bejaht haben, kann dies darauf hinweisen, dass Sie Vorteile aus den Energieschnüren ziehen. Ein Beispiel: Wenn Sie ärgerlich sind über das, was jemand gesagt oder Ihnen angetan hat, heftet sich im selben Moment eine Energieschnur an Sie. Der Vorteil, den Sie daraus ziehen, besteht darin, dass Sie sich im Recht fühlen. Stellen Sie aber einfach nur fest, dass sich jemand Ihnen gegenüber unangemessen verhalten hat, ohne dass es Sie tief in Ihrem Inneren berührt, bildet sich kein Strang.

Es ist schwer, uns selbst objektiv zu prüfen und zu erkennen, dass uns in manchen Fällen tatsächlich die negativen energetischen Anhaftungen gefallen, die wir haben – sogar die, die wir verabscheuen. Diese Art von Selbstprüfung ist der erste Schritt, um uns von negativen Energien zu lösen.

Welche Wurzeln haben Ihre energetischen Verbindungen?

Es empfiehlt sich, dass Sie die Wurzeln Ihrer Anhaftungen untersuchen, bevor Sie mit dem Durchtrennen beginnen. Um wirklich frei zu sein, müssen Sie die tiefer liegenden Probleme heilen und lösen, die zu den Anhaftungen geführt haben. Wenn Sie das nicht tun, ist das Zerschneiden einer Energieschnur manchmal nur eine kurzfristige Lösung, weil sie sich selbst wiederherstellt, wenn Sie nicht verstehen, warum sie überhaupt da ist, und den Grund dafür nicht heilen lassen. Wenn Sie Energieschnüre durchtrennen, ohne sich vorher damit zu befassen, warum sie vorhanden sind, können sie wiederkommen.

Manchmal drücken negative Energieschnüre etwas aus, das man sich nicht eingesteht oder nicht akzeptiert. Es kann energetische Verbindung zu jemandem geben, der Eigenschaften hat, die man an sich selbst nicht aktiviert hat. Beispielsweise kann eine Frau eine energetische Verbindung zu jemandem aus der Politik mit sehr viel Selbstvertrauen haben, weil sie sich unbewusst danach sehnt, ihr eigenes Selbstwertgefühl aufzuwerten. Sie hat sich das noch nicht offen eingestanden und verbindet sich daher mit jemandem, der diese Eigenschaft hat. Dieser Strang kann einen Mangel an Selbstvertrauen bei ihr zum Vorschein bringen.

Noch ein Beispiel: Gerald trägt eine Menge unterdrückter Wut mit sich herum. Er hält sich für einen friedlichen Menschen, aber jeder in seiner Umgebung kann bestätigen, dass bei Gerald dicht unter der Oberfläche ganz andere Gefühle brodeln. Die meisten seiner Kollegen bezeichnen ihn als passiv aggressiv. Weil er seine Wut nicht akzeptiert hat, kanzelt Gerald jeden, der wütend ist, scharf ab. Er gesteht sich seine eigene Wut nicht ein, daher projiziert er seine Kritik an sich selbst auf andere, die sich ähnlich verhalten wie er. Dadurch steckt Gerald in jeden, den er ablehnt, eine Energieschnur. Solange er sich selbst verurteilt, kann er nicht anders. Auf diese Weise hat er sich in den Energiefeldern zahlreicher wütender Menschen verhakt. Infolgedessen sind seine Chakren durch Wut blockiert – sowohl durch seine eigene als auch durch die anderer.

Es ist also außerordentlich nützlich, wenn Sie die Quelle Ihrer negativen Schnüre verstehen. Das Wunderbare daran: Sobald Sie Ihre eigenen Probleme lösen, verschwinden nach und nach die Menschen, die von Ihren gestörten Anteilen angezogen wurden und mit Ihnen energetisch verbunden waren.

Negative Energieschnüre sind keine Dämonen (zumindest nicht unbedingt)

Bitte denken Sie nicht, dass die Person, deren Energieschnur Sie durchtrennen wollen, ein Monster ist, während Sie ein unschuldiges Opfer sind. Ein derart heftiges Urteil erzeugt wiederum alle Arten von Energieschnüren und kann Ihr Aurafeld stark schädigen. Erinnern Sie sich daran: Andere wären nicht fähig, sich an Sie anzuheften, wenn es nichts gäbe, an das sie sich anheften können.

Es gibt Zeiten, in denen es sich so anfühlen kann, als handele es sich wirklich um Dämonen. Und ich weiß aus eigener Erfahrung, dass es sehr schwierig sein kann, Ängste loszulassen, wenn man jemanden in seiner Nähe hat, der grausam, unfair oder unfreundlich ist. Doch solche Gefühle schaden Ihnen und machen es fast unmöglich, die Schnüre zu der jeweiligen Person zu kappen.

Wenn Ihnen jemand wirklich unrecht getan hat, besteht die beste Vergeltung darin, dass Sie diese Person für immer vollständig aus Ihrem Energiefeld löschen. Dafür müssen Sie loslassen, Ihre Urteile aufgeben und das Bedürfnis, damit recht zu haben. Es ist eines der schwierigsten Dinge, doch es lohnt sich. Sie werden sich unbeschwerter und mehr im Einklang mit sich selbst und mit der Welt fühlen.

Es ist wichtig zu wissen, dass das Durchtrennen von Schnüren eine andere Person nicht zwangsläufig ändert. Wer vorher ein Narr war, wird danach wahrscheinlich auch noch ein Narr sein. Das Durchtrennen einer Schnur bedeutet lediglich, dass er oder sie nicht mehr mit Ihrer Energie verknüpft ist und Ihnen daher keine Probleme mehr bereitet.

Manchmal kommt es vor, dass die Person, zu der Sie die energetische Verbindung durchtrennt haben, Sie direkt danach anruft und die Verbindung wiederherstellen will. Auf einer energetischen Ebene hat sie die Trennung gespürt und will Sie in ihr Leben zurückziehen. Wenn es sich um eine vergangene, gestörte Beziehung handelt, bedeutet dieser Anruf nicht notwendigerweise, dass der Mensch Sie tatsächlich wieder in seinem Leben haben will. Es kann jedoch heißen, dass er Ihnen weiterhin Energie abziehen oder Sie sogar kontrollieren will. Wenn also jemand, von dem Sie sich gerade gelöst haben, versucht, wieder in Ihr Leben einzutreten, dann wünschen Sie ihm oder ihr am besten einfach alles Gute und ignorieren die Anrufe oder sonstigen Versuche einer erneuten Kontaktaufnahme.

Manche energetischen Schnüre müssen nicht durchtrennt werden

Bevor Sie irgendwelche Schnüre kappen, sollten Sie prüfen, ob Sie vielleicht auf der körperlichen Ebene etwas gegen den Raubbau an Ihrer Energie tun können. Manchmal brauchen Sie Verbindungen gar nicht zu durchtrennen, weil schon kleinere Veränderungen ausreichen. Wenn es beispielsweise jemanden in Ihrer Verwandtschaft gibt, in dessen Nähe Sie sich ständig erschöpft fühlen, kann es helfen, einfach weniger Zeit mit dem oder der Betreffenden zu verbringen. Oder wenn Sie energetische Anhaftungen an Gegenstände in Ihren vier Wänden haben, die bei Ihnen negative Vorstellungen oder Gefühle auslösen, dann lassen Sie sie aus Ihrem Energiefeld verschwinden, indem Sie sich ihrer entledigen.

Es mag zwar leichter erscheinen, einfach ein Trennungsritual durchzuführen, doch manche Gegenstände sind mit derart starken Assoziationen verbunden, dass sich die Schnüre erneut ausbilden können. Deshalb ist es besser, den Gegenstand aus seinem Zuhause und aus seinem Leben zu entfernen. Das kann auf Beziehungen übertragen werden: Verbringen Sie weniger Zeit mit den Menschen, die Ihre Energie dezimieren; dann kann es sein, dass Sie keinerlei Schnüre mehr zu durchtrennen brauchen.

Zentrieren und konzentrieren Sie sich vor jedem Durchtrennen von Energieschnüren

Vor jedem Zerschneiden von Schnüren ist es hilfreich, wenn Sie Ihre Energie optimieren, weil das Ritual dadurch kraftvoller wird. Dazu begeben Sie sich in einen meditativen Zustand. Wenn Ihr Geist abzuschweifen beginnt, bringen Sie ihn sanft, aber bestimmt zurück. Es hilft, wenn Sie sich auf ein Bild konzentrieren oder wenn Sie ein Mantra sprechen. Sie können sich beispielsweise eine Rose vorstellen und sich jede sanfte Kurve ihrer Blütenblätter und ihren Duft ausmalen. Nehmen Sie wahr, wo der Stängel in die Blüte übergeht. Stellen Sie sich so intensiv auf die Rose ein, dass alles andere einfach von Ihnen abfällt. Wenn Sie diese Konzentration zwanzig Minuten lang in einem ruhigen, meditativen Zustand aufrechterhalten können, haben Sie die Voraussetzung dafür geschaffen, sich erfolgreich von den Schnüren zu befreien, die Sie fesseln.

Manche der Methoden zur Trennung beinhalten eine Visualisierung. Seien Sie nicht beunruhigt, wenn Sie nicht sofort Bilder empfangen. Es ist Ihre Absicht, die zum Ergebnis führt. Behalten Sie eine klare, konzentrierte Absicht bei, dann können Sie Schnüre ebenso wirkungsvoll entfernen, als würden Sie eine Visualisierung durchführen.

Manche Leute zweifeln daran, dass das Durchtrennen von Schnüren bzw. das Abschirmen wirklich funktioniert, wenn es nur auf Visualisierung basiert. Tatsächlich aber kann Visualisierung eine der kraftvollsten Methoden sein. Als meine Tochter Meadow etwa dreieinhalb Jahre alt war, kam meine Bekannte Ruth zu Besuch, und ich konnte fühlen, wie meine Energie während unseres Gesprächs abfiel. Um dies zu stoppen, visualisierte ich eine wunderschöne Rose zwischen Ruth und mir. Ich wollte die beunruhigende Energie abmildern, die zwischen uns floss, und die Veränderung war gewaltig. Meine Energie begann sofort, sich zu erholen. Genau in dem Moment tappte Meadow ins Wohnzimmer. Sie zeigte auf den Raum zwischen Ruth und mir und rief: »Mommy, Mommy! Sieh die Rose! Schön!« Sie »sah« die von mir visualisierte Rose. Es war eine kraftvolle Bestätigung der Wirksamkeit von Visualisierung, die in der Tat Gewicht und Größe hat.

Es sei erneut darauf hingewiesen, dass Sie, nur weil Sie energetische Schnüre zwischen sich und jemand anderem durchtrennen, noch lange nicht darauf verzichten müssen, eine wunderbare Beziehung zu diesem Menschen zu haben. Oft verbessert das eine Beziehung sogar. Es heißt nicht, dass Ihnen diese Person nichts bedeutet oder dass Sie nicht weiter mit ihr befreundet sein wollen. Es heißt nur, dass alle schädigenden oder schwächenden Schnüre aufgelöst werden. Es befreit Sie, sodass Sie mehr Energie und Lebensfreude gewinnen, und befähigt Sie, klare Grenzen zu ziehen. Ihre Gefühle sind dann wieder *Ihre* Gefühle, und Ihre Gedanken *Ihre* Gedanken. Das Gegenteil von Angst ist Liebe, und gestörte Schnüre haben ihren Ursprung normalerweise in Angst. Lassen Sie die Angst los, begeben Sie sich in das Feld der Liebe, und alle negativen Schnüre fallen einfach von Ihnen ab.

Methoden zur Beseitigung von Energieschnüren

Im Folgenden stelle ich Ihnen mehrere wirkungsvolle Methoden zum Entfernen von Schnüren vor, die Ihnen nicht zuträglich sind. Welche Methode sollten Sie anwenden? Alle funktionieren, aber manche eignen sich für die eine Person besser als für eine andere. Ich schlage vor, dass Sie ein paar ausprobieren. Dann werden Sie schon bald diejenigen Methoden herausfinden, die für Sie persönlich am wirkungsvollsten sind.

1. Methode: Schnüre mit dem Messer durchtrennen

Ob Sie diese Methode nun auf physische oder nicht physische Weise durchführen – sie erfordert Mitgefühl und eine kraftvolle Absicht. Wenn Sie aufgewühlt oder wütend sind, während Sie es tun, wird es Ihnen vielleicht gelingen, die Schnur zu durchtrennen, aber Ihre Wut wird die Energie der Person zu Ihnen hinziehen, und dann heftet sich die Schnur erneut an Sie an. Ich weiß, dass es nicht einfach ist. Wenn Sie eine Schnur durchtrennen, tun Sie das, weil sie Ihr Gleichgewicht stört oder Sie sich von jemandem bedrängt fühlen. Doch je mehr Sie sich lösen und zum neutralen Beobachter werden können, weil Sie verstanden haben, dass es einen Grund für die Anhaftung gab – und Sie auf irgendeiner Ebene Vorteile daraus gezogen haben –, desto leichter wird es, sie zu beseitigen.

Nicht physische Trennung

1. Reinigen Sie sich. Duschen Sie sich, reiben Sie sich mit Salz ein, und spülen Sie das Salz mit kaltem Wasser ab. Das kalte Wasser erfrischt Ihr Aurafeld. Sie können auch ein Salzwasserbad nehmen und sich anschließend kalt abspülen. Ziehen Sie nach Ihrer Reinigung helle, saubere Kleidung an. Helle Farben reflektieren, während dunkle Farben absorbieren, und Sie wollen ja, dass ungesunde Anheftungen abgleiten, statt absorbiert zu werden.

2. Trinken Sie viel Wasser. Es ist wichtig, dass man vor diesem Ritual ausreichend Wasser trinkt, am besten energetisiertes Wasser. Dafür halten Sie entweder die Hand darüber und segnen es, oder Sie stellen das Wasser mindestens fünf Stunden lang in die Sonne oder in das Licht von Mond und Sternen, damit es die himmlischen Kräfte energetisieren.

3. Schreiben Sie Ihre Absicht auf. Formulieren Sie klar und genau, wen oder was Sie von sich lösen wollen. Manchmal hilft es, wenn man genau aufschreibt, was man erreichen will, und den Zettel auf seinen persönlichen Altar legt. Wenn Sie keinen Altar haben, zünden Sie eine Kerze an und legen die Liste unter die Kerze.

4. Setzen Sie sich an einen behaglichen Ort. Schließen Sie die Augen und entspannen Sie sich. Es ist förderlich, im Hintergrund atmosphärische Musik laufen zu lassen. Mithilfe von Musik kann man schneller tiefere Ebenen erreichen. Atmen Sie einige Atemzüge tief ein und aus. Stellen Sie sich bei jedem Atemzug vor, dass Sie beim Einatmen eine schillernde, frische Energie erfüllt und Sie beim Ausatmen alles loslassen, was Sie nicht mehr haben möchten.

5. Rufen Sie Ihre Führer an. Bitte Sie Ihre spirituellen Führer, Engel und Ahnen um Unterstützung und Führung. Bitten Sie voller Dankbarkeit, dass sie Ihnen zum Besten aller helfen, Sie von dem zu befreien, was Sie nicht mehr brauchen können.

6. Visualisieren Sie. Stellen Sie sich vor, dass Sie auf einem hohen, grasbewachsenen Hügel stehen. In der Ferne sehen Sie vielleicht schneebedeckte Berge oder ein lichtüberflutetes Meer. Nehmen Sie sich Zeit, um ein Gefühl für diesen erhöhten Aussichtspunkt zu bekommen. Stellen Sie sich vor, wie die hohen Gräser langsam in einer sanften Brise wogen. Sehen Sie die weißen Wolken über Ihrem Kopf. Nehmen Sie sich einen Moment Zeit, um sich stark und geerdet zu fühlen. Ein Weg schlängelt sich nach oben auf den Hügel. Alles und jeder mit einer Verbindung zu Ihnen kann den Pfad zu Ihnen heraufkommen, wenn Sie das wünschen.

7. Schneiden Sie durch und lassen Sie los. Sie bemerken, dass Sie in der Hand eine große, scharfe Schere oder ein langes, scharfes Messer halten, die sich heilig anfühlen. Wenn die erste Person, zu der Sie die Verbindungsschnüre durchtrennen wollen, auf dem Pfad erscheint, stellen Sie sich vor, dass sie direkt vor Ihnen steht. Blicken Sie auf die Sie verbindenden Schnüre. Wenn sie eine strahlend helle Farbe haben und leuchten, können Sie vielleicht überlegen, sie bestehen zu lassen. Wenn Sie irgendwelche dunklen, trüben oder verschrumpelten Schnüre entdecken, nehmen Sie Ihre Schere oder Ihr Messer und durchtrennen sie. Wenn sich Ihr Schneidegerät stumpf anzufühlen beginnt, halten Sie es über Ihren Kopf, damit es durch das Licht der Sonne geschärft wird. Manchmal scheint sich eine Schnur, die Sie durchtrennt haben, neu zu bilden. Durchtrennen Sie sie einfach wieder und wieder oder reißen Sie sie sogar ganz heraus. Schließlich bleibt sie durchtrennt.

8. Bekräftigen Sie. Während Sie die Verbindung durchschneiden, sagen Sie mit klarer Absicht: »Was mein ist, ist meins. Was dein ist, ist deins.« Sie können auch sagen:

- »Ich, (nennen Sie Ihren Namen), löse und durchtrenne hiermit alle energetischen Schnüre, die nicht unserem Besten dienen und es nicht unterstützen.«
- »Während ich die Verbindungen zu dir zerschneide, würdige ich meinen Freiraum und würdige ich deinen Freiraum. Wir bestehen beide frei weiter in unserem eigenen Licht. Ich bin frei. Du bist frei.«
- »Nur das, was nützlich und stärkend ist, bleibt bestehen.«

Dabei sollten Sie eine sofortige Aufhellung Ihres Energiefelds spüren.

9. Zeigen Sie Dankbarkeit. Danken Sie der Person (oder dem Gegenstand oder der Situation), dass sie in Ihrem Leben war, und schicken Sie ihr dann aufrichtige Segenswünsche für ihre eigene Reise. Das ist ein wichtiger Teil des Prozesses. Er vervollständigt den Kreis und erleichtert es Ihnen, in Ihrem Leben ohne die bisherige Verbindung weiter voranzugehen.

Physische Trennung

Die physische Trennung der Schnur kombiniert eine Visualisierung mit einem echten Messer oder einer Schere. Die einzelnen Schritte gleichen dem oben beschriebenen Verfahren, doch statt zu sitzen, stehen Sie aufrecht und kraftvoll da. Sie halten das Schneideinstrument, das Sie für die Schnurdurchtrennung verwenden wollen, in der Hand, statt es zu visualisieren, und schneiden damit an der Stelle durch die Luft, an der Sie die Schnur wahrnehmen. Achten Sie ganz besonders auf den Solarplexus, weil er am häufigsten durch Anhaftungen blockiert wird. Passen

Sie auf, dass Sie sich nicht selbst schneiden. Halten Sie beim Schneiden die Augen immer offen. Waschen Sie hinterher das Schneideinstrument unter sehr kaltem Wasser ab, um es von zurückgebliebenen Energien zu reinigen.

Einsatz einer schwarzen Schnur

Besorgen Sie sich ein Foto von der Person, von deren Energieschnüren Sie sich trennen wollen, und nehmen Sie ein Foto von sich selbst. Rollen Sie jedes der beiden Fotos zu einer Rolle und wickeln Sie um die erste Rolle eine lange schwarze Schnur, ein schwarzes Band oder einen schwarzen Faden. Wenn Sie sich keine Fotos beschaffen können, nehmen Sie einfach zwei Zettel, schreiben Ihre jeweiligen Namen darauf und rollen Sie die Zettel zusammen. Nachdem Sie die erste Rolle zugebunden haben, lassen Sie mindestens 22 cm Faden oder Schnur zwischen den beiden Rollen frei liegen und umwickeln die zweite Rolle mit dem restlichen Band. Vergegenwärtigen Sie sich meditativ Ihre Absicht, dass alles, was Sie nicht brauchen können, entfernt wird. Sie können etwa Folgendes sagen oder beten:

> »Ich rufe das reine Licht des göttlichen Geistes an, durch mich hindurchzufließen. Die Liebe des Schöpfers umhüllt und beschützt mich. Nur das, was mich unterstützt und fördert, ist mit mir verbunden. Ich bin sicher und stark, und mir geht es gut. Alles ist gut.«

Nehmen Sie nun Ihre Schere oder Ihr Messer und durchtrennen Sie die Schnur mit einem sauberen Schnitt. Ich empfehle Ihnen, die beiden Teile zu nehmen und sie getrennt voneinander zu entsorgen, etwa indem Sie sie in einer größeren Entfernung voneinander vergraben. Ideal wäre es, wenn Sie sie mit der Zielsetzung verbrennen würden, dass alle Schnüre klar sind und strahlen und sich in Übereinstimmung mit dem für alle Besten befinden.

Traditioneller Einsatz des Messers zum Schnurdurchtrennen

Die Verwendung eines Messers zum Durchschneiden von Schnüren ist in vielen Traditionen verankert. Ich war bei einer Hochzeit auf Bali, und die Person, die die Trauung vollzog, hatte ein reich verziertes balinesisches Messer dabei, mit dem symbolisch alle Verbindungsschnüre zu anderen durchtrennt wurden, um auf diese Weise die enge Verbindung des Paares anzuzeigen.

Auch in Tibet wird ein kunstvoll gestaltetes halbmondförmiges Messer, genannt *kartika,* dafür verwendet, stoffliche und weltliche Bande zu durchschneiden, die nicht länger nützlich sind. An seiner Spitze ist das Messer mit einer *varja* verziert, einem lampenartigen Gebilde, das dabei helfen soll, die Unwissenheit zu zerstreuen und zur Erleuchtung zu führen. Ein weiteres im tibetischen Buddhismus verwendetes Messer trägt den Namen *phurba.* Dabei handelt es sich um ein dreischneidiges Zeremonienmesser, das viele Zwecke erfüllt. Einer besteht darin, »dämonische Denkformen« zu vernichten und anschließend eine Läuterung zu bewirken. Dem liegt der Glaube zugrunde, dass das *phurba* negative Verbindungen zu Entitäten, Menschen und Denkformen durchschneiden kann, einschließlich jener, die von einer Gruppe erzeugt werden. Denkformen sind energetische Manifestationen der Gedanken, Ideen und Gefühle eines Individuums oder einer Gruppe von Menschen. Manche Menschen können sie spüren, etwa wenn sie einen Raum betreten, nachdem dort ein Streit stattgefunden hat. Sie fühlen die Schwere, die auf dem Raum lastet.

Auch in anderen Kulturen werden Zeremonienmesser zum Durchtrennen von Verbindungen verwendet. Bei neopaganistischen (neuheidnischen) Ritualen wird ein *athame* genanntes Messer eingesetzt, um Energie zu lenken (aber nicht zum Durchschneiden energetischer Schnüre); ferner ein als *boline* bezeichnetes Messer, das sichelartig gekrümmt ist und das man unter anderem zum Durchschneiden negativer Energieschnüre verwendet.

Mir wurde erzählt, dass in einigen indianischen Kulturen eine Bären- oder Adlerkralle dem Zweck dient, symbolisch Energieschnüre herauszureißen. Auch wenn sich das für mich stimmig anhört, habe ich keine konkreten Belege dafür.

Die Verwendung eines Kristalls oder Steins zur physischen Schnurdurchtrennung

Die Schritte für eine physische Schnurdurchtrennung mit einem Kristall oder Stein gleichen den oben beschriebenen. Aber achten Sie darauf, einen facettierten oder eckig geschliffenen, mit einer Spitze versehenen Kristall oder Stein zu verwenden und nicht einen rundlichen Trommelstein. Schwarzer Obsidian, der zu einer Pfeilspitze behauen wurde, ist ein machtvolles Instrument für die Durchtrennung. Ein Stab aus schwarzem Turmalin eignet sich auch hervorragend dafür. Verwenden Sie diese Objekte in der gleichen Weise wie ein Messer.

2. Methode: Umfassen, ausreißen und erden

Diese Methode wendet man am besten draußen an, aber sie kann auch in Form einer inneren meditativen Reise durchgeführt werden. Sie gleicht dem Ausreißen von Unkraut mit all seinen Wurzeln.

Draußen: Umfassen, ausreißen und erden

1. Barfuß und mittig. Wenn Sie diese Methode draußen anwenden, dann am besten barfuß und in der Nähe eines Baumes. Spreizen Sie die Beine leicht und verteilen Sie Ihr Gewicht gleichmäßig auf beide Beine. Schwingen Sie sanft vor und zurück und nach rechts und links, bis Sie spüren, dass Sie Ihren Mittelpunkt gefunden haben. Stehen Sie still und stellen sich vor, dass Sie ein Baum des Lebens sind, Ihre Wurzeln tief in die Erde reichen und Ihre Äste hoch in den Himmel ragen.

2. Beobachten. Stellen Sie sich mit geschlossenen Augen vor, dass Sie Ihren Körper scannen. Achten Sie auf alle Energieschnüre, die rau oder dumpf sind. Es ist nicht erforderlich, dass Sie jedem Strang bis an seine Quelle folgen. Es reicht, wenn Sie einfach nur die Schnüre oder Verbindungen wahrnehmen, die nicht vor Lebenskraft vibrieren.

3. Umfassen. Ermitteln Sie die erste Schnur, die Sie beseitigen wollen, und stellen Sie sich vor, dass Sie sie in die Hand nehmen. Sie können dies physisch mit der Hand tun oder visualisieren, wie Sie es tun.

4. Ausreißen. Sobald Sie das Gefühl haben, die Schnur fest in der Hand zu halten, ziehen Sie sie sanft, aber mit gleichmäßiger Zugkraft heraus. Es kann sein, dass Sie sanft daran rütteln müssen, um sie entfernen zu können. Es kann sich anfühlen, als würden Sie vorsichtig einen Unkrautstrunk mit seinen Wurzeln aus der Erde ziehen, sodass er im Ganzen herauskommt und nichts davon abreißt. Manchmal können Sie dabei ein dem Vorgang entsprechendes Gefühl in Ihrem Körper wahrnehmen. Das ist nichts Ungewöhnliches oder Beunruhigendes. Sie werden wissen, wann die Schnur entfernt ist, weil Sie dann keinerlei Spannung mehr wahrnehmen.

5. Erden. Sobald die Schnur entfernt ist, greifen Sie rasch nach unten und legen Sie ihr Ende auf die Erde, um sie zu erden und dadurch zu neutralisieren. Mutter Erde kann alle energetischen Anhaftungen umwandeln. Stellen Sie sich nun vor, dass sich all die Löcher, die die ausgerissene Schnur in Ihrem Körper zurückgelassen hat, mit Licht und Liebe füllen.

Sie können diesen Prozess mit jedem negativen Strang wiederholen, den Sie entdecken. Wenn Sie fertig sind, duschen Sie ausführlich, und spülen Sie sich zum Schluss kalt ab. Sie können auch ein Epsomsalz-Bad nehmen und sich anschießend kalt abduschen. Innerhalb von vierundzwanzig Stunden sollten Sie eine beträchtliche Veränderung bemerken.

Drinnen: Umfassen, ausreißen und erden

Dieses Ritual kann auch im Haus mithilfe einer Visualisierung durchgeführt werden, und es kann genauso wirkungsvoll sein.

Es kommt lediglich darauf an, dass Sie dabei einem klaren Vorsatz folgen. Reinigen Sie sich anschließend auf die gleiche Weise.

3. Methode: Spirituelles Trennen

Bitten Sie um spirituelle Unterstützung, um sich von schwächenden Verbindungen zu befreien. Die Hilfe kann von Ihren Geistführern, Ahnen, den Engeln oder vom Schöpfer kommen. Diese kraftvolle Methode kann sich wie eine Art spirituelle Beschneidung anfühlen, bei der Ihre höheren Führer das von Ihnen abtrennen, was Ihre Seele nicht gebrauchen kann. Die Hilfe von Erzengel Michael ist eine der kraftvollsten Möglichkeiten, energetische Verbindungen zu beseitigen. Bitten Sie ihn, mit seinem Flammenschwert alles zu durchtrennen, was Sie nicht mehr benötigen. Sie können zum Beispiel sagen:

> »Erzengel Michael, in tiefer Dankbarkeit rufe ich dich an, mir und (nennen Sie hier den Namen der anderen Person) zu helfen, sämtliche einschränkenden Verbindungen zu lösen, die uns aneinanderbinden. Ich erkenne meinen Anteil an dieser Anhaftung an und würdige die Lektionen, die ich gelernt habe. Ich bin nun bereit, mich zu befreien und loszulassen.
> Ich bitte darum, dass alle Verbindungen zum Besten von uns beiden aufgelöst und verwandelt werden. Ich bitte darum, dass Vergebung und Friede zwischen uns fließen und jeder von uns in seinem eigenen Energiefeld mit Liebe versiegelt werden möge.«

Alternativ dazu können Sie visualisieren, wie einer Ihrer Geistführer die energetischen Schnüre beseitigt. Sie sehen vielleicht, wie er seine heilige Schere nimmt, um sie zum Trennen Ihrer Verbindungen einzusetzen, etwa so, wie man vielleicht einen verwucherten Baum beschneidet. Sie können sich vorstellen, dass Sie sich in einem Tempel oder an einem heiligen Ort befinden, während die Schnüre gekappt werden. Denken Sie an den sehr wichtigen Schritt, für alles, wovon Sie befreit werden, dankbar zu sein. Dies verstärkt den erzielten Erfolg.

4. Methode: Pendeln und auflösen

Wie in Kapitel 2 erläutert, ist das Pendel ein machtvolles Instrument, das Ihnen zu erkennen hilft, welche Schnüre an Ihnen haften. Es kann auch zur Befreiung von energetischen Verbindungen eingesetzt werden. Hier die einzelnen Schritte:

1. Stellen Sie sich die Seile und Schnüre vor. Visualisieren Sie die Schnüre, die Sie durchtrennen wollen. Stellen Sie sich vor, wie sie zwischen Ihnen und der anderen Person, dem Verhalten, dem Gegenstand oder der Überzeugung verlaufen, die Sie von sich abtrennen wollen.

2. Halten Sie das Pendel vor sich. Lassen Sie es hin- und herschwingen. Am Anfang mag es sich anfühlen, als würden *Sie* das bewirken. Das ist in Ordnung. Irgendwann haben Sie dann vielleicht das Gefühl, dass es sich von selbst bewegt.

3. Visualisieren Sie, dass ein kräftiges Licht von Ihrem Pendelkörper ausstrahlt. Stellen Sie sich vor, dass das Licht, während

Ihr Pendel schwingt oder kreist, heller und heller wird. Dieses schwingende oder kreisende Licht durchtrennt alle Schnüre, die Sie nicht mehr brauchen können.

4. Fangen Sie über Ihrem Kopf an. Während sich Ihr Pendel bewegt (sehr ähnlich dem Pendel einer Uhr), halten Sie es erst ein paar Zentimeter vor sich und heben Sie es dann über Ihren Kopf. Senken Sie es dann langsam ab. Während Sie es nach unten vor Ihren Körper führen, durchtrennt es unerwünschte energetische Schnüre. Wenn sich das richtig für Sie anfühlt, können Sie stattdessen auch auf der Höhe Ihres Schambeins beginnen und das schwingende Pendel langsam vor Ihrem Körper aufsteigen lassen.

5. Lassen Sie das Pendel zum Stillstand kommen. Kümmern Sie sich nicht weiter darum, wie schnell Ihr Pendel sich dreht oder schwingt. Lassen sie es sich in seiner eigenen Geschwindigkeit bewegen. Manchmal wird es sich anfühlen, als habe es seinen eigenen Willen. Das ist gut. Erlauben Sie es ihm, den begonnenen Prozess abzuschließen, indem Sie es von selbst zum Stillstand kommen lassen. Wenn das geschehen ist, sind die Schnüre durchtrennt.

5. Methode: Violette Flamme, goldenes Licht

Dies ist meine Lieblingsmethode. Ich mag sie, weil sie auf so leichte, fließende Weise funktioniert und weil ich nicht herausfinden muss, was ich wegschneide. Die verwandelnde Energie der Flamme beseitigt nur, was nicht länger gebraucht wird.

Es ist Jahrzehnte her, dass ich die Macht der violetten Flamme kennenlernte. Ich hatte mich in einem Hinterzimmer unseres

Hauses aufgehalten und ging ins Wohnzimmer – und blieb abrupt stehen. Ich fühlte mich völlig anders. Mein Wohnzimmer schien lebendig zu sein. Es wirkte so strahlend und funkelnd. Ich fragte meine Freundin Lynette, die damals gerade aus Südafrika zu Besuch gekommen war: »Was ist denn hier im Wohnzimmer passiert?«

Zaghaft antwortete sie, sie habe eine Reinigung des Raums mithilfe der violetten Flamme durchgeführt. »Ich hoffe, das war okay«, murmelte sie.

»Das ist mehr als okay! Es ist fantastisch! Die strahlende Atmosphäre im Raum ist greifbar. Ich will lernen, wie man das macht!«

Lynette erklärte, dass die violette Flamme negative Energie in positive Energie verwandele, energetische Anhaftungen beseitige, das Karma reinige, unsere Schwingung erhöhe, das spirituelle Wachstum beschleunige und sogar ein Schutzschild sei. Die Farbe Violett hat die höchste Schwingung im sichtbaren Farbenspektrum. (Wenn Sie einen Regenbogen genau betrachten, sehen Sie an seinem Außenrand einen sehr dünnen Streifen dieser Farbe.) Es ist eine Farbe, die viele spirituelle Meister in ihren Meditationen zur Reinigung einsetzen.

Seit jener Zeit habe ich die violette Flamme mit kraftvollen Ergebnissen genutzt. Die einfache Visualisierung dieser Flamme mit einer sehr konzentrierten Absicht kann ihre reinigenden Eigenschaften aktivieren. Nachfolgend erkläre ich Ihnen, wie Sie diese wirkungsvolle Methode zur Befreiung von schädigenden energetischen Verbindungen nutzen können.

Vielleicht mögen Sie Schuberts *Ave Maria* abspielen, während Sie die unten aufgeführten Schritte vollziehen, weil es Sie dabei unterstützen kann, die violette Flamme zu aktivieren.

Einsatz der violetten Flamme

1. Reinigen Sie sich. Erfrischen Sie sich durch eine Dusche. Achten Sie darauf, Ihren gesamten Körper zu reinigen, und duschen Sie sich zum Schluss kalt ab. Oder nehmen Sie ein Bad in Salzwasser, an dessen Ende Sie sich kalt abduschen. Ziehen Sie anschließend saubere, helle Kleidung an.

2. Zünden Sie eine ***Kerze an.*** Der Augenblick, in dem die Streichholzflamme den Docht der Kerze berührt, kann heilig sein. Konzentrieren Sie sich in dem Moment bewusst auf Ihre Absicht, sich von Ihren negativen energetischen Schnüren zu befreien.

3. Entspannen Sie sich. Atmen Sie ein paarmal tief ein und aus, und nehmen Sie eine entspannte Haltung ein.

4. Konzentrieren Sie sich auf Ihr Herzchakra. Stellen Sie sich vor, dass in der Mitte Ihrer Brust eine winzige violette Flamme brennt. (Manche Menschen ziehen es vor, mit dem Dritten Auge zu beginnen, was genauso gut funktioniert.) Konzentrieren Sie sich auf die größer und größer und heller und heller werdende Flamme. Sehen Sie, wie sie flackert, sich schlängelt und flimmert, bis Ihr gesamter Körper von ihr umhüllt ist.

5. Bekräftigen Sie laut. Rufen Sie die höhere Energie der violetten Flamme an, dass sie durch Sie hindurchlodern möge, und bekräftigen Sie: »Ich bin eins mit der violetten Flamme. Die violette Flamme durchfließt mich und existiert in mir. Alles, was ich nicht brauchen kann, löst sich auf und verwandelt sich in höhere Schwingungen. So sei es, und so ist es.«

6. Abschluss. Sie wissen, wenn der Prozess beendet ist, weil das Funkensprühen, das Knistern und wilde Züngeln der Flamme nachlässt und sie nun mehr einer einzelnen Flamme in der Mitte eines stillen Klosters gleicht als einem lodernden Feuer in einer Windböe.

Einsatz des goldenen Lichts

Eine weitere Methode, die ich sehr mag, gleicht der mit der violetten Flamme, arbeitet aber mit goldenem Licht und dem Austausch zwischen höherem Selbst und höherem Selbst. Die ersten drei Schritte – reinigen, Kerze anzünden und sich entspannt in einen meditativen Zustand versetzen – sind gleich wie bei der Arbeit mit der violetten Flamme. Danach geht es mit diesen Schritten weiter:

4. Verbinden Sie sich mit dem höheren Selbst der anderen Person. Stellen Sie sich in Ihrer Meditation das höhere Selbst der Person vor, von der Sie sich lösen wollen. Betrachten Sie die Person als perfekt. Selbst wenn Ihnen das Mühe bereitet – visualisieren Sie die Person in ihrem natürlichen Zustand, ohne Angst, Wut, Feindseligkeit, Herrschaftsansprüche und/oder ohne ein manipulatives Verhalten. Stellen Sie sich die Person als gesund, heil und mit Licht erfüllt vor. Wenn Ihnen die Vorstellung schwerfällt, dann visualisieren Sie, wie die Person hätte sein können, wenn ihre Lebensumstände andere gewesen wären. Vergegenwärtigen Sie sich, dass fast jedes Verhalten durch Angst ausgelöst wird. Durch andere Lebensbedingungen, eine andere Vergangenheit und eine andere Erziehung hätte die Person zu einem ausgeglichenen, liebenswürdigen und freundlichen Menschen werden können statt aus Angst oder Unwissenheit heraus zu agieren. Sie können sich die Person auch als unschuldiges, fröhliches Kind vorstellen, wenn es Ihnen dadurch leichter fällt, sie in einem positiven Licht zu sehen.

5. Teilen Sie sich mit und hören Sie zu. Stellen Sie sich vor, dass das höhere Selbst der anderen Person vor Ihnen steht. Erzählen Sie ihm, was Sie hinsichtlich Ihrer gegenseitigen Beziehung empfinden und wie Sie wegen der Dinge, die zwischen Ihnen geschehen sind, gelitten haben. Sprechen Sie ehrlich und aus dem Herzen heraus. Nehmen Sie sich dann die Zeit zuzuhören, was das höhere Selbst Ihres Gegenübers Ihnen zu sagen hat. Manchmal ist es eine Entschuldigung, manchmal eine Erklärung und manchmal erfahren Sie etwas über Schmerz und Qual. Geben Sie dem anderen die Möglichkeit, sich Ihnen gegenüber frei und offen zu äußern. Hören Sie mit offenem Herzen zu, ohne sich zu verteidigen oder dem anderen darzulegen, warum er oder sie im Unrecht ist. Hören Sie einfach zu.

6. Vergebung. Man muss jemandem nicht unbedingt seine Handlungen vergeben – manche Handlungen sind unverzeihlich –, aber es ist möglich, dem Menschen zu vergeben. Fragen Sie sich, ob Sie bereit sind, der vor Ihnen stehenden Person zu vergeben. (Wie gesagt: Sie können der Person vergeben, ohne ihre Handlungen zu verzeihen.) Es ist erheblich leichter, sich von den negativen energetischen Schnüren zu befreien, wenn man vergeben kann. Wenn Sie Ihrem Gegenüber nicht vergeben können und weiterhin voller Groll, Bitterkeit oder Wut sind, heften sich die Schnüre an Sie. Wenn Sie einfach nicht vollkommen vergeben können, dann vergeben Sie sich selbst, dass Sie nicht vergeben können. Das ist ein hervorragender erster Schritt.

7. Betrachten Sie die Schnüre. Sehen Sie sich den Raum zwischen sich und der anderen Person an. Nehmen Sie wahr, welche Schnüre Sie miteinander verbinden. Sind manche davon gesund, andere dagegen dunkel und trübe? Sie können die ungesunden Verbindungen abtrennen und die vitalen bestehen lassen.

8. Beschwören Sie das goldene Licht. Beschwören Sie das goldene Licht oder rufen Sie es an, dass es sich Ihnen zeigt. Das können Sie mit folgenden Worten tun:

> »Ich rufe das goldene Licht des göttlichen Geistes an, sich zu zeigen. Voller Dankbarkeit bitte ich darum, dass dieses Licht alles verschwinden lässt, was nicht gebraucht wird, und mich in den kommenden Monaten reinigt und beschützt. Segen. Segen. Segen.«

Stellen Sie sich vor, dass Sie zwischen Ihren Händen einen Ball aus goldenem, strahlendem Licht halten, der an Schwingung und Wärme zunimmt. Dies ist das Licht der Göttlichkeit. Halten Sie dieses Licht über Ihren Kopf und lassen Sie es dann langsam an Ihrem Körper hinabgleiten. Sie bemerken möglicherweise, dass goldenes Licht auch aus Ihren Händen strömt. Achten Sie besonders auf die Bereiche Ihrer Chakren. Registrieren Sie, wie das Licht, während es über die Energieschnüre fließt, die schwächenden Teile auflöst und die gesunden reinigt und stärkt. Ihr gesamter, von dem prächtigen Licht durchdrungener Körper strahlt und pulsiert. Dieses intensive, alles durchdringende Licht heilt Sie, beschützt Sie und lässt alles zerfließen, was nicht gebraucht wird. Heben Sie nun den Ball an Ihrem Körper hoch, was erdende Energie aus dem Boden in Ihr Aurafeld zieht, und lassen Sie ihn zum Himmel aufsteigen und in die Ferne entschweben.

9. Danken Sie. Danken Sie und segnen Sie alles, was Ihnen gegeben wurde. Dankbarkeit hilft dabei, die von Schnüren befreiten Stellen zu versiegeln, und erschwert es neuen Schnüren, sich anzuheften.

6. Methode: Die Entfernung von Schnüren mithilfe von Federn

Seit Beginn der Menschheitsgeschichte sind Federn ein bevorzugtes Hilfsmittel von Schamanen für Zeremonien und Rituale. Bei indigenen Völkern werden Vögel als Boten zwischen dem geistigen und dem physischen Reich betrachtet und ihre Federn als Verbindungen zwischen diesen beiden Welten verehrt. Weil der Federkiel ein offenes Rohr ist, wird er als Kanal für Gebete und als Verbindung zu Geistboten oder übernatürlichen Wesen betrachtet.

In indigenen Kulturen werden Federn zu unterschiedlichsten Zwecken verwendet. Beispielsweise gibt es Federn zum Heilen, zum Tanzen, für den Erfolg beim Jagen und Fischen, zum Reinigen und Schützen der Wohnräume oder zum Regenbringen. Es gibt Freundschaftsfedern, die man Mentoren, Freunden oder anderen Menschen, die man schätzt, überreicht, und Federn zum Räuchern von Räumen. Federn werden auch als Anerkennung für Tapferkeit oder gute Leistungen vergeben. Und sie können zum Durchtrennen oder Beseitigen von Energieschnüren eingesetzt werden.

Wegen ihrer feinen Abstimmung auf die subtileren Aspekte der Energie sind Federn für alle Phasen der energetischen Reinigung nützlich, von der anfänglichen Bewertung der einzelnen energetischen Schnüre bis zum Durchtrennen. Mithilfe einer

Feder können Sie einen Blick auf Wahrnehmungsebenen werfen, die Ihnen zuvor nicht zugänglich waren. Wenn Ihre Absicht fokussiert ist, kann eine einzelne Feder jeden abträglichen energetischen Strang augenblicklich durchtrennen.

Wenn Sie eine Feder verwenden, um Ihre eigene Energie zu reinigen und Schnüre mit negativer Energie abzutrennen, die an Ihnen anhaften, sollten Sie sich die Zeit nehmen, um sich tief mit der Energie der Feder zu verbinden. Halten Sie sie an Ihr Herz und stellen Sie sich vor, dass Sie mit der Energie der Feder und dem Geist des Vogels, von dem sie stammt, verschmelzen. Weil Sie dadurch eins mit dem Geist des Vogels werden, arbeiten Sie zusammen, um die magische Ablösung des negativen Strangs zu vollziehen.

Beginnen Sie mit kurzen, schnellenden Bewegungen, die vom Kopf bis zum Zeh über den gesamten Körper verlaufen. Visualisieren Sie, dass Ihre Feder so scharf wie ein Messer ist. Wenn Sie an eine Stelle kommen, die sich zäh oder schwer anfühlt, kann dies darauf hinweisen, dass die Energie dort festsitzt oder stockt. Arbeiten Sie in diesem Bereich mit der Feder in Form von kurzen, schnellen Schneidebewegungen, um die Energie aufzubrechen, bevor Sie fortfahren.

Sobald Sie spüren, dass sich die Energie zu verändern beginnt und dass eine Schnur durchtrennt wurde, wechseln Sie zu langen, glatten Federstrichen, um die Energie auszugleichen. Langsame, anmutige Bewegungen können Energie nach dem Durchtrennen der Schnüre glätten und beruhigen. Achten Sie stets darauf, Ihre Federn zu reinigen, nachdem Sie sie zum Durchtrennen der Schnüre verwendet haben. Ziehen Sie sie dazu durch den Rauch von brennendem Salbei, Zedernholz oder Wacholder.

Die Auswahl Ihrer Feder. Jede Feder hat ihre eigene Energie. Die besten Federn sind diejenigen, die Sie auswählen oder die wie aus dem Nichts zu Ihnen gelangen. Auch hat eine Feder, die Ihnen von jemandem geschenkt wurde, der die Medizin der amerikanischen Ureinwohner schätzt, große Kraft. Natürlich können Sie sich Ihre Feder auch kaufen. Dafür gibt es spezielle Anbieter. Aber nehmen Sie nicht irgendeine in der Meinung, sie werde schon gut genug sein. Um die für Sie beste Feder zu finden, entspannen Sie sich vollständig, und senken Sie die Lider leicht. Dann bitten Sie still darum, dass Ihre Feder sich Ihnen zeigen möge. Häufig werden Sie eine Feder entdecken, die mehr zu glänzen scheint als die anderen. Dies ist ein Zeichen, dass sie für Sie bestimmt ist.

Die Pflege Ihrer Feder. Eine respektvolle Behandlung Ihrer Feder erhöht ihre Wirksamkeit. Sie sollten sie an einem bestimmten Ort aufbewahren und sie »füttern«, indem Sie sie gelegentlich mit Mehl bestreuen und es anschließend abschütteln. Auf diese Weise nähren Sie symbolisch den Geist des Vogels und frischen die Energie der Feder wieder auf.

Viele Vögel haben Federlinge, die noch in der Feder sein können. Wenn sie unbehandelt bleibt, können die Federlinge Ihre Feder nach und nach zerstören. Zedernholz, Salbei, Borax oder Tabak können helfen, das zu verhindern.

Federarten zum Durchtrennen von energetischen Schnüren. Federn, die zum Durchtrennen verwendet werden, gibt es in drei traditionellen Formen: als einzelne Federn, als Federfächer oder als ganzer, dem Vogel abgetrennter Flügel. Sie können eine einzelne schmucklose Feder verwenden oder sie verzieren, indem Sie das Ende des Federkiels mit Leder oder Stoff umwickeln. Das

Leder oder den Stoff wiederum können Sie mit Perlen und weiteren Lederstreifen schmücken.

Eine weitere Möglichkeit besteht darin, einen Federfächer zu verwenden, der üblicherweise aus vielen ausgewählten einzelnen Federn hergestellt und mit einem Stück Leder oder mit Hölzern stabilisiert wurde. Flügel und Federfächer haben eine größere Oberfläche zum Bewegen von Energie, sind aber weniger leicht zu wedeln als eine einzelne Feder.

7. Methode: Räucherzeremonie

Eine zarte Rauchwolke, die sich durch die windstille Luft nach oben schlängelt, ruft sofort Bilder von Ritualen, Reinigungen und spirituellen Verbindungen hervor. Seit Tausenden von Jahren haben die Menschen überall auf der Welt Kräuter, Dufthölzer, Harze und andere aromatischen Substanzen verbrannt, um ihre Hoffnungen, Gebete und Träume zum geistigen Reich zu leiten oder um ihre Wohnungen und sich selbst zu reinigen.

Rauch reinigt und transportiert. Er verwandelt etwas Gewöhnliches in etwas Geweihtes und spricht einen unserer kraftvollsten und ursprünglichsten Sinne unmittelbar an: unseren Geruchssinn, der eng mit längst vergessenen Erinnerungen, Gefühlen und Vorstellungen verbunden ist. Dank dieser Verbindung kann der Einsatz von Rauch Energie umgehend und kraftvoll verändern. Viele glauben, dass unsere Gebete auf Rauchwolken nach oben transportiert werden und Segnungen des Schöpfers durch die Rauchwolken zu uns hinabgleiten können.

Bei schamanischen Ritualen werden brennende Kräuter verwendet, um Menschen und Orte von negativen Energien zu reinigen. Diese Praxis wird als Räucherzeremonie bezeichnet. Als ich bei den Zulu in Afrika lebte, verwendeten sie brennende Kräuter, um die Energie von Menschen zu reinigen, die aus dem Gefängnis oder aus einem Krieg zurückkamen. Sie glauben, dass die Energie jener finsteren Orte an dem Menschen anhaftet und den Familienmitgliedern zu Hause schaden kann. Anders gesagt, bleiben energetische Schnüre von jenen Orten und den Erfahrungen, die sie gemacht haben, an ihnen haften. Mithilfe der brennenden Kräuter lösen die Zulu diese Schnüre und beseitigen sie.

Bei den meisten anderen indigenen Völkern, bei denen ich mich aufgehalten habe, herrscht der Glaube vor, dass der Rauch bestimmter Kräuter Schnüre auflöst und negative Energie beseitigt. In Brasilien erzählte mir ein Schamane, man verwende brennende Kräuter, um Häuser von negativer Energie zu befreien. Er sagte, sie würden einen Raum mit so viel Rauch erfüllen, dass man kaum noch etwas sehen könne, und dann würden sie ein Fenster öffnen, um die »schlechte« Energie hinauszulassen.

Salbei und Zedernholz für die Räucherzeremonie. Eines der kraftvollsten Kräuter für Reinigungszwecke ist Salbei. Traditionell von den Prärieindianern verwendet, hat der Salbei in den vergangenen Jahren wegen seiner starken und wirkungsvollen Fähigkeit, Menschen und Räume energetisch zu reinigen, eine große Beliebtheit erlangt. Seine Wirkung ist sofort spürbar, daher ist er eine gute Wahl für die Beseitigung negativer energetischer Schnüre. Der stechende Geruch des Salbeirauchs eignet sich hervorragend zum Auflösen besonders bedrückender oder stockender Energie und zur Beseitigung dunkler, fest anhaftender Schnüre. Die Cherokee (mein Stamm) ebenso wie zahlreiche andere Stämme verwendeten traditionell Zedernholz zum gleichen Zweck. In unterschiedlichen Ländern werden unterschiedliche

Arten von Kräutern verwendet, wobei die Art des verwendeten Krauts weniger wichtig ist als die Absicht und das Gebet.

Das Aurafeld mit Rauch reinigen

Mit dieser Methode reinigen Sie Ihr Aurafeld mit Rauch und beseitigen gleichzeitig negative energetische Schnüre.

1. Stellen Sie eine Schüssel mit rauchenden Kräutern oder Räucherwerk auf einen Tisch und fächeln Sie sich den Rauch zu.
2. Lassen Sie den Rauch über den Kopf strömen und sprechen Sie dazu die Worte: »Auf dass meine Gedanken rein sein mögen.«
3. Wischen Sie sich den Rauch über die Augen und sagen: »Auf dass ich die Wahrheit sehen möge.«
4. Wischen Sie den Rauch über die Ohren und sagen: »Auf dass ich die Wahrheit hören möge.«
5. Wischen Sie den Rauch über die Kehle mit den Worten: »Auf dass ich die Wahrheit sprechen möge.«
6. Wischen Sie den Rauch über das Herz und sagen: »Auf dass mein Herz klar und offen sein möge.«
7. Wischen Sie den Rauch Ihren gesamten Körper hinab und sagen: »Auf dass mein Körper stark sein möge.«
8. Fächeln Sie den Rauch zu jedem Ihrer Chakren hin mit der Absicht, energetische Schnüre, die Sie nicht brauchen können, aufzulösen.

Während Sie den Rauch über Ihren Körper ziehen lassen, konzentrieren Sie sich auf Ihre Absicht, negative energetische Anhaftungen zu entfernen. Der Rauch befreit Sie von Ablenkungen und Negativität. Er reinigt Ihren Körper und Geist und macht Sie bereit für die Energiearbeit, die Sie im Begriff sind zu tun. Dies ist eine vorzügliche Methode zur Reinigung Ihrer Aura, bevor Sie ein Trennungsritual durchführen. Sie kann Ihnen auch dabei helfen, kleinere Anhaftungen in Form energetischer Fasern und Fäden zu entfernen.

Räucherbündel. Ein Räucherbündel besteht aus getrockneten, fest mit einer Schnur zusammengebundenen Kräutern. Das getrocknete Räucherbündel wird angezündet und die Flamme dann gelöscht. Die vor sich hin schwelenden Kräuter setzen ihren stechend riechenden Rauch frei. (Bitte beachten Sie die weiter unten aufgeführten Vorsichtsmaßregeln für das Abbrennen von Kräutern.) Diese Bündel sind die einfachste und gebräuchlichste Form, um Kräuter für ein Räucherritual zu verwenden. Sie können Ihre eigenen Kräuterbündel herstellen oder sie kaufen. Salbei ist vermutlich das am häufigsten zum Räuchern verwendete Kraut, aber es gibt auch andere Kräuter, die sich gut dafür eignen.

Der Rauch eines Räucherbündels bewirkt sofort einen durchschlagenden Energiewandel. Um durch Räuchern energetische Verbindungen zu beseitigen, legen Sie die brennenden Kräuter in ein feuerfestes, mit Sand gefülltes Gefäß (der Sand verhindert, dass sich das Gefäß zu sehr erhitzt). Tauchen Sie dann Ihre Hände in den Rauch, und streichen Sie den Rauch über Ihren Körper. Konzentrieren Sie sich auf Ihr Ziel, schädigende energetische Verbindungen zu reinigen und zu beseitigen.

Federn und Rauch kombinieren

Ein weiterer höchst wirkungsvoller Weg, um energetische Schnüre zu entfernen, besteht darin, die Bewegung der Feder mit dem Einsatz von Rauch zu kombinieren. Zusammen erzeugen sie eine Mischung aus Luft und Feuer, die eine kraftvolle Möglichkeit eröffnet, Schnüre zu durchtrennen und Energie zu reinigen. Die natürlichen leitenden Kräfte der Feder in Verbindung mit den reinigenden und spirituellen Eigenschaften des Räucherwerks oder der Kräuter können bewirken, dass man einen zutiefst heiligen Raum erzeugt und Heilung erfährt.

Halten Sie, um diese Verbindung zu aktivieren, eine Schüssel mit rauchenden Kräutern (oder Räucherwerk oder einem Bündel Salbei) in Ihrer nicht dominanten Hand (wenn Sie Rechtshänder sind, also in Ihrer linken). Man kann diverse Gefäße verwenden, aber eine tiefe, mit Sand gefüllte Schüssel ist die einfachste und praktischste Möglichkeit. Achten Sie in jedem Fall darauf, dass das Gefäß tief genug ist, um zu verhindern, dass Funken oder schwelende Blätter hinaus- und auf den Boden fallen. Sorgen Sie außerdem dafür, dass genug Sand, Salz oder Erde in der Schüssel ist, um sie von der Hitze der brennenden Kräuter zu isolieren und um Ihre Hand vor Verbrennungen zu schützen. Nehmen Sie die Feder in Ihre dominierende Hand und verteilen Sie damit den Rauch über Ihren Körper, während Sie die Schnüre durchtrennen. Setzen Sie, wie bereits erwähnt, schnelle, kurze, hackende Bewegungen ein, denen lange, streichende Bewegungen folgen, um nach dem Durchtrennen der Schnüre die Energie zu glätten.

Es ist sehr wichtig, dass Sie immer, wenn Sie brennende und schwelende Kräuter verwenden, Vorsichtsmaßnahmen ergreifen, damit Sie sich nicht verbrennen oder versehentlich ein Feuer verursachen. Dazu gehört auch, dass Sie dafür sorgen, dass keine

Funken oder glühenden Aschestückchen auf dem Teppich, auf Möbeln oder auf Kleidungsstücken landen. Ihr Gefäß muss groß genug sein, um alles aufzufangen. Und löschen Sie, wenn Sie mit Ihrer Räucherzeremonie fertig sind, das Kräuterbündel mit Wasser und lassen Sie das Ganze noch ein paar Stunden an einem geschützten Ort stehen (etwa in der Spüle), bis Sie absolut sicher sein können, dass alle Glut wirklich erloschen ist. Lassen Sie das vor sich hin schwelende Bündel niemals unbeaufsichtigt, und verwenden Sie Wasser, um alles zuverlässig zu löschen.

8. Methode: Salz

Salz ist eine kraftvolle Ergänzung zu allen bisher vorgestellten Methoden. Denn es ist sehr wirkungsvoll. Es ist während der gesamten Menschheitsgeschichte rund um den Erdball verwendet worden, weil es überall als wunderbares Reinigungsmittel erkannt wurde. Sowohl Meersalz als auch Steinsalz eignen sich hervorragend zum Entfernen negativer Energien. Ihre Wirkung ist zwar die gleiche, doch es gibt feine Unterschiede zwischen ihnen. Meersalz enthält die Energie des Wassers und des Meeres, weshalb sein Einsatz sehr wirksam für Räume ist, die für eine emotionale Heilung vorgesehen sind. Steinsalz kommt aus der Erde und hat eine stärker geerdete Natur. Es unterstützt Ausgeglichenheit und Wahrhaftigkeit.

Für den Einsatz von Salz zur Beseitigung von Schnüren reiben Sie zunächst einmal Ihren Körper in der Dusche oder Badewanne mit Salz ab. Das Salz nimmt alles weg, was Sie nicht brauchen können, und beseitigt es. Denken Sie daran, sich zum Schluss kalt abzuduschen. Sie können vor einem Trennungsritual auch ein Bad in konzentriertem Salzwasser nehmen und sich dann kalt abduschen.

Bevor Sie irgendeine der anderen Methoden zur Schnurdurchtrennung anwenden, etwa das Zerschneiden der Schnüre mit Schere oder Messer oder die Anwendung von goldenem Licht, verstreuen Sie ein wenig Speisesalz rings um den Platz, wo Sie die Durchtrennung vornehmen möchten. Widmen Sie sich dabei besonders den Ecken, weil sich dort gern stockende Energie ansammelt. Ziehen Sie dann einen Salzkreis um sich, in dem Sie das Ritual durchführen. Saugen Sie das Salz sofort nach der Schnurdurchtrennung auf und beseitigen Sie es. Sie können es beispielsweise in den Ausguss schütten und fortspülen.

Verwenden Sie im Freien Epsomsalz statt Speisesalz. Normales Speisesalz schadet den Pflanzen. Epsomsalz hingegen besteht nicht aus Natriumchlorid wie das Speisesalz, sondern aus Magnesiumsulfat, das Pflanzen nicht schädigt. Es verfügt ebenfalls über erstaunliche Reinigungseigenschaften.

Duschen Sie sich nach der Reinigung mit Salz kalt ab. Das kalte Wasser wäscht alle noch vorhandenen bedrückenden, dunklen Energien aus Ihrem Energiefeld. Achten Sie darauf, dass das Wasser auch über Ihren Scheitel fließt. Es dauert nur ein paar Minuten, um sich von unerwünschten Energien zu reinigen. Wenn Sie nicht duschen können, waschen Sie Ihre Hände bis zu den Ellenbogen in kaltem Wasser, und schütteln Sie das Wasser kraftvoll über Ihrem Kopf ab, bevor Sie Ihre Hände abtrocknen.

Außerdem können Sie *nach* der Reinigung ein paar Tassen Epsomsalz (oder eine Mischung aus Speisesalz und Backnatron zu gleichen Teilen) in Ihr Badewasser tun und dort mindestens zwanzig Minuten bleiben. Vielleicht fügen Sie ein paar ätherische Öle hinzu, etwa Pinie oder Tanne, weil immergrüne Bäume reinigend und klärend wirken. Zitrus- und Eukalyptusöl wirken zwar auch reinigend, aber bei manchen Menschen entstehen

Reizungen, wenn sie darin baden. Epsomsalz kann zudem von der Haut in Ihren Körper aufgenommen werden, sodass es Ihnen zugleich hilft, zu entspannen. Wenn Sie die Badewanne verlassen, wird Ihr Energiefeld klarer sein.

9. Methode: Reißender Wasserfall

Hierbei handelt es sich um eine höchst wirkungsvolle und zugleich einfache Technik. Sie ist besonders gut geeignet, wenn Ihnen die Zeit für ein aufwendiges Ritual fehlt. Sie können sie auf einem Parkplatz oder in einer öffentlichen Toilette anwenden. Wenn Sie beispielsweise im Gedränge eines Einkaufszentrums shoppen gehen und plötzlich eine energetische Irritation spüren, dann verschwinden Sie auf die nächste Toilette, um diese Reinigungsmethode anzuwenden.

Beginnen Sie mit einem schnellen Scan, um die Schnüre zu überprüfen, die aus Ihnen herausfließen. Nehmen Sie sie ohne Bewertung wahr. Streichen Sie dann mit schnellen, zügigen Bewegungen mit den Händen über die Vorderseite und die Seiten Ihres Körpers. Atmen Sie bei jedem Streichen mit einem lauten und nachdrücklichen »Tschuh« aus. Visualisieren Sie dabei, dass Sie unter einem erfrischenden, belebenden Wasserfall stehen und alles, was abgelöst wird, wegfließt. Sie brauchen sich hierfür aber nicht an einen abgeschirmten, abgeschlossenen Ort zurückziehen. Ich habe es in der Lobby eines Theaters gemacht. Die Leute sahen mich merkwürdig an, aber mir war das wirklich egal, weil ich mich anschließend erheblich besser fühlte.

10. Methode: Feueratmung

Eine eindrucksvolle Methode zum Durchtrennen von Schnüren arbeitet mit dem Atem. Atmen Sie ein paarmal tief ein und aus, während Sie sich zentriert ausrichten. Stellen Sie sich vor, dass Sie mit jedem Atemzug beim Einatmen *prana* (Lebenskraft) in sich aufnehmen und bei jedem Ausatmen alles freisetzen, was Sie nicht brauchen können. Erhöhen Sie den Rhythmus Ihres Atmens, bis er sehr schnell geht. Sobald Sie spüren, dass Sie sich von schwächenden Schnüren befreit haben, können Sie lange, fließende Atemzüge nutzen, um die Energie zu glätten und zu reinigen. Mit den Händen können Sie der durch Ihr Atmen erzeugten Bewegung folgen, um die Wirksamkeit dieser Technik zu erhöhen. Hier die einzelnen Anwendungsschritte dieser Methode:

1. Stellen Sie sich mit leicht gespreizten Beinen hin. Schwingen Sie sanft vor und zurück und von Seite zu Seite, bis Sie so stehen, dass Sie sich zentriert fühlen.
2. Entspannen Sie Ihren Körper mit leicht gebeugten und gelösten Knien. Lassen Sie die Arme locker an Ihren Seiten hinabhängen.
3. Beginnen Sie mit ein paar sehr tiefen, vollen Atemzügen, und atmen Sie dabei laut durch Ihre Nase aus. (Möglicherweise müssen Sie sich ausschnupfen, bevor Sie beginnen.)
4. Denken Sie daran, was oder wen Sie von sich entfernen wollen. Atmen Sie Lebensenergie ein, und beim Ausatmen lösen Sie sich von allem, was Sie nicht brauchen können.
5. Erhöhen Sie langsam Ihren Atemrhythmus, bis Ihre Atmung sehr schnell geht. Wenn Ihnen schwindelig wird, atmen Sie etwas langsamer, bis Sie sich wieder im Lot

fühlen, und dann beschleunigen Sie erneut. Beim Anwenden dieser Methode, die sich allerdings nicht für Menschen mit hohem Blutdruck oder mit einem Glaukom empfiehlt, sollten Sie spüren, wie einige Schnüre einfach von Ihrem Körper abfallen.

6. Verlangsamen Sie abschließend Ihren Atem wieder und atmen Sie sehr tief und kräftig durch. Sie sollten sich leichter und heller fühlen. Wenn Sie Ihre verbliebenen Energieschnüre betrachten, sollten alle prall, hell und strahlend aussehen.

11. Methode: Glocken

Zu meinen Lieblingsmethoden zum Beseitigen von Schnüren gehört die Verwendung von Glocken, Klangschalen und Gongs. Glockenklänge entfernen angesammelte stockende Energieschnüre, indem sie die Moleküle eines Raumes durchdringen und sogar in den Zwischenraum der Moleküle vorstoßen. Der Ton einer Glocke erhöht den Energiefluss und stellt das Gleichgewicht der Schwingung wieder her. Konzentrische Klangkreise schwingen noch lange nach, nachdem der Ton verklungen ist. Auf geheimnisvolle Art weiß der Klang, welche Schnüre beseitigt werden müssen.

In der Geschichte wurden Glocken häufig mit mystischen Vorgängen verbunden. In der Antike glaubten Metallschmiede, dass während des Glockengießens eine Art Veredelung der verwendeten Materialien (Alchemie) vollzogen werde. In manchen Kulturen wurden Glocken aus unterschiedlichen Metallen hergestellt, wobei man glaubte, jedes von ihnen würde die Energie eines anderen Planeten in sich tragen – eine ursprünglich von Aristoteles aufgestellte Idee. Wenn die Glocke erklang, so die Überzeugung, entstünden universelle Kräfte, welche imstande seien, einen Wohnraum an den Kosmos anzugleichen.

Eisen wurde wegen seines roten Rostes und seiner Bedeutung für das frühere Kriegswesen mit Mars in Verbindung gebracht. Das schwere und träge Blei schrieb man Saturn zu. Quecksilber wurde wegen seiner schnellen Bewegungen dem Planeten Merkur zugeordnet. Silber stand für den Mond und Gold für die Sonne. Herrscher wie Rudolf II., Kaiser des Heiligen Römischen Reiches, ließen aus diesen und anderen Metallen Glocken herstellen, weil sie glaubten, dass sie eine gigantische Energie freisetzen könnten.

In manchen Kulturen nahm man an, das Läuten metallener Glocken könne böse Geister und negative Energien vertreiben. Hebräische Rabbiner läuteten vor dem Betreten der heiligsten Bereiche eines Tempels Glocken, um alles Negative fernzuhalten. Im mittelalterlichen Europa wurden die Glocken nicht nur geläutet, um die Menschen zum Gottesdienst zu rufen, sondern auch, um dunkle Mächte zu vertreiben. Zur gleichen Zeit, in der in Europa heilige Glocken hergestellt und genutzt wurden, kamen sie auch in den Tempeln, Klöstern und Zeremonien in Japan, China, Tibet, Indonesien, Indien und im Nahen Osten zum Einsatz. In buddhistischen Kulturen galt der Klang einer Glocke als Opfergabe an Buddha. Ägyptische Darstellungen auf Grabwänden zeigen Priester, die Glocken läuten, um Segen zu spenden und finstere Energien zu vertreiben.

So werden Energieschnüre durch den Einsatz einer Glocke entfernt:

1. Drücken Sie die Glocke zunächst an Ihr Herz. Füllen Sie sie mit Liebe. Stellen Sie sich vor, dass sich die Liebe spiralförmig in der Glocke dreht.

2. Halten Sie die Glocke einige Zentimeter von Ihrem Körper entfernt vor Ihr Solarplexuschakra.
3. Läuten Sie die Glocke. Wenn der Klöppel der Glocke anfängt, sich zu drehen, deutet dies oft auf eine unausgewogene Energie hin. Aber lassen Sie sich davon nicht beunruhigen. Läuten Sie die Glocke einfach weiter, bis sie klar klingt.
4. Halten Sie die Glocke schließlich vor Ihr Schambein in die Nähe des Wurzelchakras. Läuten Sie die Glocke und heben Sie sie dann langsam und läutend hoch bis über Ihren Kopf. Denken Sie, während Sie das tun, intensiv an Ihre Absicht, Schnüre, die Sie nicht brauchen können, aufzulösen.

Balinesische Glocken. Es gibt viele unterschiedliche Arten von Glocken; eine sehr spezielle ist die balinesische Glocke. Sie wird wegen ihres außergewöhnlichen Tons häufig zum Entfernen von negativen Energien verwendet. Vielleicht rührt ein Teil der Kraft der bemerkenswerten balinesischen Glocken von der Tatsache her, dass ihre Herstellung nach den Mondphasen erfolgt und jeder Herstellungsschritt von Gebeten und Segenswünschen an die Götter begleitet wird. Die Herstellung einer balinesischen Glocke kann Monate dauern. An dem verheißungsvollen Tag, an dem sie schließlich fertiggestellt ist, haucht dann eine schöne Weihezeremonie der neuen Glocke Leben ein.

Tibetische Glocken. Tibetische Glocken (*ghanta*) eignen sich vorzüglich zur Beseitigung von negativen Schnüren. Ursprünglich wurden sie in Tibet hergestellt, aber seit der Machtergreifung der Chinesen in Tibet stellen geflüchtete Tibeter diese symbolischen Glocken in Nordindien und Nepal her. Jeder Teil einer tibetischen Glocke hat eine besondere Bedeutung. Jede Glocke ist mit einem kleinen, *dorje* genannten Metallgegenstand versehen, der für das männliche Prinzip, für Kraft und Seligkeit steht. Die gemeinsame Verwendung von *ghanta* und *dorje* soll Harmonie herstellen, weil sie für Yin und Yang stehen, die beiden gegensätzlichen, doch miteinander harmonierenden Kräfte des Universums. Ihre Kombination erzeugt eine innere mystische Einheit, ein Gleichgewicht der beiden ursprünglichen Schöpfungskräfte des Lebens.

Manchmal werden Furcht einflößende Gesichter auf die Oberfläche tibetischer Glocken geprägt. Diese Darstellungen von Göttern und Göttinnen sollen böse und dunkle Mächte verbannen. Am Scheitelpunkt der Glocke befindet sich häufig ein Mandala aus acht Lotusblüten als Symbol der göttlichen Stimmen. Am unteren Rand der Glocke sind einundfünfzig Anfechtungen abgebildet, die sich durch das Läuten der Glocke auflösen lassen. Herkömmlicherweise läutet ein Lama die Glocke und führt dabei Mudras (bestimmte Bewegungen) mit dem *dorje* aus, die den Tanz der Götter darstellen. Tibetische Glocken können auf die gleiche Weise wie eine Klangschale verwendet werden, indem man mit einem Holzhammer um die Glocke fährt.

In diesem Kapitel haben Sie einige Methoden zum Ablösen oder Entfernen von energetischen Verbindungen, die Sie schwächen, kennengelernt. Im nächsten Kapitel erfahren Sie etwas über Schutztechniken, damit Sie keine Energieschnüre aufnehmen, die nicht förderlich für Sie sind.

SCHÜTZEN SIE IHR ENERGIEFELD

Stellen Sie sich vor, Sie befinden sich nachts in einer Hütte im Wald. Ein gewaltiger Sturm peitscht draußen die Bäume, und heftiger Regen prasselt aufs Dach. Sie sitzen in einem großen, bequemen Sessel vor dem Feuer, in ein gutes Buch vertieft, schlürfen einen guten Portwein und hören Barockmusik, während der Sturm draußen heult. Sie sind äußerst sicher und zufrieden in Ihrer Zuflucht. – So fühlt es sich an, wenn man von einer starken, schützenden Energie umgeben ist. Gleichgültig, was draußen geschieht, Sie sind sicher, entspannt und behütet.

Ein energetischer Schutz ist ein sehr starkes Energiefeld um Sie herum. Es erlaubt Ihnen, dass das, was Ihres ist, nur Ihnen gehört, und was anderen gehört, den anderen zu lassen. Abschirmtechniken werden seit Tausenden von Jahren in Kulturen überall auf der Welt verwendet. In jeder alten Kultur haben Mystiker, Älteste, Priester, Schamanen, Medizinmänner und -frauen betont, wie wichtig der Schutz der Energie des Einzelnen ist. Es gibt einen sehr konkreten, auch für die heutige Welt noch relevanten Grund, dies zu tun.

Unser Energiefeld kann mit einem kristallklaren Swimmingpool verglichen werden. Wenn er nicht von einem Zaun umgeben ist und alle Nachbarn und Freunde darin schwimmen,

Schmutz hineintragen und sogar darin urinieren, verdreckt er schnell. Ähnlich ist es mit unserem Energiefeld. Wenn wir keine persönlichen Grenzen ziehen, kann unser Energiefeld außerordentlich trübe und dumpf werden.

Wir ergreifen in allen Bereichen unseres Lebens Schutzmaßnahmen. Um beispielsweise unseren Körper zu schützen, verwenden wir Sicherheitsgurte, Rauchmelder, Abdeckblenden und Leitplanken. Ebenso wichtig ist es, auch unsere Lebensenergie zu schützen.

In diesem Kapitel erfahren Sie, wann Sie möglicherweise einen energetischen Schutz benötigen und welche tieferen Energien beteiligt sind. Außerdem vermittle ich Ihnen einige hervorragende Methoden zur psychischen Selbstverteidigung. Wir werden damit beginnen, der Frage nachzugehen, ob es immer ratsam ist, sich zu schützen – und wenn ja, warum.

Ist Schutz immer ratsam?

Natürlich ist es eine gute Idee, Ihre Energie zu schützen und dafür zu sorgen, dass sie stark und klar bleibt. Doch bevor Sie damit loslegen, einen Schutzschild um sich herum zu aktivieren, müssen einige Dinge bedacht werden, weil es einige sehr gute Gründe gibt, sich *nicht* zu schützen, und zwar folgende:

1. Abschirmen bestätigt die Illusion, dass wir voneinander getrennt sind. Das Problem beim energetischen Schutz besteht darin, dass es, aus spiritueller Sicht nichts da draußen gibt, was nicht Sie sind. Daher gibt es letztlich auch nichts, wovor Sie sich schützen müssten. Wir sind mit einem lebendigen, pulsierenden

Universum verbunden und sind ein Teil davon. Es ist ein Universum, das vor Leben sprüht und die Intensität von Spirit widerspiegelt. Es gibt keine »guten« und »bösen« Teile der Schöpfung. Alles steht mit allem in einem bestimmten Verhältnis; nichts ist isoliert. Sie haben eine innige Beziehung zum Himmel. Und wenn Sie mit der Quelle verbunden sind, gibt es nichts, wovor Sie sich fürchten müssten, und keine Notwendigkeit, sich abzuschirmen. Spirituell betrachtet, kann dadurch eine Barriere zwischen Ihnen und der Welt entstehen, denn eine Abschirmung bestätigt, um es erneut zu sagen, dass wir voneinander getrennt sind.

2. Eine Abschirmung kann das Mitgefühl reduzieren. Immer wenn Sie sich gegen jemanden abschirmen, erklären Sie, dass Sie eine Wand zwischen sich und der anderen Person ziehen wollen. Beispielsweise ist es nicht ungewöhnlich, dass Menschen sich schützen, wenn sie bei jemandem sind, der stirbt. Natürlich ist die physische Energie eines Sterbenden niedrig. Die Kraft seines Körpers schwindet dahin, und manche Menschen befürchten, dass ihre Energie dadurch ebenfalls abnimmt. Aber es ist erheblich besser, sich mit der Seele der betreffenden Person zu verbinden, statt sich ringsum abzuschirmen. Wenn Sie sich mit der Seele eines Menschen verbinden (also nicht mit seinem physischen oder emotionalen Körper), stoßen Sie ausschließlich auf Liebe – *und gegen Liebe braucht man sich nie abzuschirmen.* Dics gilt für jede Begegnung.

Stellen Sie sich vor, *Sie* würden im Krankenhaus liegen und sterben. Würden Sie wollen, dass sich Menschen, die bei Ihnen sind, vor Ihnen schützen? Vermutlich würde sich das nicht gut für Sie anfühlen. Großartig hingegen würde es sich anfühlen, wenn jede Person Ihr Licht und Ihre Seele und damit wirklich *Sie* sehen würde und nicht Ihren sterbenden Körper.

Es gibt Situationen, in denen es wichtig ist, Ihre Angst und das Gefühl, sich schützen zu müssen, beiseitezuschieben und Stärke, Mut und Mitgefühl zu zeigen. Gehen wir einmal davon aus, dass Ihre Energie nach der Begegnung mit einem bestimmten Menschen geschwächt ist. Bevor Sie nun Ihren Schutzpanzer aktivieren, sollten Sie sich einen Moment Zeit nehmen, um sich auf das Wesen der anderen Person einzustellen. Das heißt: Finden Sie den Ort in der Person, an dem ihr Geist und ihre Liebe wohnen. Finden Sie den Ort, an dem Sie nicht voneinander getrennt sind. Der ist heilig. Wenn Sie diesen Ort berühren, gibt es keinen Grund für Sie, sich zu schützen.

Vor vielen Jahrzehnten, als ich in die Augen des mir unbekannten Bewaffneten blickte, der mich mit seinem Auto angefahren und dann angeschossen hatte und gerade im Begriff war, erneut auf mich zu schießen, geschah etwas Verrücktes: Statt Angst zu haben, sah ich seine Seele und empfand ein tiefes Mitleid mit ihm. Ich verband mich mit dem Ort in ihm, an dem wir nicht getrennt voneinander waren. Das war ein heiliger Augenblick. Ich bin noch immer erstaunt und voller Ehrfurcht, dass dies geschah.

Und obwohl er den Eindruck machte, fest entschlossen zu sein, noch einmal auf mich zu schießen, konnte er es nicht. Sein Arm zitterte, während er seine Waffe auf mich richtete. Es war, als finde ein innerer Kampf statt. Dann drehte er sich um, stieg in sein Auto und fuhr davon. Es schien, dass die Auflösung der zwischen uns bestehenden Barrieren und die Berührung seiner Seele einfach alles verändert hatte.

Ich habe mich in einer Situation nicht energetisch geschützt, in der es unglaublich töricht war, es nicht zu tun. Und doch hat mir genau das wahrscheinlich das Leben gerettet.

3. Es kann dazu führen, dass man noch stärker zum Opfer wird. Wenn man sich ständig schützt, verstärkt dies die Vorstellung, dass man ein Opfer des Lebens ist. Es verfestigt die Überzeugung, dass andere einen verletzen und schwächen können. Jemand, der ständig seine Energie schützt, redet sich ein: »Ich bin ein Mensch, der Schutz braucht. Da draußen gibt es eine Menge Dinge, die mir Leid zufügen können.«

Das Problem dabei: Man bestätigt sich dadurch unbewusst, dass es Menschen und Situationen gibt, vor denen man sich schützen muss, und das kann zu einer sich selbst erfüllenden Prophezeiung werden.

Mit anderen Worten: Je mehr Sie sich schützen, desto mehr Dinge ziehen Sie an, vor denen Sie sich schützen müssen. Dies trägt zu dem Gefühl bei, dass Sie ein Spielball des Lebens sind und nicht verantwortlich für Ihr Schicksal.

Es gibt also einige gute Gründe, sich nicht abzuschirmen. Deshalb sollte man sein Energiefeld nicht leichtfertig schützen. Ich persönlich schirme mich sehr selten ab. Allerdings gibt es auch Momente, in denen es ausgesprochen angeraten ist, sein Energiefeld zu schützen. Ich schirme mich beispielsweise ab, wenn ich vergesse, wer ich bin, und das geschieht normalerweise, wenn ich Angst habe. Wenn ich abends allein in einem Stadtteil zu Fuß unterwegs bin, den ich nicht kenne und in dem ich mich fürchte, stülpe ich sofort eine abwehrende energetische Rüstung über meinen Körper. Oder wenn ich mich mit jemandem unterhalte, der mich erdrückt, und ich spüren kann, dass meine Energie abzunehmen beginnt, schirme ich mich sofort durch einen Schutzschild ab. Ich zögere nicht, und das sollten Sie auch nicht tun. Wenn Sie je das Gefühl haben, dass Sie einen Abwehrpanzer um sich errichten müssen, dann tun Sie es.

Bitte verurteilen Sie sich nicht, wenn Sie beschließen, sich abzuschirmen. Sie sollten wissen, dass es Zeiten gibt, in denen wir uns spirituell stark fühlen, und Zeiten, in denen wir uns sehr menschlich fühlen. Es ist wichtig, dass wir beide Wahrnehmungen akzeptieren. Wenn Sie sich als menschlich und verletzlich empfinden und das Bedürfnis haben, sich abzuschirmen, dann tun Sie das ohne Zögern.

Wenn Ihre Energie hoch ist, gibt es normalerweise keine Probleme, wenn Sie in der Nähe von anderen sind. Aber an einem Tag, an dem Ihre Energie schwach ist, können die Sie umgebenden Energien auf Sie einwirken und Sie auslaugen. Höchstwahrscheinlich haben Sie dann von anderen Menschen Energie aufgenommen. Das bedeutet nicht unbedingt, dass dies schlechte Menschen sind, sondern nur, dass sie nicht gut zu Ihrer Energie passen. Wunderbarerweise kann auch das Gegenteil passieren. Wenn Sie mit Menschen zusammen sind, deren Schwingung zu Ihrer passt, kann Ihre Energie angehoben werden und funkeln. Ich schlage vor, dass Sie, sobald Sie den Drang verspüren, Ihr Energiefeld zu schützen, in sich gehen und fragen: »Ist das zu meinem Besten?« – und dann entsprechend handeln.

Ist das meins oder von jemand anderem?

Unser Energiefeld wird immer beeinflusst, wenn wir mit anderen Menschen zusammen sind. Manchmal steigt unsere Energie, manchmal sinkt sie, und manchmal bleibt sie neutral. Doch es ist oft schwer zu sagen, welche Energie die eigene ist und welche zu jemand anderem gehört.

Wenn Sie sich hervorragend fühlen, und dann plötzlich Ihre Energie sinkt, nachdem Sie in die Nähe einer Person gekommen sind, kann das ein Hinweis darauf sein, dass Sie ihre tieferen Gefühle aufgenommen haben. Wenn Sie sich von dem anderen entfernen und Ihre Energie steigt wieder an, so ist das eine Art Bestätigung, dass Sie von der Energie des anderen beeinflusst wurden. Aber erinnern Sie sich bitte daran, dass dies nicht bedeutet, dass der andere ein schlechter Mensch ist, sondern dass Ihre Schwingungen einfach zu dem Zeitpunkt nicht zueinanderpassten. Möglicherweise schnellt die Energie von jemand anderem in der Nähe dieser Person freudvoll nach oben.

In meinen jüngeren Jahren war ich Shiatsutherapeutin. Manchmal fühlte ich mich vor einer Anwendung wunderbar, aber wenn ich dann meine Hände auf meinen Patienten legte, bemerkte ich eine vollständige Veränderung meines emotionalen Zustands. War ich zuvor fröhlich gewesen, fühlte ich mich nun schlagartig beklommen, niedergedrückt oder wütend. Als ich mit der Körperarbeit begann, dachte ich, dass alles, was ich fühlte, von mir stammte, und ich fand Gründe in meinem Leben, die für diese Gefühle verantwortlich sein konnten.

An einem Frühlingsmorgen kam Saul zu einer Behandlung in meine Shiatsu-Praxis. Als er eintrat, war ich voll überbordender Freude über die Straußnarzissen, die gerade draußen vor dem Fenster blühten. Aber als ich meine Hände auf Sauls Rücken legte, verfiel ich plötzlich in eine tiefe Depression. Ich fühlte mich, als wäre ich in einem hellen Raum gewesen, und dann hätte jemand das Licht ausgeschaltet.

Ich überprüfte mein Leben, um zu sehen, was diese plötzliche Depression ausgelöst hatte. Ich fand, dass die Beziehung zu meinem Mann gut lief, aber vielleicht gab es Probleme, die mir nicht bewusst waren. Ich dachte über Probleme in meiner Kindheit nach und fragte mich, ob die Depression daher rührte. Doch als ich meine Hände wieder von Sauls Körper nahm, verschwand das bedrückende Gefühl. Als ich mich danach mit Saul unterhielt, erzählte er mir, dass er gerade seine Stelle verloren hatte und deshalb zutiefst niedergeschlagen sei.

Schließlich begann ich zu verstehen, dass die plötzlichen Gefühlsveränderungen von den Gefühlen meiner Patienten herrührten, nicht von meinen. Um mich zu versichern, fragte ich meine Patienten, wie sie sich fühlten, und fast immer bestätigten sie die Gefühle, die ich empfand.

Es ist nichts Ungewöhnliches, dass sich die Gefühle und Gedanken anderer auf einen übertragen. Wenn Sie bemerken, dass Ihre Energie in der Nähe einer bestimmten Person oder an einem bestimmten Ort sinkt, dann ist es wahrscheinlich nicht Ihre Energie, die Sie spüren. Sie haben etwas von der anderen Energie aufgenommen. Haben Sie es schon einmal erlebt, dass Sie

- im Gedränge eines Einkaufszentrums waren und anschließend müde waren?
- den ganzen Tag mit schwierigen Kollegen gearbeitet haben und am Ende des Tages ausgelaugt waren?
- sich die Probleme von jemandem angehört haben und anschließend erschöpft waren?
- neben einem oder einer Fremden gestanden haben, vielleicht in einer Warteschlange im Geschäft, und anschließend gereizt waren?
- scheinbar aus dem Nichts plötzlich einen stechenden Schmerz im Magen hatten?
- ein Pflegeheim oder ein Gefängnis besucht haben und anschließend das Gefühl hatten, dass alle Energie aus Ihnen gewichen war?

- in einem Warteraum, bei einem Treffen oder in einem Restaurant dicht neben jemandem saßen und anschließend von unerklärlichen Gefühlen heimgesucht wurden? (Es ist sogar möglich, dass man in einem Restaurant die Gefühle des Kochs in sich aufnimmt, der die Speisen zubereitet hat.)
- das Gefühl hatten, jemand habe eine schwere Decke über Sie geworfen?
- nach ein paar Drinks auf einer Party bemerkten, dass unterschiedliche Personen Ihr Energiefeld erzittern ließen?
- während eines Gesprächs mit einem Freund, Bekannten oder Familienmitglied den Eindruck hatten, dass Ihnen die Luft wegbleibt?

Solche Symptome sind oft ein Zeichen dafür, dass Sie negative Energie aufnehmen. Manchmal gibt es auch Einflussfaktoren, die Sie nicht sehen können, die aber dennoch Ihre Energie beeinflussen. An manchen Orten herrscht eine von früheren Ereignissen zurückgebliebene Energie, die Sie in sich aufnehmen können. Haben Sie schon einmal einen Raum betreten, nachdem dort ein Streit stattgefunden hat, und dort etwas Belastendes gefühlt? Dabei handelt es sich um zurückgebliebene Energie. Und an manchen Orten besteht eine Vorgängerenergie von Menschen, die dort gewohnt haben oder dort gestorben sind (wie das etwa bei einem erdgebundenen Geist der Fall ist). Diese Energie kann Ihre Energie ebenfalls absinken lassen.

Es gibt unzählige sichtbare und unsichtbare Kräfte, die Ihre Energie aus dem Gleichgewicht bringen können. Und es kann ratsam sein, dass Sie sich gegen eine Energie schützen, wenn Ihnen diese Energie nicht guttut. Schutz ist auch angeraten, wenn jemand bewusst oder unbewusst negative Energien gegen Sie richtet. So etwas wird als energetischer Angriff bezeichnet.

Energetische Angriffe

Berichte über energetische Attacken findet man in den unterschiedlichsten Kulturen rund um den Globus. Diese Angriffe können sehr massiv sein und einen ins Schleudern bringen, manche sind aber auch sehr subtil. In manchen Fällen kann der Angriff schon so lange erfolgen, dass man ihn gar nicht mehr bemerkt. Es ist ein wenig wie mit der Schwerkraft, die ständig Druck auf uns ausübt. Aber sie war schon immer da, weshalb wir sie als etwas ganz Normales wahrnehmen.

Manchmal nimmt man einen energetischen Angriff erst wahr, wenn er aufhört. Man stellt eine Veränderung fest, wenn der oder die Betreffende stirbt oder man ein Befreiungsritual durchgeführt hat. Das permanente Dröhnen einer ständigen energetischen Attacke – zum Beispiel von einem verärgerten Familienmitglied – kann so sehr zum Teil der eigenen Lebensstruktur geworden sein, dass man sich dessen nicht mehr bewusst ist. Sobald es jedoch beendet wird, fühlt man sich unvermittelt leicht und beschwingt. Diese Attacken können bewusst und vorsätzlich erfolgen, aber meistens geschehen sie unbewusst.

Unbewusste energetische Angriffe

Ein unbewusster energetischer Angriff kann beginnen, indem jemand negative Gedanken gegen Sie richtet, ohne das zu beabsichtigen. Die meisten unbewussten Angriffe laufen folgendermaßen ab: Jemand ärgert sich über eine andere Person und denkt voller Wut an sie – und die Person bekommt Kopfschmerzen. Es ist dem oder der Betreffenden nicht bewusst, das ausgelöst zu haben. Es war lediglich ein Nebenprodukt seiner Angst.

Aber man kann nur dann von einem anderen angegriffen werden, wenn man durch Energieschnüre mit ihm verbunden ist. Fast immer kommen unbewusste energetische Angriffe von jemandem, den man kennt und zu dem man bereits energetische Verbindungen hat. Es gibt zwar auch Fälle, in denen man von einer unbekannten Person angegriffen wird, aber das kommt nur selten vor.

Ein unbewusster Angriff kann sich auf unterschiedliche Weise äußern. Möglicherweise wachen Sie mit Magenschmerzen auf oder sind plötzlich grundlos aufgebracht. Auch Sie selbst können unbeabsichtigt jemand anderen energetisch angreifen. In meiner Jugend hatte ich einen Chef, den ich als Zumutung empfand. Eines Tages beschuldigte er mich einer Sache, die ich nicht getan hatte. Ich war aufgebracht, aber ich hatte nicht das Gefühl, dass ich ihm sagen konnte, wie getroffen ich mich fühlte; darum schwieg ich zu dem Vorfall.

Ich unterdrückte meine Gefühle den ganzen Tag. Doch auf dem Heimweg explodierte ich. Kochend vor Wut rief ich: »Zum Teufel mit ihm! Ich wünschte, eine Dampfwalze würde ihn überfahren.« Ich stellte mir sogar vor, dass sein Körper wie in einem Cartoon flach wie ein Stück Papier dalag, nachdem er überrollt worden war. Es war ein blindwütiger Gedanke.

Natürlich wollte ich nicht, dass ihm etwas geschah, aber ich fühlte mich besser, als ich ihn mir platt gewalzt vorstellte. Wenn jemand seine Gefühle unterdrückt, werden seine Gedanken wirkungsvoller, und angesichts dessen, was daraufhin geschah, muss ich sehr fokussierte, starke Gedanken gehabt haben.

Als ich am nächsten Tag zur Arbeit ging, sah mein Chef grauenhaft aus. Ich fragte ihn: »Was ist denn los, Neal?« Er antwortete: »Ich weiß nicht, was passiert ist, aber als ich heute Morgen aufgewacht bin, habe ich mich gefühlt, als hätte mich eine Dampfwalze überrollt.«

Ich war schockiert und fühlte mich schrecklich. Ich hatte ihm nichts tun wollen, aber offensichtlich hatte ich ihm unbewusst schädigende Energie geschickt, was eine Art energetischer Angriff ist. Es war ein Missbrauch von Energie, auch wenn mir nicht bewusst gewesen war, was ich da gemacht hatte. Ich schwor mir, so etwas nie wieder zu tun. Und das habe ich auch nicht – selbst, wenn ich mich über jemanden oder über eine Situation geärgert habe. Es hat einige Momente gegeben, in denen ich versucht war, das zu tun, vor allem, wenn jemand, der mir am Herzen lag, schlecht behandelt worden war. In der Beziehung bin ich ein wenig wie eine Bärenmutter. Aber bisher habe ich mich zurückgehalten, weil ich weiß, wie kraftvoll diese Angriffe sein können.

Je mehr persönliche Macht und innere Stärke Sie besitzen und je freimütiger Sie Ihre Ansichten vertreten, desto unwahrscheinlicher ist es, dass Sie je Ihre Wut gegen jemand anderen lenken wollen. Menschen, die unbewusst negative Gedanken aussenden, fühlen sich meist selbst machtlos oder als Opfer. Wenn ich Neal mitgeteilt hätte, dass ich verärgert über die Situation war, und ihm in aller Ruhe die Gründe dafür genannt hätte, wären meine Gefühle nicht aufgestaut worden und in einer Art energetischer Pfeilspitze explodiert, die ihn durchdrang.

Wenn Sie selbstzufrieden denken, dass Sie noch nie jemanden unbewusst energetisch angegriffen haben, dann fragen Sie sich selbst, ob Sie schon mal wütend auf jemanden waren und ihm etwas Böses gewünscht haben, etwa jemanden, der

- eine gefährliche Fahrweise hatte
- Sie abgedrängt hat, um Ihnen einen Parkplatz wegzuschnappen
- sich in einer Schlange vorgedrängt hat
- Ihnen gegenüber am Telefon unhöflich war.

Wenn Sie das bejaht haben, besteht die Wahrscheinlichkeit, dass es Fälle gab, in denen Sie jemandem unbewusst negative Energie geschickt haben. Bitte fühlen Sie sich deswegen nicht schuldig. Wir alle haben das schon getan. Es ist wichtig, sich selbst zu vergeben. Aber wenn Sie sich dabei erwischen, dass Sie gerade so etwas tun, dann hören Sie sofort damit auf. Derartige Angriffe fallen früher oder später immer auf einen selbst zurück. Weiter unten in diesem Kapitel beschreibe ich Ihnen, wie Sie energetische Angriffe und negative Energie abwehren können.

Vorsätzliche energetische Angriffe

Die meisten energetischen Angriffe erfolgen zwar unbewusst, aber in seltenen Fällen gibt es Menschen, die ganz bewusst negative Energie aussenden. Es kann Ihnen schwerfallen, zentriert zu bleiben, wenn Ihnen dies widerfährt. Früher wurden diese negativen Gedanken unter anderem als Fluch, Zauber oder schwarze Magie bezeichnet. Diese Angriffe geschehen, wenn jemand intensive negative Gefühle hat und sie mit laserartig konzentrierter Wucht gegen eine bestimmte Person richtet. Solche Angriffe sind real, aber es gibt Möglichkeiten, sie abzuwehren.

Wenn Sie zum Ziel eines bewusst gegen Sie gerichteten Angriffs werden, aber Ihre Energie stark ist, kann nichts (und ich meine, *nichts*) in Sie eindringen. Sie merken dann noch nicht einmal, dass Sie angegriffen werden, weil Sie eine andere Frequenz haben. Es ist, als hätten Sie im Radio einen Klassiksender eingestellt und hörten nicht, wie sich auf einem anderen Sender ein vulgärer Radiomoderator großmäulig über die Welt auslässt. Doch wenn Sie müde oder gesundheitlich angeschlagen sind, viel Alkohol trinken oder andere Drogen zur Entspannung nehmen oder emotional aufgewühlt sind, kann Ihr Energiefeld schwächer sein, wodurch ein übersinnlicher Angriff eine verheerende Wirkung haben kann.

In Australien berichtete mir ein befreundeter Aborigine, dass einer ihrer Stammesangehörigen einen als »pointing the bone« bezeichneten Todesfluch gegen eine Autorin ausgesprochen hatte, die behauptete, ihr Bestseller über Aborigines beruhe auf einer wahren Geschichte, obwohl das nicht stimmte. Ich befand mich nicht in der erforderlichen Position, irgendetwas dagegen zu unternehmen. Daher betete ich lediglich für alle Beteiligten. Kurz nach dem Todesfluch hatte der Sohn der Autorin einen schweren Verkehrsunfall, von dem er sich aber schließlich wieder erholte. Die Autorin wusste nichts von dem Fluch. Dennoch schien er dramatische Auswirkungen auf ihr Leben zu haben. Später wurde ihr Buch, das ursprünglich als Sachbuch verkauft worden war, als Roman geführt, was es tatsächlich auch war.

Die Bezeichnung »pointing the bone«, also »mit dem Knochen zeigen«, kommt daher, dass ein Aborigine bei diesem Todesfluch mit einem spitzen Knochen in die Richtung der Person zeigt, der er oder sie schaden will. Das ist ein so schwerwiegender energetischer Angriff, dass Aborigines, die zur Zielscheibe dieses Fluchs wurden, nicht selten tot zu Boden fielen, ohne dass es dafür einen erkennbaren physischen Grund gab.

Es ist mir in meinem Leben nur selten passiert, aber ich bin auch schon zum Opfer bewusster energetischer Angriffe geworden. Eine derartige Erfahrung kann einen aus heiterem Himmel treffen und eine große Herausforderung sein. Oft weiß man nicht, was einen da getroffen hat.

Einst kam eine Frau auf mich zu und sagte, sie habe die Offenbarung gehabt, dass wir zusammen unterrichten sollten. Sie meinte, das wäre förderlich für ihre berufliche Laufbahn. Ich kannte sie nicht weiter; sie hatte lediglich ein paar meiner Veranstaltungen besucht. Ich erwiderte freundlich, ich wolle allein und nicht mit jemandem zusammen unterrichten. Sie bestand jedoch darauf, dass es unser Karma wäre, zusammen zu unterrichten. Sie sagte, sie habe sich gesehen, wie sie Gruppen mit Tausenden von Menschen überall auf der Welt unterrichtete, und ich sei diejenige, die ihr helfen werde, das zu erreichen. Ich will niemandem seine Träume nehmen, aber ich wusste, dass ich nicht diejenige war, die das für sie tat, daher widersprach ich ihr sanft. Es schien so, als verstehe sie es, und ich dachte nicht weiter darüber nach.

Eine Woche später hatte ich plötzlich ab und zu das Gefühl, nicht mehr atmen zu können. Dann wieder spürte ich eine intensive Beklemmung in der Brust. Das wiederholte sich, und jedes Mal passierte es plötzlich. Ich war völlig gesund, daher wusste ich nicht, was da geschah. Schließlich begab ich mich in eine tiefe Meditation. Dabei sah ich dichte, dicke, dunkle Schnüre, die sich um meine Brust gewickelt hatten und meine Rippen zusammendrückten. Kein Wunder, dass ich das Gefühl hatte, nicht atmen zu können! Dann tauchte plötzlich das Gesicht der Frau auf. Sie wirkte wütend, geradezu rasend vor Zorn. Sobald ich ihr Gesicht sah, wusste ich, dass ich energetisch von ihr angegriffen wurde. Ich war erstaunt, dass sie es war, denn ich hatte unsere Unterhaltung fast vergessen.

Ich begann sofort, die Schnüre zu beseitigen. Sie waren unglaublich dicht und klebrig, fast wie Teer. Jedes Mal, wenn ich versuchte, einen auszureißen, heftete er sich wieder an. Ich musste meine Schwingungsfrequenz so weit erhöhen, dass sie sich nicht mehr halten konnten. Schließlich entfernte ich sie, aber im Laufe der folgenden Monate kam es zu neuen Angriffswellen, sobald ich müde war oder wenig Energie hatte.

Ich wollte wissen, ob diese Angriffe bewusst oder unbewusst erfolgten, und erkundigte mich heimlich über die Frau. Als ich herausfand, dass sie sich in schwarzer Magie hatte ausbilden lassen, war mir klar, dass sie die Angriffe vermutlich bewusst ausführte.

Warum sie mich angriff, lag auf der Hand. Es verärgerte sie, dass ich ihr keine Zusage gegeben hatte, obwohl sie glaubte, es sei ihr offenbart worden, dass ich sie berühmt machen würde. Ich mag nicht angegriffen werden, aber ich verstand ihr Motiv. Außerdem bemerkte ich, dass sie unter einem Borderlinesyndrom litt. Auf dem Weg zum Mitgefühl ist es hilfreich zu verstehen, warum Menschen so handeln, wie sie es tun. Das erleichtert es uns, zu verzeihen und loszulassen.

Ich hatte auch wegen des Gesetzes des Karmas Mitgefühl mit ihr. Es besagt, dass negative Energie, die ausgesendet wird, um einer anderen Person zu schaden, mit vielfacher Intensität auf den Menschen zurückstrahlt, der sie aussendet. Ich wusste, dass das, was sie mir schickte, am Ende ihr schaden würde. Das ist der Weg der Energie. Die Person, die einen energetischen Angriff ausführt, wird *immer* selbst geschwächt, manchmal über alle Maßen. Es geschieht vielleicht nicht sofort, aber es geschieht.

So gut es sich auch anfühlen mag, Rache zu üben oder jemanden den Schmerz spüren zu lassen, den er oder sie einem zugefügt hat – es schadet einem selbst. *Tun Sie so etwas nicht.* Je höher die spirituelle Stufe ist, die Sie erklommen haben, desto schneller schlägt es auf Sie zurück. Ich bezeichne das als sofortiges Karma. Ich will dies nur für den Fall erwähnen, dass Sie denken: »Mann, ich würde meinem Ex-Chef nur zu gern eins auswischen. Vielleicht könnte ich einen klitzekleinen energetischen Angriff gegen ihn loslassen?« Noch einmal: Das wird auf Sie selbst zurückschlagen. *Tun Sie es nicht!*

Es gab Zeiten, in denen ich es unglaublich gemein fand, dass mich die Frau angriff, schließlich hatte ich ihr nichts getan. Aber dann dachte ich daran, dass es immer eine tiefere Wahrheit gibt, und als ich alles untersuchte, bemerkte ich, dass ich den bis in meine Kindheit zurückreichenden Glaubenssatz hatte, ungerecht behandelt zu werden. Ich erkannte, dass die Angriffe eine Gelegenheit waren, mich damit zu befassen, darum schlug ich nicht zurück. Ich arbeitete an mir selbst, um mich von diesem alten Muster zu befreien. Doch ich errichtete auch einige stabile Schutzschilde. Und ich riss weiter die klebrigen Schnüre heraus, wenn es ihnen gelungen war, sich einen Weg durch die Schutzschilde zu bahnen. Schließlich hörten die Angriffe auf, und die Frau verschwand endgültig aus meinem Blickfeld.

Symptome eines energetischen Angriffs

Alle Symptome können auch rational gut begründbare Ursachen haben und müssen nicht auf einen energetischen Angriff zurückgehen. Wenn Sie jedoch mehrere der folgenden Symptome bei sich feststellen, ohne dass es dafür physische Gründe gibt, sollten Sie Ihre Energieschnüre untersuchen.

- ***Plötzliche Schmerzen***. Sie können an derselben Stelle oder immer wieder zur gleichen Tageszeit auftreten. Oder die Schmerzen kommen unvermittelt und schnell und verschwinden auch schnell wieder.
- ***Erschöpfung und Lethargie***. Sie fühlen sich scheinbar ohne Grund ausgelaugt und müde.
- ***Kopfschmerzen***. Sie haben eine plötzliche Kopfschmerzattacke, manchmal sogar eine sehr schwere.

- *Körperliches Kältegefühl*. Sie frösteln oder haben das Gefühl, einfach nicht warm werden zu können.
- ***Albträume***. In ungewöhnlich beängstigenden Träumen erscheinen der Angreifer oder die Angreiferin direkt oder in symbolischer Form. So wurde zum Beispiel Donald in seinen Träumen von einem Furcht einflößenden wilden Tier mit langen, scharfen Zähnen verfolgt. Er sah auch, wie ein Tier mit bösen roten Augen geboren wurde. Schließlich wurde Donald klar, dass es sich dabei um einen eifersüchtigen Kollegen namens Rotaug handelte, der ihm Energie raubte. Er hatte Glück, dass es so ein offensichtlicher Traum war. Häufig ist es schwieriger, Träume zu entschlüsseln.
- ***Das Gefühl, beobachtet zu werden.*** Sie können das Gefühl haben, dass jemand neben Ihnen steht oder Sie sehen jemanden aus den Augenwinkeln; aber wenn Sie genau hinschauen, ist niemand da.
- ***Benommenheit***. Es fühlt sich an, als hätten Sie Sägespäne im Gehirn. Sie haben große Mühe, die richtigen Worte zu finden und sich zu konzentrieren.
- ***Atemprobleme.*** Bei jedem Atemzug haben Sie das Gefühl von Beengung oder Anstrengung. Oder Sie spüren einen Druck auf der Brust, als würde jemand auf Ihnen sitzen.
- ***Niedergeschlagenheit.*** Sie haben untypische negative Gefühle sich selbst gegenüber. Es kann sich wie ein Druck in der Brust anfühlen, der das Atmen erschwert, oder Sie fühlen sich einfach seelisch bedrückt.
- ***Heftige Gefühlsausbrüche***. Sie sind grundlos aufgebracht oder reagieren unangemessen heftig in einer Situation, die Sie normalerweise nicht weiter berühren würde. Es kann sich wie ein emotionaler Drang anfühlen.

Dies ist nur eine kurze Liste, und natürlich kann es viele Gründe für derartige Erfahrungen geben. Aber wenn Sie solche Symptome bei sich beobachten und gleichzeitig das Gefühl haben, angegriffen zu werden, dann besteht die Möglichkeit, dass es tatsächlich so ist.

Warum sollte Sie jemand angreifen?

Es kann beängstigend sein zu glauben, dass jemand negative Gedanken gegen einen hegt. Als ich das zum ersten Mal erlebt habe, stand ich ein wenig unter Schock. Ich wusste, dass ich ein freundlicher, rücksichtsvoller Mensch war und niemandem etwas Böses wollte. Daher konnte ich nicht verstehen, wieso jemand ausgerechnet *mich* schädigen wollte. Gut, ich war naiv, sehr naiv. Das Leben ist nicht immer gerecht. Manchmal geschehen guten Menschen böse Dinge. Doch unter der Oberfläche des Lebens lernen und wachsen wir durch jede Erfahrung, selbst durch schlechte. Hier nun einige Gründe, warum jemand Sie vielleicht angreifen will.

Eifersucht. Meist erfolgt ein Angriff durch jemanden, der auf Sie eifersüchtig ist. Vielleicht haben Sie sich beruflich verbessert und der oder die Betreffende nicht. Oder Sie haben jemanden geheiratet, auf den der oder die andere es abgesehen hatte. Möglicherweise glaubt Ihr Bruder oder Ihre Schwester, Sie würden von einem Elternteil mehr geliebt werden. Oder das Leben einer Person stagniert, während Ihr Leben freudvoll vorankommt. Die Liste ließe sich unendlich verlängern. Eifersucht ist der häufigste Grund für einen Angriff.

Es ist hilfreich, sich zu vergegenwärtigen, dass übles Verhalten letztlich durch Angst entsteht. Wenn jemand auf Sie eifersüchtig ist, hat er wahrscheinlich eigentlich Angst, nicht genug zu sein. Es wird Ihnen vermutlich leichter fallen, Mitgefühl mit der betreffenden Person zu entwickeln, wenn Sie wissen, dass ihre Eifersucht durch Angst oder Unsicherheit entstanden ist.

Meinungsverschiedenheiten. Angriffe können auch von jemandem kommen, der sich darüber ärgert, dass Sie mit ihm in irgendetwas nicht übereinstimmen – in politischen oder religiösen Fragen beispielsweise.

Psychische Erkrankungen. Psychisch Kranke können ihre Umwelt häufig nicht klar wahrnehmen und Dinge verübeln, die nicht real sind. Ihre unbewussten energetischen Angriffe können schnell und brutal sein. Bei meiner Mutter wurde eine paranoide Schizophrenie diagnostiziert. Während meiner Kindheit war sie viele Jahre immer wieder in psychiatrischen Kliniken. Zeitweise war sie gewalttätig, und einige Psychiater sorgten sich um meine Sicherheit. Die Schnüre zwischen uns waren so stark ausgeprägt, dass ich, selbst wenn ich über achthundert Kilometer weit von ihr entfernt war, spüren konnte, wenn sie einen Schub bekam, vor allem, wenn sie sich auf mich konzentrierte. Die Energie war derart intensiv, dass ich mich manchmal fühlte, als würde mir ein Baseballschläger auf den Kopf gehauen. In ihrer Paranoia dachte sie oft, ich sei ein Feind, und einmal glaubte sie, ich hätte die Watergate-Affäre mit Präsident Nixon ausgelöst. Ein anderes Mal dachte sie, das FBI würde mich überwachen, woraufhin sie vor unserem Haus mit einem Schild hin- und herlief, auf dem stand: »Ich weiß, dass wir überwacht werden.«

Drogenabhängigkeit. Wer schwer drogenabhängig ist, weist Löcher und Risse in seinem Aurafeld auf, sodass astrale Entitäten hindurchschlüpfen und sich an ihn anheften können. Weil er die Welt nicht mit klarem Blick wahrnehmen kann, ist er möglicherweise grundlos über bestimmte Dinge erbost und kann jemandem, von dem er meint, er oder sie habe ihm unrecht getan, eine energetische Attacke schicken.

Besessenheit. Obwohl es nur sehr, sehr selten vorkommt, gibt es Fälle, in denen jemand besessen ist. Doch zu 99,99 Prozent trifft ein derartiger Verdacht nicht zu. Wahrscheinlich werden Sie nie in Ihrem Leben einem oder einer Besessenen begegnen. Meist handelt es sich um einen aus dem Gleichgewicht geratenen oder psychisch kranken Menschen.

Besessenheit kann sich wie eine energetische Attacke anfühlen, unterscheidet sich aber wesentlich davon. Eine Besessenheit liegt vor, wenn eine Entität oder ein erdgebundener Geist einen Körper in Besitz nehmen. Das kann nur geschehen, wenn der Körper Öffnungen im Aurafeld aufweist. Diese Öffnungen entstehen normalerweise durch einen hohen Drogen- oder Alkoholkonsum über einen längeren Zeitraum. Manchmal kann dies allerdings auch geschehen, wenn jemand erschöpft ist oder seine persönliche Kraft ständig anderen schenkt.

Habe ich den energetischen Angriff angezogen?

Aus spiritueller Sicht ziehen wir alle unsere Lebenserfahrungen an, um daraus zu lernen und daran zu wachsen. Es bedeutet nicht, dass irgendetwas nicht mit uns stimmt oder dass man ein negativer Mensch ist, wenn eine energetische Attacke erfolgt. Es ist lediglich eine der Erfahrungen, die man im Leben macht. Bitte verurteilen Sie sich nicht, wenn Sie zum Opfer eines energetischen Angriffs werden, denn Sie kennen die Gründe dafür nicht. Betrachten Sie es einfach als Lernerfahrung.

Hier ist ein Beispiel dafür, dass man nicht die ganze Geschichte kennen kann: Sechs Monate nachdem Barbara an einem meiner Seminare teilgenommen hatte, beschloss sie, sich von ihrem Mann scheiden zu lassen. Sie hatte bereits seit drei Jahren darüber nachgedacht. Ihr Mann war ein zu Gewalttätigkeiten neigender Alkoholiker, und ihr war klar geworden, dass sie ihm das mit ermöglichte. Sie wusste, dass es Zeit für sie war, ihr Leben zu verändern. Als sie ihrem Mann mitteilte, sie wolle sich scheiden lassen, meinte er, das müsse an »all dem New-Age-Zeug« liegen, mit dem sie sich befasse. Da mein Kurs der letzte gewesen war, den sie besucht hatte, kam er zu dem Schluss, dass es meine Schuld sein musste. Und er steigerte sich in einen Wutanfall hinein, den er sowohl gegen Barbara als auch gegen mich richtete.

Barbara hatte Angst und tauchte unter. Die Leute in dem Frauenhaus in ihrer Stadt sorgten sich um ihre Sicherheit und empfahlen ihr, den Staat für eine Weile zu verlassen, bis sich ihr Mann wieder beruhigt hatte. Da seine Frau verschwunden war, konzentrierte der Mann seine Wut auf mich. Er wartete in seinem Auto vor unserem Haus und folgte meinem Auto auf bedrohliche Weise. Er schrieb mir Drohbriefe und hackte sich in meinen Computer ein. Gleichzeitig zu diesen Vorkommnissen konnte ich den Ansturm seiner Wut spüren; es war ein mächtiger energetischer Angriff. Schließlich konnten mein Mann und ich ein für den Staat Kalifornien besonders scharf abgefasstes und langes Kontaktverbot durchsetzen.

Ich wusste, dass ich diesem Mann nichts getan hatte. Ich hatte seiner Frau nie geraten, sich scheiden zu lassen. Ich würde so etwas nicht tun, weil mir das nicht zusteht. Aber statt mich zu fragen, was ich getan hatte, um diese Erfahrung in mein Leben zu ziehen, und dadurch auf mich selbst einzuprügeln, sagte ich mir, dass ich nicht die ganze Geschichte kannte. Selbst wenn ich nicht verstand, warum ich in das Problem von jemand anderem verstrickt worden war, so war es, wie ich grundsätzlich wusste, Teil des Plans des Schöpfers. Und so war es dann auch wirklich.

Nachdem die auf drei Jahre angesetzte Kontaktsperre abgelaufen war, schrieb mir der Ehemann einen Brief, in dem er sich überschwänglich entschuldigte und mir zugleich auch dankte. Er schrieb, die gesamte Erfahrung sei das Beste gewesen, was ihm hatte passieren können. Sie habe sein Leben von Grund auf geändert. Er war einer von Kaliforniens führenden Managern eines global agierenden Unternehmens gewesen, aber durch die Ereignisse hatte er seine Stelle, sein Ansehen, seine Frau und seine Freunde verloren. Daraufhin sei er sehr in sich gegangen. Schließlich habe er sich an einer Massageschule ausbilden lassen und sei nun Heiler. Ihm sei klar geworden, dass er den Weg zum erfolgreichen Geschäftsmann gegangen sei, um die Erwartungen seiner Eltern zu erfüllen, aber er sei nicht gern Manager gewesen. Nachdem er alles verloren hatte, sei ihm bewusst geworden, dass sein Herzenswunsch darin bestehe, Heiler zu sein. Er sagte, dass dies nie geschehen wäre, wenn ich nicht das Kontaktverbot gegen ihn erwirkt hätte. Das sei der Weckruf gewesen, den er gebraucht habe.

Natürlich bin auch ich meinen Entwicklungsweg gegangen, und ich bin durch all das, was mir widerfahren ist, ebenfalls gewachsen. Früher hatte ich Angst, meine Interessen zu vertreten, und durch diesen Vorfall lernte ich, mich für meinen Standpunkt einzusetzen, indem ich zum Gericht ging, um das Kontaktverbot zu erwirken.

Ich habe Ihnen von diesem Erlebnis erzählt, um Ihnen zu erläutern, dass wir häufig nicht die ganze Geschichte kennen, wenn wir spüren, dass wir angegriffen werden. Aber auch wenn ein tiefer liegendes Problem mitspielt, ist es dennoch von unschätzbarem Wert zu lernen, wie man sich abschirmt und seine Energie schützt, falls man das Ziel unerwünschter Energien geworden ist.

Welchen Anteil haben Sie an einem energetischen Angriff?

Jeder von uns trägt eine gewisse Verantwortung, wenn er mental angegriffen wird. Aus einer höheren Warte betrachtet, handelt es sich dabei um etwas, das wir in Bewegung gesetzt oder für das wir uns geöffnet haben. Manchmal haben wir es als Möglichkeit in unser Leben gezogen, um spirituell zu wachsen. Gelegentlich kann sich die Situation wieder entspannen, wenn wir einfach zugeben, dass wir eine gewisse Mitverantwortung tragen. Es ist wie bei einem Streit – wenn sich eine Person entschuldigt, entschärft das oft die Lage.

Aber selbst, wenn Sie auf irgendeiner tiefen Ebene so eine Situation in Ihr Leben gezogen haben, gibt es keinerlei Grund, sich deswegen schuldig zu fühlen. Sie wachsen spirituell. Manchmal besteht Ihre Lektion darin, für sich selbst einzutreten und etwas zu unternehmen. Für mich war es beispielsweise in dem oben beschriebenen Fall mit dem wütenden Ehemann eine grauenhafte Vorstellung, ein Kontaktverbot zu beantragen. Es machte mich verlegen, und ich schämte mich sogar deswegen. Ich war der Meinung, dass ich die Verantwortung dafür übernehmen müsste, gestalkt zu werden, wenn ich das selbst bewirkt hatte. Und ich fühlte mich schuldig, dass ich es in mein Leben gezogen hatte.

Aber durch eine tiefe Selbstprüfung erkannte ich, dass ich in meinem gesamten Leben noch nie für mich selbst eingetreten war. Ich erregte nie Aufsehen. Ich versuchte immer, um jeden Preis den Frieden zu wahren. Mit dem Einfordern des Kontaktverbots war ich das erste Mal in meinem Leben für meine eigenen Interessen eingetreten. Es war eine kraftvolle Lebenslektion, und seither fühle ich mich stärker und selbstbewusster. Also gewannen sowohl der Mann als auch ich etwas durch diese Erfahrung.

»Vertraue auf Gott, aber binde dein Kamel an«

Selbst wenn Sie nicht an Schutztechniken glauben und überzeugt davon sind, dass Liebe der größte Schutz ist und dass die Engel Sie stets beschützen werden, so ist es doch nützlich zu wissen, wie Sie sich selbst schützen können. Seien Sie bereit, aktiv zu werden, falls der seltene Fall eintritt, dass Sie etwas tun müssen. Wir können zwar auf Spirit vertrauen, aber es ist auch sinnvoll, Maßnahmen für unseren Schutz zu ergreifen.

Wenn Sie also erwägen, eine Abkürzung durch eine dunkle Gasse in einer gefährlichen Ecke der Stadt zu nehmen und denken, dass schon alles gut gehen wird, weil Sie sich abgeschirmt haben, dann bedenken Sie, dass Sie ebenfalls Ihren Teil zu Ihrer Sicherheit beitragen müssen. Manchmal reicht ein energetischer Schutz nicht aus; Sie müssen sich auch umsichtig verhalten. Und manchmal ist es eben besser, wenn Sie die Abkürzung nicht nehmen.

Ich glaube daran, dass man die Welt auf die bestmögliche Weise sehen und optimistisch durchs Leben gehen sollte. Aber ich glaube auch an das nahöstliche Sprichwort: »Vertraue auf

Gott, aber binde dein Kamel an.« Was heißt das? Es bedeutet, dass man darauf vertrauen soll, dass alles gut ist; dass man aber auch dann, wenn man auf Gott vertraut, auf sein »Kamel« achtgeben sollte. Es ist Ihre Aufgabe, es nachts anzubinden, damit es nicht wegläuft. Sie müssen Ihren Beitrag leisten.

Vertrauen Sie auf die Eigenschaften von Licht, Dankbarkeit und Freude. Aber falls Sie zum Opfer eines energetischen Angriffs werden, sollten Sie darauf vorbereitet sein. Etwa so, als ob Sie mit Ihrem Auto eine schöne Reise unternehmen wollen und es vorher mit schützender Energie und weißem Licht umgeben, sich zur Sicherheit aber auch anschnallen. Falls sich dann ein Unfall ereignet, sind Sie darauf vorbereitet. Sie haben sowohl physisch als auch spirituell gehandelt.

Eines Abends, kurz vor dem Einschlafen, schoss mir durch den Kopf, dass ich vergessen hatte, die Tür zum Hühnerstall zu schließen. Es war kalt draußen, und ich lag so schön warm im Bett. Ich dachte: »Es wird schon nichts passieren. Ich bitte die Engel, die Hühner zu beschützen.« Ich rief Erzengel Michael an, sich an die Tür des Hühnerstalls zu stellen, um die Hühner während der Nacht zu beschützen. Ich vertraute darauf, dass alles gut verlaufen würde.

Am frühen Morgen träumte ich von drei kleinen Haufen aus schwarzen Federn vor dem Hühnerstall. Der Traum ließ mich hochschrecken. Ich warf mir einen Morgenrock über und rannte den Hügel zum Hühnerstall hoch. Genau wie in meinem Traum lagen dort drei Haufen aus schwarzen Federn. Und als ich in den Hühnerstall ging, war Gatsby, unser Hahn, nicht mehr da. Ein Kojote hatte sich ihn in der Nacht geschnappt, und nur seine Federn waren zurückgeblieben. Gatsby war ein sanfter Hahn gewesen, ein Gentleman, darum hatten wir ihm den Namen Gatsby gegeben. Und nun war er nicht mehr da, einfach weil ich »mein

Kamel« nicht »angebunden« hatte. Das war eine Lektion, die ich nie vergessen habe. Es war nicht genug, die Engel anzurufen. Ich hätte auch selbst etwas tun müssen.

Manchmal reicht es nicht zu denken, dass schon nichts passieren wird oder dass die Engel einen beschützen werden. Man muss selbst die Initiative ergreifen. Es ist sinnvoll, dass Sie sich schützen, wenn Sie spüren, dass Sie das tun müssen. Zusätzlich zu den physischen Maßnahmen, die Sie ergreifen können, gibt es einige sehr nützliche Techniken, die Sie zum Schutz Ihres Energiefeldes einsetzen können, sodass Sie sich zentriert und stark fühlen, was auch immer sich um Sie herum ereignen mag.

Vorbereitung auf den Schutz und die energetische Selbstverteidigung

Hier ein paar Tipps, wie Sie sich darauf vorbereiten können, sich selbst zu schützen. Führen Sie die Schritte vor jeder einzelnen Schutztechnik durch.

1. Richten Sie sich innerlich aus. Nehmen Sie sich jeden Morgen einen Augenblick Zeit, um sich zu zentrieren und zu erden. Stellen Sie eine Verbindung zu dem Ort in Ihnen her, an dem ein tiefer und umfassender Friede wohnt. Die Verbindung zu diesem Ort ermöglicht es Ihrem Energiefeld, während des Tages stärker und dynamischer zu sein.

Erhöhen Sie im Lauf des Tages Ihre Achtsamkeit, und spüren Sie Ihr Energiefeld, indem Sie fragen: »Was ist jetzt wahr für mich?« Die Seele liebt die Wahrheit, und diese spirituelle Praxis kann Ihnen dabei helfen, die Energieschnüre um Sie herum zu erkennen. Nehmen Sie sich die Zeit, in regelmäßigen Abständen die Menschen, mit denen Sie zusammen sind, und Ihr Umfeld wahrzunehmen. Beobachten Sie, ob es Teile Ihres Körpers gibt, die sich beeinträchtigt anfühlen. Indem Sie es sich zur Gewohnheit machen, dies zu tun, werden Sie ein besseres Gespür dafür bekommen, wann Sie sich schützen müssen und wann nicht.

2. Stellen Sie Distanz her. Wenn Sie jemanden oder etwas entdecken, der oder das Ihre Energie sinken lässt, dann gehen Sie auf Distanz. Sie müssen nicht immer sofort Ihren Schutzschild heben; manchmal reicht es schon aus, einfach etwas physischen Abstand zwischen sich und dem anderen zu schaffen. Erzeugen Sie eine persönliche Grenze durch Distanz. Sie können sich auch emotional ausklinken. Reagieren Sie nicht, und nehmen Sie nichts persönlich. Koppeln Sie sich ab – es geht nicht um Sie.

Liefern Sie dem Drama des anderen keinen Nährstoff. Häufig kann einen die eigene negative Reaktion auf jemanden mehr verletzen als die Negativität des anderen. Verändern Sie den Schwerpunkt Ihres Gesprächs. Wenn Ihr Gegenüber beispielsweise anfängt, sich negativ über eine andere Person auszulassen, sprechen Sie einfach über die Rosen, die Sie auf dem Weg zur Arbeit gesehen haben. Wenn Ihr Gesprächspartner über seine Probleme erzählen will, verlagern Sie den Schwerpunkt darauf, ihm oder ihr dabei zu helfen, Lösungen zu finden. Normalerweise gelingt es nicht, die Sichtweise einer anderen Person zu verändern, aber Sie können antworten, statt zu reagieren.

3. Blicken Sie durch die Augen des anderen. Der Wahrheit gegenüberzutreten, ist nicht immer leicht. Stellen Sie sich vor, dass Sie die Welt durch die Augen der Person betrachten, vor der Sie sich schützen wollen. Auch wenn es schwer ist – versuchen Sie, ihren Standpunkt einzunehmen. Sie müssen ihn nicht akzeptieren, es reicht, ihn zu verstehen. Je mehr Mitgefühl und Verständnis Sie für die Person haben, die Ihrem Gefühl nach Ihre Energie absaugt, desto weniger wird sie dazu in der Lage sein. Diese Übung reduziert die Gegensätze zwischen Ihnen.

4. Visualisieren Sie Ihren Tag. Nehmen Sie sich die Zeit, Ihren Tag zu visualisieren und sich vorzustellen, wie Sie entspannt und energiegeladen die Zeit verbringen. Vierundzwanzig Minuten sind der optimale Zeitraum, den man sich dafür nehmen sollte. Doch selbst eine Visualisierung von nur sechzig Sekunden kann ausreichend sein. Seien Sie positiv. Konzentrieren Sie sich auf Dinge, die Ihnen ein gutes Gefühl vermitteln. Überprüfen Sie sich sofort, wenn Sie feststellen, dass während Ihrer Visualisierung Mangelgedanken oder Sorgen auftauchen. Verändern Sie dann ganz bewusst Ihre innere Haltung und löschen Sie negative Gedanken. Wechseln Sie zu etwas, das Ihnen Freude macht. Diese Übung sorgt dafür, dass Ihre Energie den Tag hindurch dynamisch bleibt, wodurch die Wahrscheinlichkeit sinkt, dass Sie sich abschirmen müssen.

Methoden für den Schutz und die energetische Selbstverteidigung

Immer wenn Sie mit anderen Menschen zusammen sind, beeinflusst das Ihr Energiefeld. Es ist häufig schwierig zu sagen, wo Ihr eigenes aufhört und das eines anderen anfängt. Doch es gibt einige sehr wertvolle Techniken, die Sie nutzen können, um Ihr Energiefeld im Bedarfsfall zu schützen, sodass Sie sich zentriert und stark fühlen, egal wer in Ihrer Nähe ist. Ich empfehle Ihnen, alle Methoden auszuprobieren, um herauszufinden, welche für Sie am besten geeignet ist.

1. Schutzmethode: Weißes Licht

Heilige sind auf Gemälden häufig von einem Leuchten umgeben oder haben einen strahlenden Heiligenschein. Manchmal wird dieses Licht als Christus-Bewusstsein bezeichnet. Es steht für eine liebevolle, positive Energie. In *Der Zauberer von Oz* erscheint Glenda, die gute Hexe, in einer strahlenden Lichthülle. Alles Gute befindet sich darin. Für diese Schutzmethode erzeugen Sie Ihre eigene Schutzhülle aus strahlend weißem Licht. Die Visualisierung einer Kugel aus weißem Licht, mit der man sich umgibt, ist eine der gebräuchlichsten und wirkungsvollsten Möglichkeiten, seine Energie zu schützen.

Visualisieren Sie, dass alle unerwünschten Energien einfach umgelenkt werden oder abprallen. Die Wirksamkeit dieser Methode hängt von der Klarheit Ihrer Absicht und von Ihrer Fähigkeit ab, sich auf diese Absicht zu konzentrieren und sie zu steuern. Es kann in den meisten Situationen für Ihren Schutz ausreichen, wenn Sie sich einfach vorstellen, von einer Hülle aus weißem Licht umgeben zu sein. Aber um ein mächtiges, schützendes Kraftfeld zu erzeugen, gibt es besondere Techniken:

1. Stellen Sie sich eine eiförmige Schutzhülle vor, die Ihren Körper in einem Abstand von etwa dreißig Zentimetern umgibt. Sie ist mit strahlend weißem Licht gefüllt.
2. Die Hülle hat eine sehr kräftige Oberfläche, die mit kugelsicherem Glas verglichen werden kann. Man kann hindurchsehen, aber sie ist undurchlässig.

3. Überprüfen Sie die gesamte Oberfläche auf kleine Risse, Sprünge oder Falten. Achten Sie auch darauf, ob das Schutzmaterial irgendwo dünne Stellen aufweist. Idealerweise sollte die Oberfläche so glatt und reflektierend sein wie ein polierter Spiegel.
4. Wenn irgendetwas ausgebessert werden muss, dann stellen Sie sich vor, dass Sie eine kosmische Masse oder einen Zauberstab haben, um den Schaden zu reparieren. Die äußere Oberfläche sollte so glatt und poliert sein, dass sich nichts daran anheften kann.
5. Seien Sie sich dessen bewusst, dass nur die höchsten und feinsten Energien durch die starke Außenhaut Ihrer mit weißem Licht gefüllten Schutzhülle dringen können. Ihre Energie kann hinausfließen, aber nur die makellosesten Frequenzen können hereinkommen. Es ist ein unsichtbares, starkes Kraftfeld.

Sie können auch andere Farben außer Weiß visualisieren. Möglich wäre, dass Sie sich eine Hülle aus rosafarbenem Licht um sich herum vorstellen, das Sie mit liebevoller Energie umfängt. Oder visualisieren Sie eine Hülle aus grünem Licht, die Sie mit heilender Energie umgibt. Goldenes Licht steht oft für die himmlischen Reiche sowie für innere Weisheit. Oder Sie wählen Violett als Farbe der Reinigung und Wandlung vom Negativen zum Positiven. Stellen Sie sich vor, dass Sie im Zentrum eines funkelnden, glitzernden violetten Lichts stehen. Violettes Licht hat die Fähigkeit, dunkle Energie in Licht zu verwandeln und sie aufzulösen. Es kann Ihnen dabei helfen, sich von belastender Energie aus Ihrer Vergangenheit zu befreien. Es kann außerdem Angst in Liebe und Freude verwandeln. Alles, was Sie nicht brauchen können, löst sich in dem Sie umgebenden Licht auf.

Manchmal ist es hilfreich, wenn man sich eine halb durchlässige Öffnung oben an der Hülle vorstellt, durch die weißes oder goldenes Licht vom Himmel strömen und bis nach unten durch einen selbst hindurchscheinen kann. Nur himmlische Lichtkraftenergie kann durch die Öffnung dringen. Und am Boden der Hülle befindet sich ein geöffneter Abfluss, sodass alles, was nicht benötigt wird, in den Boden abgegeben und dort neutralisiert werden kann. Nichts kann durch diese Öffnung zurückkommen, nur das, was dem Besten dient.

Vor vielen Jahren erzählte mir eine Freundin, das weiße Licht habe ihr das Leben gerettet. Sie überquerte gerade eine Straße, als ein Auto direkt auf sie zugerast kam. Sie sagte: »Denise, ich hatte nicht genug Zeit, um wegzurennen. Also warf ich die Hände über den Kopf, griff mir weißes Licht und riss die Hände nach unten, als würde ich ein Rollo herunterziehen. Sofort war ich von weißem Licht umhüllt. Das Auto kam zum Stehen und hielt direkt am Rand meines Schilds aus weißem Licht. Der Fahrer stieg zutiefst erschrocken und ungläubig aus. Er sagte, dass es sich angefühlt habe, als sei er auf irgendein unsichtbares Kraftfeld geprallt, das sein Auto zum Halten gebracht habe. ›Was ist passiert? Ich hätte Sie töten können‹, rief er.« Meine Freundin schilderte ihm das mit dem weißen Licht, aber er schüttelte nur ungläubig den Kopf.

Dieses Beispiel soll Ihnen verdeutlichen, wie machtvoll der Schutzbereich aus weißem Licht sein kann. Doch ich rate Ihnen, loszurennen, wenn ein Auto auf Sie zugerast kommt. Hingegen ist es ausgesprochen sinnvoll, sich in weißes Licht einzuhüllen, bevor Sie in den Tag hinausgehen, wenn Sie intuitiv das Bedürfnis danach haben.

2. Schutzmethode: Talismane

Ein Talisman ist ein Gegenstand mit schützenden Eigenschaften. Man trägt ihn am Körper, meist entweder an einer Kette um den Hals oder in der Tasche, oder man bewahrt ihn in einem Behältnis auf, das man ständig bei sich hat, etwa im Portemonnaie oder in der Handtasche. Oft sind Talismane verborgen, aber sie können auch sichtbar getragen werden.

Schutzamulette und Talismane sind in den meisten Religionen und spirituellen Traditionen üblich. Christen verwenden das Kreuz oder den Rosenkranz, Muslime das *hamsa* (Hand der Fatima), Schamanen verwenden Medizinbeutel oder Medizinbündel, die mit heiligen Gegenständen gefüllt sind, die alle eine schützende Kraft besitzen. Jede indigene Kultur verwendet Talismane. Überall auf der Welt haben Archäologen in Grabstätten Amulette gefunden, die dem Schutz des Trägers dienen sollten, auch im Jenseits. Im alten Ägypten wurden Amulette auf die Toten gelegt, um sie während ihrer Reise in die Unterwelt zu beschützen.

Obwohl wir im Westen keine derart ausgeprägte Tradition des Gebrauchs von Amuletten und Talismanen haben, werden auch bei uns Glücksbringer getragen. Ich war kürzlich zu einem Begräbnis bei Navajo-Indianern. Es war eine christliche Aussegnung, aber der Medizinbeutel meines Freundes lag zusammen mit einem großen christlichen Kreuz bei ihm im Sarg, um ihn auf seiner Reise ins Jenseits zu schützen. Und als der US-Astronaut Edward White zum Mond reiste, trug er ein goldenes Kreuz, einen Davidstern und einen Christophorus-Anhänger.

Ein Talisman kann ein rituell gesegneter Gegenstand sein oder ein von Ihnen gereinigter und mit Energie aufgeladener Stein oder Kristall. Es kann auch ein Andenken an einen geliebten Verwandten sein, etwa an die Großeltern. Auch traditionell als

Schutz verwendete Kräuter wie Salbei oder Rosmarin können Talismane sein.

Selbst mithilfe eines kleinen Steins an einer Halskette, in einer Tasche oder Handtasche können Sie einen Schutzschild um sich herum errichten. Hier sind einige Steine, die häufig als schützende Talismane verwendet werden:

- Schwarzer Turmalin, schwarzer Obsidian, Apachenträne (Rauchobsidian), Onyx, Rauchquarz, Blutstein (Hämatit) oder Pechkohle (Gagat) eignen sich alle hervorragend zur Abwehr negativer Energien.
- Auch Bernstein bietet einen vorzüglichen Schutz. Die Römer verwendeten Bernstein einst ausschließlich zu diesem Zweck.
- Halit (auskristallisiertes Steinsalz) ist ein wunderbares Erdungs- und Schutzmittel. Wenn Sie in einer Gegend mit hoher Luftfeuchtigkeit leben, bewahren Sie Ihr Halit am besten in einem kleinen Plastikbeutel auf, damit es nicht ausschwitzt und Ihre Kleidung oder Handtasche keine Flecken bekommen.
- Achate aller Art werden zum Auflösen negativer Energie genutzt. Suchen Sie sich Ihren eigenen Achat aus. Wählen Sie ein Exemplar, bei dem Sie ein sehr gutes Gefühl haben, weil sich die schützenden Eigenschaften von Stein zu Stein unterscheiden. Blau gestreifter Chalzedon, auch als Blue Lace Agate im Handel, eignet sich sehr gut für Kinder.
- Coelestin, Malachit und Quarzkristalle können eine sanfte und liebevolle energetische Schutzhülle entstehen lassen und eignen sich auch sehr gut für Kinder und ältere Menschen. Diese Steine wirken zart und sollten regelmäßig gereinigt werden, vor allem die Quarzkristalle. Um sie

zu reinigen, spülen Sie sie drei Minuten lang unter fließendem kaltem Wasser ab oder legen Sie sie nachts nach draußen ins Licht von Mond und Sternen oder drei Stunden lang in einen Regenschauer.

Talismanen wird eine große Kraft zugeschrieben, aber sie reagieren auf Ihre Absichten und Überzeugungen. Wenn Sie glauben, dass ein Gegenstand eine wirkungsmächtige Energie enthält, wird er Sie schützen. Wenn Sie nicht daran glauben, tut er das auch nicht. Während meiner Aufenthalte bei indigenen Völkern wurden mir unterschiedliche Kraftobjekte angeboten. Es ist eine Ehre, sie empfangen zu dürfen. Einmal wurde mir die getrocknete Nachgeburt eines Rentiers überreicht, die bisher einem lappländischen Schamanen Kraft und Schutz gegeben hatte. Es war ein besonderes Geschenk, und ich wusste, dass dieser Gegenstand für den Schamanen kraftvoll gewesen war. Aber für mich sah er verschrumpelt, hässlich und unhygienisch aus, und daher besaß er für mich keine schützende Energie. Ich glaubte nicht an seine Kraft, und daher hatte er auch keine für mich.

Ein Indianer zeigte mir, dass er in seinem Medizinbeutel Skalps von Männern aufbewahrte, die er in Vietnam getötet hatte. Er sagte, sie trügen zu seinem Schutz bei, aber ich war entsetzt. Für mich hätten sie eine negative Energie gehabt, aber für ihn waren sie ein Beweis dafür, dass er ein starker Krieger war. Wenn Sie sich also Gegenstände für Ihren Schutz aussuchen, achten Sie auf Ihre Einstellung dem Objekt gegenüber. Überlegen Sie vorher genau, welche Absicht Sie mit dem Amulett verfolgen.

So gehen Sie vor:

1. Kaufen oder nähen Sie einen kleinen Beutel, der sich unauffällig unter Ihrer Kleidung tragen lässt. 7,5 mal 7,5 Zen-

timeter sind eine gute Größe. Sie können ihn an einem Band um den Hals tragen, ihn in eine Tasche oder in Ihre Handtasche schieben oder an Ihren Gürtel binden.

2. Entscheiden Sie, welche schützenden Objekte Sie in Ihr Säckchen stecken wollen. Ich schlage vor, mit einem Stück Obsidian und etwas getrocknetem Salbei zu beginnen. Im Laufe der Zeit können Sie dann weitere Objekte oder auch auf Papier geschriebene Worte hinzufügen, etwa: »Erzengel Michael, beschütze mich.«
3. Segnen Sie den Beutel, indem Sie ihn an Ihr Herz halten und dreimal sagen: »Ich bin geschützt und sicher. Alles ist gut.«

3. Schutzmethode: Abschirmen

Als ich im australischen Outback bei den Aborigines war, wurde mir ein »Frauenschutzschild« gegeben. Es war ein kleines Stück Holz, etwa fünfzehn Zentimeter breit und sechzig Zentimeter lang. Ich konnte mir nicht vorstellen, dass es jemanden in einer Schlacht schützen konnte, da es so schmal war. Doch man erklärte mir, dass die Energie einer Frau geschützt sei, sobald sie es in der Hand halte. Es aktiviere eine Art Kraftfeld um sie herum.

Als ich das hörte, verstand ich. Wenn man sich abschirmt, erzeugt man ein Energiefeld um sich herum, in dem man geschützt und sicher ist. Anders als bei einer Schutzhülle aus weißem Licht handelte es sich um einen realen, physischen Schild.

Abschirmen bedeutet nicht, dass man sein Herz verschließt oder sich von anderen abkoppelt oder isoliert. Es bedeutet, dass man sehr klare Grenzen zieht. Wenn man seinen Schild erhebt, gerät man nicht in das Drama einer anderen Person. Ihr Ziel besteht nicht darin, sich von anderen zurückzuziehen, sondern darin, in Ihrer eigenen Energie zu bleiben. Durch Abschirmung bleiben Sie, wo auch immer Sie sich aufhalten mögen, in Ihrem eigenen Energiefeld, statt es mit den Energien anderer zu vermischen. Erinnern Sie sich an den Satz: »Was mein ist, ist meins. Was dein ist, ist deins.«

Einfühlsame Menschen benötigen eine energetische Abschirmung ganz besonders. Ein empathischer Mensch fühlt alles von jedem. Es ist, als würde er seine Eingangstür offen stehen lassen und Leute, die er noch nicht einmal kennt, kämen hereinspaziert und würden in seinem Bett schlafen, seine Lebensmittel essen, ihren Müll zurücklassen und sogar einziehen. Wenn Sie ein emphatischer Mensch sind und lernen, sich abzuschirmen, kann das dem Verschließen Ihrer Gartenpforte entsprechen, sodass in Ihrem Garten und in Ihren vier Wänden nur noch Ihre Energie vorhanden ist. Hoch mit dem Abschirmschild!

Immer wenn Sie das Bedürfnis haben, sich abzuschirmen, stellen Sie sich vor, dass Sie einen Schild vor sich halten. Sie können sich einen Römerschild, einen Wikingerschild, einen Indianerschild aus Büffelleder oder auch den Schild von Wonder Woman vorstellen. Sie können Ihre Hand zur Faust ballen und sie vor Ihren Solarplexus halten, als würden Sie einen physischen Schild vor sich hertragen. Sie können sich auch vor dem Schlafengehen vorstellen, dass Sie sich rundum mit Ihrem Schild umgeben, sodass er Ihre Träume schützt und Ihre Energie abschirmt, während Sie schlafen.

So erzeugen Sie Ihren persönlichen Schutzschild:

1. Stellen Sie sich einen Schutzschild vor. Visualisieren Sie einen Schild, der einem der Ritter der Tafelrunde gehören könnte, nur dass er aus Licht und Energie besteht. Er ist unglaublich widerstandsfähig, aber sehr leicht. Die von dem Schild ausstrahlende Energie umhüllt Ihren gesamten Körper. Der Schild kann durchsichtig, silbrig, golden oder auch mit Edelsteinen, etwa Rubinen, verziert sein.

2. Visualisieren Sie Symbole. Platzieren Sie in Ihrer Vorstellung Symbole auf Ihrem Schild, die Sie als schützend und kraftvoll empfinden. Manch einer befestigt ein Kreuz an seinem Schild, andere ein Herz als Symbol für die Liebe, andere ein Pentagramm, wieder andere Bilder von Göttern oder Göttinnen (etwa Kali oder Guanyin (Kwan Yin)). Stellen Sie sich Ihren Schild so vor, wie Sie es möchten. Wenn Ihnen das hilft, können Sie auch eine Zeichnung von Ihrem Schild anfertigen, um Ihre Visualisierung zu intensivieren. Sie können Ihre Zeichnung dann unter Ihre Matratze legen, um Ihren Schild während Ihres Schlafes stärker und wirkungsvoller zu machen.

3. Segnen und ermächtigen Sie Ihren Schild. Begeben Sie sich mit Ihrem Schild auf eine innere Reise. Um seine schützende Kraft zu aktivieren, stellen Sie sich vor, dass Sie ihn zum Himmel erheben und dadurch den ihm innewohnenden Geist der Luft freisetzen. Dann visualisieren Sie, wie Regen – das Wasser des Himmels – über Ihren Schild strömt und ihn mit dem Geist des Wassers durchtränkt. Jetzt malen Sie sich aus, dass er vom Blitz getroffen wird, der ihn mit der Stärke und dem Geist des Feuers auflädt. Stellen Sie sich schließlich noch vor, dass Sie Ihren Schild an den Boden halten, um den Geist der Erde zu aktivieren. Nun nehmen Sie Ihren Schild und halten ihn an Ihr Herz, um ihn mit der Energie der Liebe zu erfüllen.

4. Schutzmethode: Spiegelkugel

Es gibt drei Spiegelkugel-Schutztechniken und alle eignen sich ausgezeichnet zum Abschirmen.

1. Stellen Sie sich zum schützenden Abschirmen vor, dass Sie sich im Inneren eines Spiegelballs befinden: Die Außenhaut des Balls besteht aus einer funkelnden, glatten Spiegeloberfläche. Nur positive Energie der höchsten Frequenz kann hereinkommen; alles andere wird zurückgeworfen. Dieser Schutz funktioniert besonders gut bei energetischen Angriffen.
2. Bei der zweiten Methode stellen Sie sich vor, von einem Energieball umgeben zu sein, bei dem die Spiegelschicht an der Innenhaut aufliegt. Dadurch gelangt Ihre Energie zu Ihnen zurück, statt zu versickern. Sie bleibt in Ihrem eigenen Energiefeld, in dem Sie sich befinden. (Sie können sich auch vorstellen, dass der Energieball sowohl auf der Innen- als auch auf der Außenhaut verspiegelt ist.)
3. Die dritte Methode ist dem äußersten Ernstfall vorbehalten. Sie ist höchst wirkungsvoll, sollte aber nur sparsam eingesetzt werden. Wenn es jemanden gibt, der eine sehr erdrückende Wirkung auf Sie hat, und Sie Ihr eigenes Energiefeld in seiner Nähe einfach nicht halten können, wäre dies ein möglicher Weg für Sie. *Diese Methode muss allerdings unbedingt mit Mitgefühl und darf nie aus Wut oder Angst angewendet werden.* Das ist wichtig, weil Sie sie auf eine andere Person richten, statt sich auf sich selbst zu konzentrieren.

Stellen Sie sich zur Anwendung dieser Methode vor, dass ein innen verspiegelter Ball die Person umgibt, von der Sie sich zum Opfer gemacht fühlen. Wenn sie liebevolle, fröhliche Energie aussendet, springt diese vervielfacht zu ihr zurück. Wenn sie Ihnen unfreundliche Energie schickt, kehrt diese ebenfalls um ein Vielfaches verstärkt zu ihr zurück. Alle negative Energie bleibt also in dem verspiegelten Ball.

5. Schutzmethode: Kristalle

Kristalle wurden in unterschiedlichsten Kulturen überall auf der Welt zum Schutz und zur Freisetzung von Energie genutzt. Beachten Sie folgende Schritte, um Kristalle zu Ihrem Schutz einzusetzen:

1. Wählen Sie den für Sie richtigen Kristall. Um die für Ihre Zwecke passende Größe und Form Ihres Steins bestimmen zu können, sollten Sie sich klar darüber werden, ob Sie

- Ihren schützenden Kristall am Körper tragen
- ihn in einem Medizinbeutel bei sich haben
- ihn lediglich in Ihrer Nähe aufbewahren
- ihn in Ihren Kopfkissenbezug einnähen
- ihn mit einem Pflaster auf Ihren Solarplexus kleben.

Entscheiden Sie dann, ob Sie sich einen Kristall mit Facettenschliff, einen naturbelassenen, einen rund geschliffenen Stein oder einen Trommelstein aussuchen. Beim Kauf eines schützenden Kristalls überlassen Sie es am besten dem Stein, Sie auszuwählen. Gemeint ist damit Folgendes: Wenn Sie einen Kristall auswählen, achten Sie darauf, welcher Stein Sie zu sich zu rufen scheint. Er wirkt irgendwie glänzender und leuchtender als alle übrigen.

2. Reinigen Sie Ihren Kristall. Lassen Sie Ihren Kristall fünf Stunden lang draußen in der Sonne liegen oder reiben Sie ihn in eine Richtung mit Eukalyptusöl ab. Sie können ihn auch mit Pfefferminzseife und kaltem Wasser reinigen. Während andere Steine, wie Gagat oder Obsidian, nicht sonderlich oft gereinigt werden müssen, haben Kristalle eine sehr veränderliche Energie und müssen daher häufig gereinigt werden.

3. Weihen Sie Ihren Kristall ein. Halten Sie ihn an Ihr Drittes Auge, und sagen Sie: »Ich widme dich dem Schutz und der Stärke. Ich bin geschützt und sicher, und mir geht es gut.«

4. Verwenden Sie Ihren Kristall. Nehmen Sie Ihren Kristall in Ihre dominierende Hand, und führen Sie sie dreimal über Ihren Körper. Achten Sie darauf, über Ihren Scheitel und Ihre Körperseiten sowie über Ihre Vorderseite zu fahren. Wenn Sie den Kristall über Ihren Kopf halten, dann tun Sie das mit der Absicht, den Stein auch über Ihren Rücken zu führen. Falls Sie zusätzlichen Schutz benötigen, führen Sie den Stein neunmal über Ihren Körper. Durch diese Methode werden Sie in einen Kokon aus Schutz gehüllt.

6. Schutzmethode: Meersalz

Seit den Anfängen der Geschichtsschreibung gibt es Berichte darüber, dass Salz zu Schutzzwecken genutzt wurde. Von allen Schutzgegenständen ist Salz am meisten verbreitet; es kommt auf der ganzen Welt zum Einsatz. In manchen Kulturen wird es auf die Fensterbretter gestreut, um negative Energien draußen zu halten. Woanders werden die Böden einer neuen Wohnung mit Salz bestreut, weil man glaubt, dass es dunkle Energien in sich aufnimmt. Anschließend wird das Salz – und mit ihm die dunklen Energien – hinausgefegt. In manchen Gemeinschaften tragen die Menschen Salz zum Schutz in ihren Taschen. Selbst in unserer heutigen Zeit gibt es noch die Sitte, Salz rückwärts über seine Schulter zu werfen, um unerwünschte Energien abzuwehren.

Um Salz zu verwenden, können Sie einen kleinen Salzbrocken oder auch ein paar Salzkörner in Ihren Medizinbeutel tun oder eine kleine Menge in ein schwarzes Seidensäckchen füllen, das Sie dann in Ihrer Handtasche bei sich tragen. Sie können auch einen Salzkreis um ihr Bett ziehen, um nachts im Schutz seiner Energie zu schlafen. Oder Sie können Salz in die Ecken Ihrer vier Wände geben, um dort eine schützende Energie entstehen zu lassen. Wenn Sie in einem feuchten Umfeld wohnen, sollten Sie das Salz in kleine Behälter tun, weil es sonst Feuchtigkeit anzieht und freisetzt, wodurch sich möglicherweise Salzflecken bilden.

Sie können auch Salzlampen verwenden, die aus natürlichen Salzbrocken bestehen, die innen ausgehöhlt wurden, um Platz für eine Glühlampe zu schaffen. An ihrem Standort erzeugt sie eine schützende Energie. Salzlampen sollen negative Ionen ausstrahlen, welche sich reinigend auf die Luft auswirken.

7. Schutzmethode: Einen Schutzbaum auswählen

Bäume können eine unglaubliche abschirmende Kraft haben, vor allem, wenn Sie sich auf die Energie eines Baumes eingestellt haben. Sie können einen Baum in Ihrem Garten, in der Nachbarschaft, einem Park oder an einem Fußweg wählen. Entscheiden Sie sich für einen, der Sie anspricht; dann stellen Sie eine Verbindung zu ihm her, indem Sie sich mindestens fünfzehn Minuten lang stehend oder sitzend an den Baum lehnen und ihm Liebe und Dankbarkeit schicken.

Stellen Sie sich vor, dass der Baum eine Stimme hat, und hören Sie zu, was er Ihnen erzählt. Da Sie eine Beziehung zu dem von Ihnen ausgewählten Baum aufbauen wollen, reden Sie mit ihm und danken Sie ihm aus tiefstem Herzen. Dadurch entsteht ein energetisches Band zwischen Ihnen und dem Baum. Menschen, die energetische Verbindungen sehen können, werden eine schöne, starke Lichtschnur zwischen Ihnen wahrnehmen. Immer wenn Sie Schutz brauchen, denken Sie einfach an Ihren Baum, und die Schnur wird kräftig und Ihre Energie geerdet und stark.

Es mag merkwürdig klingen, aber einer der schnellsten Wege, Ihre Energie zu reinigen, besteht darin, entweder einen Baum zu umarmen oder sich mit dem Rücken an ihn zu lehnen und sich von der heilenden Energie des Baumes reinigen und erden zu lassen. Dies funktioniert besonders gut, wenn es sich um einen Baum handelt, zu dem Sie eine Beziehung aufgebaut haben. Wenn Sie in seiner Nähe meditieren oder einfach Ihre Hände auf seinen Stamm legen, werden Sie in einen Raum des Schutzes und der Gnade eingehüllt.

8. Schutzmethode: Ätherische Öle

Ätherische Öle besitzen nicht nur die im dritten Kapitel beschriebenen reinigenden Eigenschaften; sie eignen sich außerdem auch hervorragend für Schutzzwecke. Wenn ich mich in eine Situation begebe, in der ich das Bedürfnis habe, eine schützende Hülle um mich zu legen, verwende ich ätherische Öle. Ich habe stets eine oder zwei Fläschchen in meiner Handtasche.

Der Geruchssinn ist eng mit unserem emotionalen System verbunden, mehr als jeder unserer anderen Sinne. Wenn wir ätherische Öle verwenden, wird eine kraftvolle Verbindung zwischen Körper und Geist geschaffen. Diese Verbindung wirkt erdend und schützend. Ätherische Öle werden in vielen Kulturen zum Schutz eingesetzt. Die Sherpani in Tibet zum Beispiel reiben ihre Seile zum Schutz bei ihren gefahrvollen Bergbesteigungen mit Wacholderöl ein.

Folgendermaßen können Sie ätherische Öle zum Schutz verwenden: Verreiben Sie einige Tropfen in Ihren Handflächen und inhalieren Sie dann den Duft. Ich verwende in der Regel drei Tropfen und inhaliere dreimal mit dem Vorsatz, meine Energie zu schützen. Dann wedele ich mit den Händen und verteile den Duft über meinen Scheitel und anschließend von oben nach unten über meinen Körper. Ich reibe auch über meinen Hinterkopf, um den schützenden Geruch dadurch auch auf der Rückseite meines Körpers zu verteilen. So umschließt der Duft meinen gesamten Körper wie ein Schutzschild. Manchmal tupfe ich auch noch einen Tropfen auf meine Kehle, einen zweiten auf mein Drittes Auge, einen weiteren oben auf meinen Kopf und einen vierten auf meine Schädelbasis, um den Schutz zu intensivieren. Wenn man einen großen Raum oder mehrere Leute gleichzeitig schützen will, kann ein Ölzerstäuber sehr nützlich sein.

Sie können ätherische Öle auch mit Wasser mischen und die Mischung in eine Sprühflasche füllen, mit der man auch Pflanzen besprüht, um Ihren Körper und/oder Ihre Kleidung damit einzusprühen. Ich reise oft mit einer sehr kleinen Sprühflasche, um mich mit einer Schutzhülle umgeben zu können. Das großflächige Besprühen mit einem ätherischen Öl reinigt und belebt meine Energie und kann sie zugleich schützen.

Wenn Sie ein ätherisches Öl auswählen, dann denken Sie daran, dass in Ihrer Seele ein angeborenes Wissen darüber existiert, welche Öle die besten für Ihren speziellen Schutz sind. Also nehmen Sie sich die Zeit, auf Ihr inneres Wissen zu lauschen.

Hinweis: Ätherische Öle sind natürlichen Ursprungs, aber die Haut mancher Menschen reagiert auf den direkten Kontakt mit ätherischen Ölen empfindlich, vor allem die zarte Gesichtshaut. Seien Sie bei einem direkten Hautkontakt also vorsichtig. Bei empfindlicher Haut sollten Sie ätherische Öle, wenn Sie sie direkt auf Ihren Körper auftragen wollen, vielleicht mit Trägerölen mischen, wie zum Beispiel Jojoba-, Aprikosenkern- oder Mandelöl.

Hier einige ätherische Öle, die Sie zum Schutz verwenden können. Die meisten haben zugleich auch reinigende Eigenschaften:

- ***Basilikum***: krautig, süß, frisch, grün. Lässt sich mit Zitrone, Zitronengras, Orange und Rose mischen.
- ***Kamille***: mild, warm, sanft; gut zum Schutz von Kindern. Lässt sich mit Rose, Lavendel, Ylang-Ylang und Neroli mischen.
- ***Zedernholz***: erdig, holzig, warm. Lässt sich mit Salbei, Zypresse und Weihrauch mischen.
- ***Zypresse***: warm, sanft, holzig. Lässt sich mit Weihrauch, Pfefferminze und Zedernholz mischen.
- ***Nelke***: holzig, erdig, warm. Lässt sich mit Zimt, Kardamom und Orange mischen.
- ***Eukalyptus***: frisch, sauber, belebend. Lässt sich mit Zitrone, Pfefferminze und Thymian mischen.
- ***Tanne***: frisch, sauber, holzig, grün. Lässt sich mit Neroli, Zitrone, Pinie und Wacholder mischen.

- ***Weihrauch***: warm, holzig, süß. Lässt sich mit Rose, Zedernholz, Myrrhe und Sandelholz mischen.
- ***Wacholder***: holzig, grün, frisch. Lässt sich mit immergrünen Pflanzen wie Tanne oder Pinie mischen, ebenso mit Rosmarin, Vetiver, Muskatsalbei und Zitronengras.
- ***Myrrhe***: warm, erdig, würzig. Lässt sich mit Weihrauch, Nelke und Sandelholz mischen.
- ***Orange***: frisch, sauber, fruchtig. Lässt sich mit Thymian, Eukalyptus und dem ätherischen Öl anderer Zitrusfrüchte mischen.
- ***Patschuli***: warm, erdig, holzig. Lässt sich mit Bergamotte, Muskatsalbei, Pfefferminze und Geranium mischen.
- ***Pfefferminze***: frisch, kühl, sauber. Lässt sich mit Grapefruit, Rosmarin und Eukalyptus mischen.
- ***Rosmarin***: klar, frisch, würzig. Lässt sich mit Zitrone, Teebaum, Pfefferminze und Tanne mischen.
- ***Salbei***: holzig, erdig. Lässt sich mit Zitrone und Zedernholz mischen.
- ***Vetiver***: warm, holzig, erdig. Lässt sich mit Pinie, Basilikum und Rosengeranie mischen.

Es gibt noch viele weitere ätherische Öle, die Sie zum Schutz Ihrer Energie nutzen können, aber die hier genannten Öle gehören zu den gebräuchlichsten.

9. Schutzmethode: Meditation und Visualisierung

Fast jede Art von visueller Meditation stärkt Ihr Energiefeld. Schließen Sie die Augen, entspannen Sie sich, und stellen Sie sich beispielsweise vor, dass Sie sich an einem Ort in der Natur befinden, an dem alles üppig wächst und gedeiht. Sie werden von dem hellsten, strahlendsten Licht umgeben, das Sie je gesehen haben. »Sehen« Sie, wie seine Intensität und Kraft zunehmen. Stellen Sie sich vor, dass energetische Schnüre von den Sternen, der Sonne und der Erde in das Licht fließen, während es sogar noch heller und funkelnder wird, wobei Sie sich im Zentrum des Lichts befinden. Bleiben Sie weiter in der Meditation, wenn Sie die Augen öffnen, und vertrauen Sie darauf, dass dieses unglaubliche Licht Sie auch weiterhin umgeben und beschützen wird. Diese Meditation funktioniert gut als Schutz, weil Sie dadurch derart strahlen, dass nichts Ihr energetisches Kraftfeld durchdringen kann.

Nehmen Sie sich als tägliche Übung einen Augenblick Zeit, um sich jeden Morgen zu erden und zu zentrieren. Stellen Sie sich dabei vor, dass eine energetische Schnur von Ihren Fußsohlen in die Erde fließt. Dann sinken Sie in den Ort umfassenden Friedens in Ihnen. Das stärkt Ihr Energiefeld und macht es noch leuchtender.

Hier noch eine amüsante, einfache und wirkungsvolle Schutzmethode, bei der Visualisierung eingesetzt wird: Stellen Sie sich vor, dass sich vor Ihnen ein kosmischer Reißverschluss befindet, der an Ihren Fußsohlen beginnt. Stellen Sie sich vor, dass Sie mithilfe des Reißverschlusses Ihr Energiefeld »abschließen«. Wenn Sie den Reißverschluss nach oben und über Ihren Kopf ziehen, können Sie einen Durchlass für die himmlischen Energien offen lassen.

Sie können Ihre Hand auch auf Höhe Ihres Schambeins halten und sich vorstellen, dass Sie da einen langen Reißverschluss halten. Nun heben Sie Ihre Hand bis hoch zu Ihrem Scheitel, ziehen den Reißverschluss zu und schließen so Ihre Energie ein.

10. Schutzmethode: Gebete und Mantras

Durch das Sprechen eines Schutzgebets können Sie eine sofortige Verbindung zum Göttlichen herstellen. Manche sprechen das Vaterunser, andere beten zu Christus, zu Mutter Maria, Allah, Buddha oder Yemaya. Ein an Ihre spirituelle Quelle gerichtetes Gebet, in dem Sie um den Schutz Ihrer Energie bitten, hat Wirkung, egal welche Quelle es auch sein mag.

Bevor wir mit unserem Auto auf Reisen gehen, sprechen wir ein Gebet. Es mag ein einfaches, fast kindliches Gebet sein, aber wir fühlen uns dadurch geschützt und sicher. Hier unser Reiseschutzgebet:

Engel vor uns, Engel hinter uns.
Engel zu unserer Linken und Rechten.
Engel über und unter uns.
Wir sind geschützt, sicher und wohlauf.

Und dann visualisieren wir die Flügel von Engeln, die jeden, der im Auto sitzt, umarmen.

Ein weiteres Gebet, das ich verwende, ist das japanische Mantra *Namu amida butsu*. Für mich ist es kraftvoll und bewirkt einen sofortigen Schutz. Ich habe mehrere Jahre lang in einem buddhistischen Zen-Kloster gelebt, und *amida* ist eines der erhabensten Ideale im japanischen Buddhismus. Grob übersetzt bedeutet dieses Mantra: »Ich nehme im Licht Zuflucht.« Ich habe durch das Mantra schon Wunder erlebt. Einmal fuhren mein Mann David, unsere Tochter Meadow und ich im Winter durch die Cascade Mountains. Das Auto geriet auf eine vereiste Stelle, drehte sich und schlitterte auf die Kante eines steilen Abhangs zu. Ich rief: »*Namu amida butsu!*«, und das Auto blieb fast sofort stehen – etwa dreißig Zentimeter von dem Abgrund entfernt. Es war ein unglaublicher Augenblick.

Ein anderes Mal saß ich mit meiner Freundin Katie in einem kleinen Coffeeshop im kalifornischen San Luis Obispo, als ein Erdbeben der Stärke 6,4 ausbrach. Der Boden begann sich zu bewegen, und Gegenstände stürzten herab. Ich packte Katies Hände, sah ihr in die Augen und begann zu chanten: »*Namu amida butsu!*« Obwohl die Dinge um uns herum zu Boden krachten, empfanden wir eine ruhige Gelassenheit. Katie sagte anschließend, dass sie den Augenblick als etwas Heiliges empfunden habe. Das war für mich zweifellos auch so.

11. Schutzmethode: Mudras

Eine Mudra ist eine bestimmte Körperhaltung, die eine bestimmte Art von Energie freisetzt. Viele Kulturen verwenden Mudras, um unterschiedliche Formen von Energie zu aktivieren. Eine Mudra zur Abschirmung entsteht dadurch, dass man auf beiden Beinen aufrecht steht, die Hände zu Fäusten ballt und die Arme an den Handgelenken vor der Brust kraftvoll kreuzt. Machen Sie das dreimal, jedes Mal mit Kraft, dann ist Ihre Energie geschützt.

Es gibt auch unbewusst ausgeführte Mudras, die schützen. Wenn Sie die Arme vor Ihren Solarplexus halten, ist das eine Art Mudra, die Ihren Solarplexus vor negativen Energieschnüren schützt. Sie werden feststellen, dass Menschen das manchmal automatisch tun, wenn sie sich in unsicheren oder unklaren Situationen befinden. Damit können auch Sie sich in jeder Situation schnell helfen.

12. Schutzmethode: Engel, Geistführer, Schutzgeister und Ahnen

Auch aus der geistigen Welt erhalten Sie Schutz und Unterstützung. Rufen Sie einfach Ihre Engel, Geistführer oder Schutzgeister an, und sofort kann Hilfe gewährt werden. Bitte Sie Erzengel Michael, Sie mit schützender, liebender Energie zu umgeben. Stellen Sie sich vor, dass der mächtige Erzengel Michael mit seinem Flammenschwert hinter Ihnen steht und Ihnen Sicherheit bietet. Seine Flügel aus Licht hüllen Sie ein und bilden einen Schutzkokon, wo auch immer Sie sein mögen.

Im Westen wird die Bedeutung unserer Ahnen unterschätzt. Doch in Kulturen, in denen die Ahnen verehrt und gewürdigt werden, sind die Vorfahren die mächtigsten Verteidiger und Beschützer. Sie stammen ja direkt von ihnen ab. Um die schützenden Kräfte Ihrer Ahnen zu nutzen, müssen Sie nur demütig darum bitten: »Ich bitte meine Ahnen vom Anfang der Zeit an um Unterstützung und Schutz.« Alternativ können Sie auch einen Vorfahren bitten, den Sie kennen oder dem Sie zu Lebzeiten nahestanden. Ein Beispiel: »Onkel Joe, du hast nie etwas auf den Unsinn anderer Leute gegeben, als du noch am Leben warst, und ich habe das sehr an dir bewundert. Ich hätte gern deine Hilfe, damit ich nicht weiter über den Unsinn irritiert bin, mit dem ich bei der Arbeit konfrontiert werde. Hilf mir, in meiner eigenen Energie zu bleiben. Herzlichen Dank.«

Wenn Sie Ihre geistigen Helfer anrufen, dann denken Sie immer daran, sich zu bedanken. Normalerweise können Sie Ihre Helfer sofort spüren. Im fünften Kapitel gebe ich Ihnen noch weitere Informationen darüber, wie Sie Engel in Ihr Zuhause und in Ihr Leben rufen können.

13. Schutzmethode: Sich erden

Im ersten Kapitel haben Sie etwas über die unterschiedlichen Energieschnüre erfahren, die uns mit der Erde und der gesamten Natur verbinden. Die Energie von Mutter Erde kann Sie erden und schützen.

Legen Sie sich auf die Erde, entweder auf den Rücken oder den Bauch, und stellen Sie sich vor, wie Sie die Probleme, mit denen Sie zu kämpfen haben, an Mutter Erde übergeben. Visualisieren Sie, wie sich Ranken ihrer Energie liebevoll nach oben strecken und Sie mit Stärke umgeben. Bitten Sie Mutter Erde darum, Sie mit einer stabilen, mächtigen Hülle aus schützender Energie zu umgeben.

Sie können sich auch barfuß auf die Erde stellen oder die Hände auf den Boden legen. Wenn Sie barfuß über den feuchten Sandstrand am Meer gehen, kann dies negative Energien auflösen und Ihr Energiefeld stärken. Wenn Sie nicht ins Freie hinausgehen können, dann nehmen Sie einfach eine Zimmerpflanze zur Erdung. Berühren Sie ihre Blätter, um Ihre Energie zu erden. Wenn die zu reinigende Energie sehr dicht ist, kann das Ihre Pflanze schwächen. Beobachten Sie deshalb aufmerksam, wann sie kraftlos zu werden beginnt. Möglicherweise müssen Sie ihr Zeit geben, um sich zu erholen, bevor Sie sie erneut verwenden.

Beim Erden zapfen Sie buchstäblich das elektrische Feld der Erde an, und Sie werden spüren, wie alles, was Sie in Ihrem Energiefeld nicht gebrauchen können, neutralisiert wird. Mutter Erde ist die beste Heilerin; sie kann unsere Biorhythmen harmonisieren und Ihren Körper mit negativ geladenen Ionen füllen. Viele indigene Völker glauben, dass wir wieder ins Gleichgewicht kommen, wenn wir uns auf die Erde legen. Wenn Sie im Gleichgewicht sind, ist Ihr Energiefeld stark, und Sie sind von einer schützenden Hülle umgeben.

Alle oben beschriebenen Methoden funktionieren. Probieren Sie einfach alle aus, um herauszufinden, welche sich für Sie am besten eignet.

Unbewusstes Abschirmen

Es gibt Menschen, die nie irgendwelche Schutzmethoden einsetzen, doch auf natürliche Weise abgeschirmt sind. Pflegekräfte, Hospizmitarbeiter, Krankenhauspersonal und Lehrer stellen manchmal fest, dass ihre Energien durch die Menschen um sie herum ausgelaugt werden. Wenn Sie in einem Bereich arbeiten, in dem sich die meisten Kollegen ausgelaugt fühlen, Sie dagegen nicht, dann kann es sein, dass Sie sehr starke spirituelle Helfer haben oder sich unbewusst so gut abschirmen können, dass Sie in Harmonie bleiben, vor allem in den Phasen, in denen Ihre Energie niedrig ist.

Was macht man, wenn das eigene Energiefeld geschwächt wurde?

Wenn Sie feststellen, dass Ihnen Energie abgezogen wurde oder ein energetischer Angriff Sie schwächt (trotz Ihrer Schutztechniken), gibt es Methoden, um Ihre Energie wiederherzustellen:

Stampfen. Stampfen Sie mit Ihren Hacken kräftig auf den Boden, als würden Sie den Rhythmus einer Trommel imitieren. Dadurch schlagen Sie die Energien aus sich heraus, die Ihnen nicht förderlich sind. Stampfen Sie mindestens zwölf Minuten lang zu irgendeiner rhythmischen Musik oder zu Trommelklängen; das wird Ihnen helfen, Ihr Energiefeld zu reinigen. Außerdem könnten Sie dem Klang von Trommeln lauschen mit der Absicht, Ihr Energiefeld zu reinigen.

Heiß und kalt duschen. Duschen Sie erst heiß oder warm und dann so kalt, wie Sie es ertragen können. Wenn Sie es aushalten, duschen Sie zwei Minuten lang eiskalt. Das ist höchst förderlich. Dann drehen Sie den Hahn wieder auf heiß oder warm, um sich aufzuwärmen, und beenden Sie das Ganze mit einer weiteren eiskalten Dusche. Sie können dies mehrfach wiederholen. Wenn Sie schnell zwischen heißem und kaltem Wasser wechseln, schütteln Sie alte Energien von sich ab. Es ist ein wenig wie bei einem nassen Hund, der sich aus allen Kräften schüttelt, um das Wasser aus seinem Fell zu bekommen.

Das kalte Wasser ist nicht nur ein Schock für Ihren physischen Körper, es schockt auch Ihr Energiefeld, und als Folge davon können alte Energien nicht mehr so leicht an Ihnen anhaften. Wenn Sie sich entweder während der heißen oder der kalten Duschphase mit Salz abreiben, hilft dies zusätzlich, Ihre Energie wiederherzustellen.

Andere beschützen

Sie sollten keine Schutzmethoden auf andere Menschen anwenden, ohne diese zuvor ausdrücklich um ihre Zustimmung gebeten zu haben. Andere beschützen zu wollen, beinhaltet auch eine Art von Urteil über sie – nämlich, dass sie schutzbedürftig sind.

Ich würde nicht wollen, dass jemand ohne meine Erlaubnis eine schützende Hülle um mich legt. Und Sie? Bitte tun Sie so etwas nicht.

Doch bei Ihren Kindern ist das etwas ganz anderes. Umgeben Sie sie mit einer liebevollen Hülle aus rosa Licht, wenn sie sich morgens auf den Weg zur Schule machen. Bitten Sie die Engel, sie mit Flügeln aus Licht zu umarmen. Bestimmen Sie in ihrem Namen einen Baum und bitten Sie ihn, Ihre Kinder zu schützen und zu behüten. Sie können auch Schutzmethoden auf nahe Angehörige anwenden, da Ihre Energien ohnehin bereits miteinander verflochten sind.

Eine meiner Klientinnen wandte eine Schutzmethode für ihren Mann an, der unter schweren Atemproblemen und einem heftigen Husten litt. Gleichzeitig hatte er eine harte berufliche Zeit. In dem Umfeld seines Büros herrschte viel toxische Energie. Sie erzählte ihrem Mann nicht, dass sie sich um seinen Schutz bemühte, aber sein Husten hörte zu genau der Zeit auf, in dem sie damit begann, und sein Gesundheitszustand verbesserte sich sprunghaft. Sie sagte, die Ergebnisse seien bemerkenswert gewesen.

Gezielte Energie – nach außen gerichtete Gebete

Es gibt Situationen, in denen es richtig erscheint, schützende Energien auf andere zu richten. Gezielte Energie unterscheidet sich vom Schutz der Energie. Sie schicken dabei einem anderen Menschen konzentriert einen kurzen, starken Strom schützender Energie – wie einen gezielten Laserstrahl. Dies erfolgt direkt und ist ausschließlich Notfällen vorbehalten.

Wenn Sie beispielsweise einen Hund über eine stark befahrene Straße laufen sehen und keine Möglichkeit haben, ihn physisch zu beschützen, dann werfen Sie sofort einen leuchtenden Lichtstrahl auf ihn, der ihn in schützendes Licht einhüllt. Sie können sich vorstellen, dass dieses Licht von oben herab in Ihren Körper strömt und dann aus Ihrem Solarplexuschakra oder Ihrem Herzchakra zu ihm geschleudert wird. Oder Sie beobachten, dass ein Kind von seinen Eltern schlecht behandelt wird. Vielleicht spüren Sie intuitiv, dass Kritik an den Eltern das Trauma des Kindes nur noch vergrößern würde, weil diese ihre Wut über Ihr Eingreifen womöglich an dem Kind auslassen würden. Aber Sie können Energie und Gebete auf das Kind richten und es darin einhüllen und den Eltern Energie voller Mitgefühl, Vergebung und Liebe schicken.

Wenn es eine Region in der Welt gibt, in der Not herrscht oder die in Gefahr ist, können Sie eine Landkarte nehmen oder Google Earth starten, sich auf die betreffende Region konzentrieren und dann Energie und schützende Gebete auf das Gebiet richten. Tun Sie dies mit dem Vorsatz, dass es zum Besten aller Betroffenen sein soll.

In diesem Kapitel haben Sie erfahren, was der Schutz von Energie bedeutet und wann es vielleicht keine gute Idee ist, sich energetisch zu schützen. Dies wurde ergänzt durch Informationen über energetische Angriffe, ihre Ursachen sowie Möglichkeiten, sie zu verhindern und zu verringern. Außerdem haben Sie einige wirkungsvolle Schutzmethoden kennengelernt. Im nächsten Kapitel werden Sie mit Möglichkeiten vertraut gemacht, wie Sie sich dauerhaft ein ausgewogenes, starkes Energiefeld bewahren können.

BAUEN SIE DIE ENERGETISCHEN VERBINDUNGEN AUS, DIE SIE STÄRKEN

»Alles im Leben ist Schwingung.«

Albert Einstein zugeschriebenes Zitat

Die meisten Menschen verbringen wertvolle Zeit damit, sich darauf zu konzentrieren, was sie nicht wollen und was in ihrem Leben nicht funktioniert. Sie rekapitulieren wieder und wieder, wie ungerecht sich ihr Chef verhalten hat, oder sie wünschen, ihre Nachbarn würden wegziehen, weil ihnen deren laute Musik nicht gefällt, oder sie sind unglücklich über ihr Gewicht. Doch es ist ein energetisches Gesetz, dass das, worauf man sich konzentriert, das ist, was man im Leben erhält. *Denn Energie folgt der Aufmerksamkeit.*

Jemand, der nur darüber nachdenkt, wie übergewichtig er oder sie ist, bleibt häufig übergewichtig. Der Grund kann darin liegen, dass er oder sie mit jedem über das eigene Übergewicht spricht, ununterbrochen daran denkt und sich selbst dafür verurteilt. Die Menschen verbringen so viel Zeit damit, sich auf ihr Übergewicht zu konzentrieren, dass das zu ihrer Wirklichkeit wird.

Ähnlich ist jemand, der ständig über die Musik seines Nachbarn schimpft, in seinem Leben oft auch weiterhin von Lärm umgeben.

In den vorigen Kapiteln haben Sie erfahren, was energetische Verbindungen sind und wie Sie sich von einer Verbindung befreien können, die Ihnen Kraft abzieht. Außerdem wissen Sie nun, wie Sie sich schützen können. In diesem Kapitel beschreibe ich, was Sie tun können, um die positiven Energieschnüre zu verstärken, die Sie mit dem Universum verbinden, und wie Sie Ihre Frequenz hoch schwingend halten. Sie lernen, wie Sie die positiven, leuchtenden Verbindungen stärken und wachsen lassen können. Das verleiht Ihnen mehr Energie und Lebenskraft. Außerdem erfahren Sie, wie Sie einen Altar in Ihrem Wohnraum errichten können, um Ihr persönliches Energiefeld stark und pulsierend zu erhalten.

Gemeinschaftsbande mit geliebten Menschen über große Entfernungen hinweg

Ich erwachte voller Panik. »David, wach auf!« Ich schüttelte meinen Mann, um ihn aufzuwecken. Er schläft immer sehr tief, sodass es nicht leicht für mich war, ihn wach zu bekommen.

»Was ist los?«, murmelte er benommen, obwohl er noch halb schlief.

»Ich habe geträumt, dass sich Heather nachts bei hohem Wellengang in einem kleinen Boot befand. Es war richtig kalt. Eine riesige Welle hat sie von Bord in ein eisiges, dunkles Meer gerissen. Es war so real, dass ich Angst habe.«

»Schatz, schlaf wieder. Es war bloß ein Traum«, sagte er, drehte sich um und fiel wieder in einen tiefen Schlummer.

Aber ich konnte nicht mehr einschlafen. Ich liebe meine Schwester Heather und war besorgt um sie. Irgendetwas war mit ihr passiert, das wusste ich. Sofort begann ich, Gebete zu ihr zu schicken und sie mit schützendem weißem Licht zu umgeben.

Damals arbeitete Heather als Matrosin auf einem Forschungsschiff, aber ich wusste nicht, wo auf der Welt sie war, als ich den Traum hatte. Nachdem ich mich hin- und hergewälzt und ihr Gebete gesendet hatte, schlief ich schließlich wieder ein. Am Morgen fuhr ich fort, sie in eine Hülle aus Licht einzuschließen.

Damals gab es keine Möglichkeit, meine Schwester zu kontaktieren, wenn sie auf dem Meer war. Also erzählte ich ihr nach ihrer Rückkehr zwei Wochen später von meinem Traum. Heather schwieg lange, und dann berichtete sie mir, dass sie in genau jener Nacht auf einem Schiff vor den Aleuten auf dem Beringmeer war. Elf der Forscher und der Crewmitglieder waren auf einer kleinen Insel an Land gegangen. Aber ein Sturm kam auf, und der Seegang wurde zu rau, um sie zurückzuholen.

Sie saßen ohne Ausrüstung am Ufer von Unimak Island in einer stürmischen Nacht mit Temperaturen unter dem Gefrierpunkt fest. Die Besatzung auf dem Schiff war außerordentlich besorgt um das Überleben der Leute auf der Insel. Also beschlossen Heather und ein anderes Crewmitglied tapfer, in ein kleines Schlauchboot zu steigen und es durch die hohen Wellen zu manövrieren, um zu versuchen, die Überlebensanzüge zur Insel zu bringen.

Riesenwelle nach Riesenwelle brach in der Dunkelheit über das Schlauchboot herein. Es gab mehrere Augenblicke, in denen Heather und das andere Crewmitglied fast von Bord gerissen worden wären. Sie sagte, es sei ein Wunder gewesen, dass sie überlebt habe. Mir gefällt der Gedanke, dass die Energie, die ich ihr geschickt hatte, in jener Nacht hilfreich für sie war.

Dies ist ein Beispiel für sehr spezielle Energieschnüre, die ich als »Gemeinschaftsbande« bezeichne. Sie halten Familienmitglieder und Menschen, die einander nahestehen, zusammen. Wir können uns über sie nicht nur aufeinander einstellen, sondern sie vermitteln uns auch das tröstliche Gefühl, dass wir nicht allein sind. Wir wissen, dass wir eine Gemeinschaft voller Stärke, Liebe und Weisheit im Rücken haben. Je klarer und leuchtender Ihre Gemeinschaftsbande sind, desto ausgeglichener sind Sie.

Wenn Beziehungen gedeihen, sind diese Verbindungsschnüre schön, dick und stark. Bei Menschen, die eine langfristige, liebevolle Bindung haben oder sich aus ganzem Herzen umeinander kümmern, leuchten die Schnüre, selbst wenn die Betreffenden kilometerweit voneinander entfernt sind. Liebevolle Gedanken und Gefühle werden schnell und mühelos durch die Gemeinschaftsbande übertragen. Aus diesem Grund weiß ein Ehemann selbst dann, dass seine Frau, etwa durch einen Sturz auf dem Eis vor dem Haus, unter Schmerzen leidet, wenn er bei der Arbeit ist. Oder eine Mutter weiß, dass ihr Sohn in Schwierigkeiten steckt, obwohl er sich weit weg befindet. Oder der eine Zwilling weiß, dass der andere Zwilling in Hochstimmung ist, obwohl die beiden in verschiedenen Städten wohnen. Gemeinschaftsbande verbinden uns mit lieben Freunden und Verwandten, Vorfahren, geliebten Tieren und mit der geistigen Welt – mit Spirit, den Engeln und den aufgestiegenen Meistern. Das Leben ist harmonisch und vollkommen, wenn unsere Gemeinschaftsbande fest und strahlend sind.

Manchmal jedoch kommt es in persönlichen Beziehungen zu Schwingungsstörungen, die Rückstände in den Gemeinschaftsbanden entstehen lassen. Obwohl durch die Verbindungsstränge Liebe fließt, sind sie nicht immer ganz so klar, wie sie sein könnten, vielleicht weil eine Beeinträchtigung durch Personen, Orte oder persönliche Themen vorliegt. Dieses Phänomen wurde als eine Art »Asteroidengürtel« bezeichnet, der durch die Schnüre zieht und den Energiefluss trübe werden lässt. Dadurch kann es zu Missverständnissen zwischen uns und unseren liebsten Menschen kommen. Wir haben zum Beispiel das Gefühl, eine Anteil nehmende, freundliche Botschaft ausgesendet zu haben, aber wenn sie ihr Ziel erreicht, wird sie missverstanden und nicht so aufgenommen, wie wir sie gemeint hatten.

Eine Schwingungsstörung kann von anderen Menschen kommen, aber auch von dem Ort, an dem Sie sich aufhalten oder wohnen. In diesem Kapitel erläutere ich Ihnen eine Reihe von Methoden, die Sie anwenden können, um Ihr persönliches Energiefeld stark und dadurch Ihre Gemeinschaftsbande lebendig und vital zu halten. Hier eine einfache Übung, wie Sie Ablagerungen aus den energetischen Verbindungen zwischen Ihnen und geliebten Menschen entfernen können:

Starke energetische Verbindungen in 21 Tagen

1. Schritt: Wählen Sie eine bestimmte Uhrzeit, zu der Sie und Ihr Gegenüber ungestört die zwischen Ihnen bestehende Verbindung von Ablagerungen befreien können. Legen Sie fest, wie lange Sie sich täglich 21 Tage lang dieser Aufgabe widmen wollen. Es sollten täglich zwischen vier und sieben Minuten sein.

2. Schritt: Stellen Sie sicher, dass Ihre Energie so klar wie möglich ist. Duschen oder baden Sie vorher. Wenn das nicht möglich ist, waschen Sie Gesicht, Hände und Füße.
3. Schritt: Setzen Sie sich mit dem Gesicht in Richtung des geliebten Menschen, wo auch immer er sein mag. Vielleicht benötigen Sie dafür einen Kompass. Wenn Sie zusammenwohnen, setzen Sie sich gegenüber.
4. Schritt: Versetzen Sie sich in einen meditativen Zustand und visualisieren Sie die zwischen Ihnen beiden fließenden Energieschnüre als ganz und gar strahlend, klar und stark. Sie sind so kraftvoll, dass nichts sie stören oder zerreißen kann.

Diese Übung gleicht der Überholung eines Autos. Sie wird Ihre Beziehung stark verändern. Wenn Sie später einmal das Gefühl haben, eine weitere Überholung zu benötigen, können Sie die Übung wiederholen. Normalerweise benötigen Sie dann jedoch nicht erneut 21 Tage. Schon ein paar Tage können ausreichend sein, um die mit Liebe erfüllten Schnüre zwischen Ihnen beiden wiederherzustellen.

Ein Zuhause für die Seele

Der mit Abstand wichtigste Einfluss auf Ihre energetischen Verbindungen ist Ihr häusliches Umfeld. Wenn Sie starke, gesunde und klare Verbindungsstränge und Gemeinschaftsbande haben wollen, brauchen Sie ein Zuhause, das Ihr Herz zum Singen bringt. Die Energie Ihres Zuhauses ist das Wertvollste für positive energetische Verbindungen. Diese Energie ist eine Schnittmenge zwischen Ihrem inneren Universum und dem äußeren Universum, also zwischen inneren und äußeren Realitäten.

Ihr Zuhause kann ein Ort der Erneuerung und Hoffnung sein, eine Zuflucht, in die Sie sich in Zeiten des Wandels zurückziehen und in der Sie sich erholen können, eine Oase des Friedens in unruhigen Phasen. Es kann ein Ort der Heilung für jede Situation und ein Zentrum der Kraft und der Seele sein. Ihr Zuhause kann Ihnen aber nicht nur dabei helfen, wieder stark und gesund zu werden; es kann auch ein Ort der Harmonie sein, die alle, die eintreten, einlädt, in eine höhere spirituelle Schwingung zu kommen. Die Energie, die Sie in Ihrem Zuhause verankern, lässt alle energetischen Schnüre erstrahlen.

Ihre vier Wände sind weit mehr als ein Ort, in dem Sie sich schlafen legen und Schutz vor dem Wetter suchen. *Jeder* Gegenstand in Ihrer Wohnung mindert oder erhöht Ihre Energie oder hält sie neutral. Jedes Objekt in Ihrem Umfeld beeinflusst Ihre energetischen Schwingungen, weil Sie durch Energieschüre mit ihnen allen verbunden sind.

Ihr Zuhause kann Ihnen für die vor Ihnen liegenden Zeiten Zuflucht und Hoffnung geben. Wie an einem heiligen Ort können Sie sich darauf besinnen, wer Sie sind und weshalb Sie sich zu diesem Zeitpunkt auf der Erde befinden. Die Energie Ihres Zuhauses kann Sie entweder zu einer gnadenreichen Entwicklung beflügeln oder Sie stagnieren lassen.

Glücklicherweise gibt es Möglichkeiten, wie Sie Ihre heimische Energie dauerhaft in eine mächtige Kraft verwandeln können. Indem Sie Ihre Wohnung und die darin befindlichen Gegenstände harmonisieren und sich von den Objekten trennen, die nicht das Leben fördern, das Sie sich jetzt und in Zukunft wünschen, können Sie positive Kanäle eröffnen. So wird Ihr Zuhause zu einem Sammelpunkt für Energie, die es in Form von Licht und Liebe auf die Welt ausstrahlt.

Um Ihr Zuhause zu einem Ort der Zuflucht zu machen, in dem Sie Ihre Energie regenerieren, Ihre inneren Ressourcen wieder auffüllen und Ihre energetischen Schnüre stärken können, haben Sie einige Möglichkeiten:

1. Entrümpeln Sie Ihre Wohnung.
2. Schaffen Sie Platz.
3. Errichten Sie einen Altar.
4. Lassen Sie hoch schwingende Energiefelder in Ihren vier Wänden entstehen.

Weniger Krimskrams, mehr Freude

Ausmisten ist einer der besten Wege, um sich eine hohe Schwingung zu bewahren und die eigenen energetischen Verbindungen rein zu halten. Sie sind mit jedem der Gegenstände in Ihrem Zuhause energetisch verbunden. Die Dinge, die eine positive Bedeutung für Sie haben oder die Ihnen von jemandem geschenkt wurden, zu dem Sie eine liebevolle Beziehung haben, werden die reineren Schnüre sein. Wenn die Beziehung zu der Person, die Ihnen einen Gegenstand geschenkt hat, nicht gut ist, ist die Schnur, die Sie mit dem Gegenstand verbindet, in der Regel trübe und schlaff. Denn die mit dem Objekt verbundenen Vorstellungen und Erinnerungen beeinflussen Ihre Beziehung zu diesem Objekt. Wenn auf Ihrem Bett eine Decke Ihrer Großmutter liegt, die sich ständig über das Leben beklagt hat, dann kann es sein, dass die Decke Sie immer wieder an ihre Klagen über das

Leben erinnert. Über die Verbindungsschnüre kann die Decke sogar einen Einfluss darauf haben, wie gut Sie schlafen.

Jeder Gegenstand ist durch eine energetische Schnur mit einem Ihrer Chakren verbunden. Ihr ganzer Krimskrams unterwirft Sie einem Sammelsurium von Energieschnüren, die blockierend wirken können. Das kann dazu führen, dass Sie sich erschöpft, niedergedrückt und überfordert fühlen. Wenn Ihre Schnüre verstopft sind, können Sie auch das Gefühl haben, dass Ihr Leben blockiert ist.

Wenn Sie wollen, dass Ihre Energieschnüre weiter voller Lebenskraft schwingen, und die Schnüre, die Sie mit dem Universum verbinden, stärken möchten, dann misten Sie aus. Sorgen Sie dadurch in Ihrem Zuhause für eine strahlende Energie!

Einer der Wege, sich von schwächenden Schnüren zu befreien, eröffnet sich, indem man sich von allem trennt, was einen an negative Personen, Orte, Erfahrungen oder Dinge erinnert. Möchten Sie zum Beispiel Energieschnüre Ihres Ex-Ehepartners entfernen, bewahren aber in Ihrer Wohnung Geschenke oder Andenken an ihn auf, dann ist es an der Zeit auszumisten. Natürlich muss ein Gegenstand nicht unbedingt Ihre Energie absaugen, nur weil er von Ihrem Ex-Partner stammt. Aber häufig senkt ein Objekt, das für Sie mit negativen Erinnerungen und Gedanken verbunden ist, Ihr Energieniveau und kann sogar die Schnüre zwischen Ihnen und der anderen Person stärken.

Nach einer Scheidung, Trennung oder dem Abbruch einer Beziehung ist einer der wichtigsten Orte, den Sie von derartigen Erinnerungsstücken befreien sollten, Ihr Schlafbereich. Wenn Sie beispielsweise weiter in demselben Bett schlafen, das Sie oft mit Ihrem einstigen Partner geteilt haben, wird es schwer für Sie, sich wirklich aus Ihrer vergangenen Beziehung zu befreien. Wenn Sie sich keine neue Matratze leisten können, reinigen Sie die alte mit Salbei. Säubern Sie außerdem Kopfteil und Rahmen. Wenn der Bettrahmen aus Holz besteht, können Sie das schwingende Ende einer Stimmgabel an das Holz halten, sodass die Schwingung durch die Holzfasern zieht. Wenn es sich um einen Metallrahmen handelt, nehmen Sie zum Reinigen eine Glocke oder einen Gong.

Aus spiritueller Sicht entspricht das Loslassen physischer Dinge dem Loslassen von emotionalen Blockaden und Barrieren im eigenen Leben. Das Aufbewahren belastender Gegenstände kann ein Hinweis darauf sein, dass unter der Oberfläche andere Dinge vor sich gehen. Sie können bei Ängsten (etwa der Angst vor einer Zurückweisung oder der Angst vor der Zukunft) ein Schutz sein oder das Ergebnis negativer Beziehungen, unverarbeiteter Kindheitsprobleme, von Minderwertigkeitsgefühlen, einer ständigen Aufopferung oder Anpassung an andere, verbunden mit einer Missachtung der eigenen Bedürfnisse. Die Liste ließe sich noch endlos fortsetzen.

Die Schnüre, die uns mit unseren Besitztümern verbinden, können unsere Energie vollständig blockieren, wenn wir nicht aufpassen. Sie legen sich wie ein verworrenes Knäuel ums uns herum, wenn wir achtlos Dinge anhäufen. Es reicht allerdings nicht, lediglich die Dinge zu entfernen, die wir nicht lieben oder nicht nutzen. Wenn wir uns nicht mit der *Ursache* für die Ansammlung von Krimskrams befassen, wird er sich wieder und wieder anhäufen.

Mehr ist nicht besser. Untersuchungen zeigen, dass wir durch Gegenstände nicht glücklicher, gesünder, schlauer oder liebevoller sind. Wir leben in einer konsumorientierten Gesellschaft, und unsere Häuser und Wohnungen sind vollgestopft. Ausmisten als physische Betätigung ist sehr nützlich: Anschließend haben Sie weniger Dinge, um die Sie sich kümmern und die Sie reinigen müssen oder die Ihnen im Weg stehen. In einem tieferen Sinne kann Ausmisten eine spirituell stärkende Übung sein, weil man sonst an einen Punkt gelangt, an dem materielle Dinge die emotionalen und spirituellen Bedürfnisse verdrängen. Wie Geröll überlagern zu viele Besitztümer Ihre energetischen Schnüre.

Manche Menschen häufen zwanghaft Dinge an. Ihr Gehirn weist ein ganz anderes Muster auf, das ein Bedürfnis erzeugt, an Dingen festzuhalten. In diesem Fall ist es erforderlich, sich professionelle therapeutische Hilfe zu holen. Die Informationen über Krimskrams lassen sich nicht auf Menschen mit Zwangsverhalten übertragen.

Letztlich geht es nicht um Krimskrams, es geht um die Bedeutung, die wir unseren Sachen beimessen. Eine rosafarbene Vase kann einfach eine rosafarbene Vase sein. Aber wenn sie das letzte Geschenk war, das Ihnen Ihr geliebter Partner gemacht hat, bevor er starb, kann sie die Bedeutung von unauflöslicher Liebe haben. Oder sie steht für eine unerfüllbare Liebe.

Es ist nicht das Objekt selbst, das Probleme erzeugt; es ist die Bedeutung, die man ihm zuschreibt. Wenn man Schwierigkeiten hat, eine positive Liebesbeziehung aufzubauen, und man ist von Gegenständen umgeben, die für gescheiterte Beziehungen in der Vergangenheit stehen, rufen einem diese Objekte unterschwellig wieder und wieder ins Bewusstsein, dass man in Bezug auf Beziehungen Probleme hat. Das kann dann wiederum zur sich selbst erfüllenden Prophezeiung werden.

Im zweiten Kapitel haben Sie Ihren Körper gescannt, um herauszufinden, womit Sie verbunden sind. Sie können das auch in Bezug auf Ihr Zuhause oder auf Ihr Lebensumfeld tun, um festzustellen, zu welchen Gegenständen Sie die stärkste Beziehung haben. Sie können auch einen Scan durchführen, um zu sehen, ob es irgendetwas gibt, das Ihre Energie mindert und das Sie aus Ihrem Zuhause entfernen müssen.

Wenn etwas für den einen Gerümpel ist, muss es das nicht für jemand anderen sein. Wenn man etwas liebt oder nutzt, ist es kein Gerümpel. Ich empfehle Ihnen, sich bei jedem Gegenstand zu fragen, ob Sie ihn lieben oder nutzen. Wenn das nicht der Fall ist, sollten Sie vielleicht überlegen, ihn aus Ihrem Lebensumfeld zu entfernen. Ihre Energieschnüre werden es Ihnen danken.

Wenn Ihr Zuhause frei von Gerümpel ist, wird es Ihnen erheblich leichter fallen, sich von lästigen Schnüren zu befreien und die förderlichen stark und rein zu halten.

Nachdem Sie Ihr Zuhause ausgemistet haben, besteht der nächste Schritt darin, es zu putzen und anschließend die vorhandenen Räume energetisch zu reinigen.

Energetische Raumreinigung

In früheren Zeiten wussten die Menschen, wie wichtig Harmonie im eigenen Haus für das Wohlbefinden ist. Sie entwickelten Techniken und Methoden, um sich von stockender Energie zu befreien und Freude und Lebenskraft zu erschaffen. Die Methoden und Instrumente variierten zwischen den verschiedenen Kulturen, aber die Absicht war dieselbe: Harmonie und Klarheit zu erzeugen. Indianer verwendeten Trommeln und Rasseln und räucherten mit Kräutern, die Chinesen arbeiteten mit Gongs, Sprechgesang und Weihrauch. Im mittelalterlichen Europa wurden Salz und Gebete zur Reinigung der Energie verwendet. Im Nahen Osten räucherte man mit Harzen, etwa mit Weihrauch und Myrrhe, um Negatives zu vertreiben.

Manche dieser Traditionen haben fast unverändert bis in die heutige Zeit überlebt. Der katholische Priester, der in der Kirche ein Weihrauchfass schwingt, bedient sich ebenso einer traditionellen Form der Reinigung wie jemand, der Salz über seine Schulter wirft, um Böses abzuwehren. Aber viele Reinigungstechniken gingen im Laufe der Zeit verloren.

Mehr als viereinhalb Jahrzehnte lang habe ich die Kunst der sogenannten »Raumreinigung« praktiziert. Als ich diesen Begriff prägte, dachte ich, die Leute würden darüber lachen, weil sie meinten, man müsse einen Raum ausfegen. Aber irgendwie blieb der Ausdruck haften, und nun wird er allgemein verwendet. Aber welche Bezeichnung man auch wählen mag, die heutigen Raumreinigungstechniken haben ihren Ursprung in uralten Techniken, die in der gesamten Menschheitsgeschichte angewendet wurden.

Die Reinigung Ihres Zuhauses reinigt Räume in Ihrem Leben

Die überlieferten Zeremonien können auch heute noch eingesetzt werden, um Frieden und Harmonie in Haushalte und Unternehmen zu bringen. Viele Menschen stellen fest, dass die alten Rituale dem heutigen Gebrauch sehr erfolgreich angepasst werden können und, was am wichtigsten ist, dass sie funktionieren.

Nach einem Jahrhundert rapiden technologischen Fortschritts entdecken die Menschen nun wieder verloren geglaubte Raumreinigungstraditionen. Herkömmliche westliche Unternehmen beauftragen professionelle energetische Raumreiniger, weil sie festgestellt haben, dass dadurch Produktivität und Absätze steigen. In den USA nutzen einige der größten Maklerfirmen die

Dienste von Raumreinigern, um dadurch den Verkauf von Immobilien deutlich zu erhöhen. Bauunternehmen beschäftigen Raumreiniger zur Erdheilung, bevor sie beginnen, große Siedlungen zu errichten. Hausbesitzer, die noch vor einem Jahr nichts von Raumreinigung gehört haben, lassen nun Glocken klingen, verbrennen Salbei und chanten Mantras, weil sie herausgefunden haben, dass sich ihr Zuhause anschließend besser anfühlt.

Ihre häusliche Energie reagiert auf menschliche Gedanken und Absichten

Ihr Zuhause ist von unsichtbaren, aber sehr realen Energieschnüren durchzogen. Es ist nicht einfach ein unbelebter physischer Bereich, sondern ein Ort nicht sichtbarer, schwingender Energiefelder, und diese reagieren auf Ihre Gedanken und Absichten.

Jeder Raum hat seine Energie. Ihre Wohnung besteht nicht nur aus einer Zusammenstellung von Gegenständen, sondern jeder Kubikzentimeter davon – ob nun mit Material gefüllt oder leerer Raum – enthält auch unendlich viele energetische Strömungen und Schnüre. Wenn Sie einen Raum betreten, der Ihnen sofort ein leichtes, erhebendes Gefühl vermittelt, oder in ein Zimmer gehen, dessen Atmosphäre Sie erschöpft, reagieren Sie auf die vorhandene Energie. Wenn Sie Spannungen und Schwere in einem Raum empfinden, in dem zuvor ein Streit stattgefunden hat, nehmen Sie eine Energie wahr, die noch lange nach dem Streit zu spüren ist.

Manchmal kann die Energie in Wohnräumen oder in einem Büro träge und dumpf sein. Wenn dies der Fall ist, fühlen Sie sich möglicherweise müde und lustlos oder werden schnell ärgerlich.

Doch mit ein paar einfachen Techniken können Sie einen beachtlichen positiven Einfluss darauf nehmen, welches Lebensgefühl Sie erfüllt. Wenn Sie Spirit um Segnung und Unterstützung bitten, fallen negative Schnüre von Ihnen ab, und ein unbeschreiblicher Zauber und Freude erfüllen Ihr Herz, sodass Ihr Domizil zu einem Zuhause für Ihre Seele wird.

Die wichtigsten Voraussetzungen für jede Reinigung sind stets Ihre eigene Intuition und die Stimme Ihres Herzens. Wenn Sie Ihr Herz öffnen, werden Sie zu den Informationen und Ritualen geführt, die für Sie richtig sind.

Wenn Sie einfach durch jeden wichtigen Raum Ihrer Wohnung gehen und dabei eine Glocke klingen lassen, auf einem Altar Weihrauch entzünden oder in den Morgenstunden den Rauch von brennendem Salbei mit einer Feder verteilen, kann dies für den Rest des Tages für Klarheit sorgen. Durch eine Raumreinigung lösen sich nicht selten auch negative Schnüre auf. Die folgenden Schritte sollten Sie für Ihre Raumreinigung beachten:

Die einzelnen Schritte der Raumreinigung

1. Setzen Sie sich ruhig hin. Schließen Sie die Augen, und visualisieren Sie, dass die Raumreinigung eine kristallklare Energie in Ihre Räume bringt. Ihre Absicht ist der Schlüssel, der die Tür zur Welt der Energie in Ihrem Zuhause öffnen wird.

2. Trinken Sie viel Wasser. Es ist wichtig, dass Ihr Körper vor, während und nach einer Raumreinigung gut mit Wasser versorgt wird. Es hilft, die Energie durch Ihren Körper zu leiten und alle nicht hilfreiche Energie zu beseitigen, die Sie möglicherweise während der Reinigung aufnehmen.

3. Stellen Sie alles Essen weg. Am besten lassen Sie keine offenen Behältnisse mit Lebensmitteln während der Reinigung herumstehen, weil sie Energie aufnehmen können.

4. Legen Sie Ihren gesamten Schmuck ab. Metallringe und Ketten können unbemerkt Ihre Fähigkeit einschränken, während der Raumreinigung Energie wahrzunehmen.

5. Konzentrieren Sie sich auf den Kern Ihrer Absicht. Seien Sie sich im Klaren über die Ergebnisse, die Sie für die Räume, die anderen Bewohner und für sich selbst erzielen wollen.

6. Sensibilisieren Sie Ihre Hände. Atmen Sie langsam und tief. Spüren Sie die Energie des Raums. Gehen Sie an den Wänden des Raums entlang oder setzen Sie all Ihre Sinne ein, um die Energie in dem Raum wahrzunehmen.

7. Gehen Sie langsam vor. Denken Sie daran, Ihren Geist zur Ruhe zu bringen, und gehen Sie bei jedem Schritt der Raumreinigung langsam vor. So nehmen Sie feine Energieflüsse wahr.

8. Spüren Sie die Energie in dem Raum. Um Energiefelder wahrzunehmen, gehen Sie mit einer ausgestreckten Hand sehr langsam an den Wänden entlang. Achten Sie auf Bereiche, an denen Sie einen Unterschied spüren. Ihr Arm kann sich schwer oder leicht, warm oder kalt anfühlen. Es kann

Plätze geben, die klebrig und stickig und andere, die weich und glatt wirken. Das bilden Sie sich nicht ein; Sie spüren die Energie. Normalerweise benötigen gerade die Bereiche, die sich klebrig oder schwer anfühlen, in ganz besonderem Maße eine Reinigung. Das Geheimnis der Raumreinigung besteht darin, innerlich herunterzufahren, seinen Geist zur Ruhe zu bringen und dem zu vertrauen, was man wahrnimmt.

9. Stellen Sie sich an den Eingang. Stellen Sie sich mit leicht gespreizten Beinen, Ihr Gewicht gleichmäßig auf beide Füße verteilt, an die Schwelle des Raums, den Sie reinigen werden. Nehmen Sie sich ein paar Minuten Zeit, um Ihre Absicht in den Raum zu strahlen, und bitten Sie Spirit um Führung und Unterstützung.

10. Brechen Sie die stockende Energie auf. Nehmen Sie das Instrument, das Sie verwenden wollen (Glocke, Gong, Trommel, Kräuter zur Räucherung, Zerstäuber mit ätherischem Öl), und gehen Sie in der Absicht, einen wundervollen Energiestrudel zu erzeugen, vom Eingang aus langsam entlang der Wände durch den Raum. Wenn Sie beispielsweise eine Glocke verwenden, lassen Sie sie direkt hinter der Türschwelle erklingen, und schreiten Sie dann langsam in einem Kreis durch den Raum, wobei Sie die Glocke in der Absicht läuten, die Energie in dem Raum funkeln zu lassen.

11. Glätten Sie die Energie im Raum. Beruhigen Sie die Energie im Raum, nachdem Sie ihn gereinigt haben. Sie können dies tun, indem Sie mit der Hand sanft über die Wände streichen, bis Sie spüren, dass es sich ruhig und glatt anfühlt.

Sie können auch eine Feder zum Glätten der Energie einsetzen.

12. Bitten Sie um Segnung. Nachdem ein Raum gereinigt ist, visualisieren Sie, dass er mit Licht und Liebe gefüllt ist, während Sie um Unterstützung und Führung durch Spirit bitten. Sie können dazu leise oder laut beten. Dies ist der wichtigste Teil der Reinigung, und er muss mit Ehrfurcht, Respekt und Hingabe durchgeführt werden.

13. Zeichnen Sie eine Acht. Wenn Sie Ihren Reinigungsprozess in einem Raum abgeschlossen haben, zeichnen Sie mit Ihrem Reinigungsinstrument eine Acht, um den Raum zu versiegeln. Dann gehen Sie zum nächsten Raum. Wenn Sie ein ganzes Haus reinigen wollen, beginnen Sie am besten mit den unteren Räumen und arbeiten sich Schritt für Schritt nach oben vor.

14. Seien Sie dankbar. Kehren Sie zum Abschluss mit einem Gefühl tief empfundener Dankbarkeit zur Eingangstür zurück, an der Sie begonnen haben. Wenn Ihr Zuhause auf diese Weise gereinigt wurde, haben es negative Energieschnüre schwer, in Ihren Wohnbereich einzudringen. Außerdem gelangen keine anderen als positive Schnüre in Ihren Körper hinein bzw. heraus.

15. Waschen Sie sich die Hände. Waschen Sie Ihre Hände und Arme bis zu den Ellenbogen mit kaltem Wasser. Schütteln Sie das Wasser ein paarmal ab, bevor Sie sich abtrocknen. Das kalte Wasser und das Abschütteln entfernen alle

Energien, die sich möglicherweise an Ihre Hände oder Ihren Körper angeheftet haben.

Instrumente für die Raumreinigung

Wie Sie das für Sie geeignete Raumreinigungsinstrument finden

Das Instrument, das Sie für eine Raumreinigung verwenden, ist nur ein Hilfsmittel, das Ihre Absicht und Ihre Gebete unterstützt. Es kann nicht aus sich selbst heraus eine Wohnung energetisch reinigen. Ihre Glocke, die Trommel, der Gong oder was Sie auch wählen, dient lediglich als Konzentrationspunkt, um Energie in einen Raum zu leiten. Dennoch ist das Instrument, das Sie auswählen, wichtig, denn wenn Sie eine enge Verbindung zu ihm empfinden, dient es als eine Art Verstärker Ihrer Absicht.

Die Auswahl eines Werkzeugs zur Raumreinigung ist eine sehr persönliche Angelegenheit. Die eine Person verliebt sich vielleicht in eine Trommel und entdeckt, dass sie jedes Mal, wenn sie ihren Klang hört, Energie spüren kann. Jemand anderes stellt möglicherweise fest, dass das Verbrennen von Salbei eine kraftvolle Bewusstseinsveränderung in einem Raum erzeugt. Das für Sie beste Raumreinigungsinstrument ist dasjenige, zu dem Sie sich am meisten hingezogen fühlen. Wie viel Sie dafür bezahlen oder woher es kommt, ist nicht so wichtig wie Ihre Zuneigung zu ihm.

Ermächtigen Sie Ihr Raumreinigungsinstrument

Zur Ermächtigung Ihres Raumreinigungsinstruments halten Sie es eng an Ihren Körper und stellen sich bildlich vor, wie es zu einer Erweiterung Ihres Körpers und Ihrer Seele wird. Wenn Sie und Ihr Instrument auf diese Weise aufeinander eingestellt sind, entsteht eine spezielle Art von Alchemie, die jede Reinigungszeremonie verstärkt, die Sie durchführen.

Reinigen Sie Ihr Instrument

Vor und nach einer Raumreinigung sollten Sie Ihr Werkzeug reinigen. Wenn Sie beispielsweise Quarzkristall verwenden, legen Sie es in die Sonne, oder lassen Sie sauberes, kaltes Wasser darüberlaufen, um es zu reinigen. Eine Trommel, Glocke oder Feder können zur Reinigung in den Rauch von glimmenden Salbeiblättern oder von Zedernnadeln gehalten werden. Ihre Raumreinigungsgegenstände sollten anschließend an einem für sie reservierten Platz aufbewahrt werden, wo sie sauber bleiben. Das ist wichtig, weil dies die Frische und Vitalität um sie herum bewahrt.

Im Folgenden führe ich einige der traditionell verwendeten Werkzeuge auf. Sie können zur Reinigung Ihres Zuhauses und Ihrer Energieschnüre, aber auch für die Bitte um Segnung und Liebe für Ihr Zuhause genutzt werden. Je stärker und reiner die Energie in Ihren vier Wänden ist, desto stärker und schwingender werden Ihre Energieschnüre sein.

Glocken

Rund um den Globus werden wunderschöne Glocken hergestellt. Ihr Klang und die Metalle, aus denen sie gemacht sind, variieren je nach den Traditionen ihres Ursprungs. Sie können jede Glocke zur Raumreinigung einsetzen, wenn Sie ein Gefühl der Verbundenheit mit ihr haben und ihren Klang lieben. Die Geschichte der Glocken und die mit ihnen verbundenen volkstümlichen Überlieferungen könnten ein ganzes Buch füllen. Hören Sie auf Ihre Intuition, um die für Sie richtige Glocke zu finden.

Klangschalen

Der Mönch hält die große Metallschale in der Hand. Seine Finger liegen sanft an der kalten, glatten Oberfläche, während das Gewicht der Schale schwer auf seiner Handfläche lastet. Konzentriert und bedächtig schlägt er mit einem hölzernen Klöppel gegen den Rand und lässt den Klöppel dann langsam um den Rand kreisen. Ein tiefes, hallendes Brummen beginnt sich machtvoll und majestätisch aufzubauen. Der Mönch schließt die Augen. Sein Atem wird langsam und tief. Der Klang erfüllt ihn, bis er darin untertaucht. Klangwellen erfüllen ihn und den Raum. Sachte legt er den Schlegel ab und bleibt still sitzen, bis der Klang zu einem Flüstern wird. Es folgt Stille. Langsam öffnet der Mönch die Augen und blickt sich um. Der gesamte Raum scheint vor Energie und Licht zu funkeln.

Tibetische Klangschalen, die zuweilen auch als Himalaja-Klangschalen bezeichnet werden, kommen aus Tibet, Nepal oder Nordindien und haben eine herausragende Fähigkeit, die häusliche Energie zu reinigen. Seit über dreitausend Jahren werden sie in Asien verwendet. Diese Objekte können machtvolle Schwingungen erzeugen, sodass man den Eindruck haben kann, die Wände würden gleich einstürzen. Sie scheinen bis tief in das Innere der Seele zu reichen. Mithilfe einer Klangschale können Sie Ihre Energieschnüre und die in Ihrer Wohnung reinigen. Auch manche westlichen Ärzte wenden inzwischen bei Krebspatienten Klangschalen an, weil sie herausgefunden haben, dass ihr Klang sich positiv auf erkrankte Zellen auswirken kann.

Wenn sie für spirituelle Zwecke eingesetzt werden, kann der Klang von Klangschalen ebenfalls kraftvolle Energieformen aussenden. Alexandra David-Néel, eine mutige französische Abenteurerin, die zu Beginn des 20. Jahrhunderts vierzehn Jahre lang damit zubrachte, Tibet zu erforschen, berichtete, dass sie gesehen habe, wie Lichtblitze aus einer Klangschale gekommen seien, die von einem Lama in einem abgelegenen Kloster angeschlagen worden war. Der heilige Mann habe gesagt, der von einer Klangschale ausgesendete Klang könne Formen und sogar spirituelle Wesen erschaffen. Er habe erklärt, die Gedanken und Absichten eines Menschen könnten auf dem Klang einer Klangschale reisen und energetische Manifestationen erzeugen.

Kristallklangschalen

Klangschalen aus Quarz haben eine besondere Fähigkeit, die subtile Energie des Lichts in einem Raum und ebenso unser persönliches Energiefeld zu harmonisieren. Sie haben eine bemerkenswerte Fähigkeit, alle Schnüre, die wir nicht brauchen können, zu entfernen, vor allem diejenigen, die sich in unserem Dritten Auge oder im Kronenchakra festgesetzt haben. Die von ihnen erzeugte Energie wirkt verwandelnd und kann das Bewusstsein eines

Raumes sehr stark erhöhen. Diese Schalen bestehen aus Siliciumdioxid, dem Baustein von Quarzen, die seit Jahrtausenden für spirituelle Rituale genutzt werden. Quarzkristalle übertragen Informationen und Energie und kommen daher auch zur Tonübertragung zum Einsatz.

Kristallklangschalen haben meist einen Durchmesser zwischen 15 und 50 Zentimeter. Unterschiedliche Größen erzeugen unterschiedliche Töne. Diese ätherisch wirkenden Klangschalen werden mit einem gepolsterten hölzernen Klöppel zum Klingen gebracht, was einen reinen, glockenartigen Klang erzeugt. Sie können auch mit einem mit Gummi bezogenen Klöppel außen an der Schale entlangfahren, bis sie zu klingen anfängt. Aber achten Sie darauf, dass die Schwingung nicht zu lange und zu intensiv wird, weil die Schale dann springen kann. Die spiralförmige Bewegung des Klangs erzeugt mystische Spiralen in der Energie des Raums.

Trommeln

Schamanen haben schon immer Trommeln zur Raumreinigung und zur Beseitigung von Anhaftungen verwendet. Jedes indigene Volk hat Trommeln genutzt, um negative Energien zu reinigen und positive Energien in einen Raum zu holen.

Das Trommeln ist meiner Seele nahe, und ich habe beim Einsatz der Trommel zur Reinigung tief greifende Ergebnisse erlebt. Ich hatte bereits seit Jahrzehnten getrommelt, als ich nach Afrika kam und Zeit bei den Zulu verbrachte. Dort machte ich eine Erfahrung, die mir einen noch tieferen Einblick in die Kraft der Trommeln gab. Es war Abend, und ich saß in Bophuthatswana mit dem spirituellen Oberhaupt der Zulu, Credo Mutwa, auf dem staubigen Boden einer aus Stroh und Schlamm erbauten Hütte. In der Mitte der Hütte brannte ein Feuer. Durch das Loch im Dach konnte ich die Sterne sehen. Es wirkte, als würden ein paar der kleinen glühenden Aschestückchen nach oben fliegen, um sich zu jenen winzigen funkelnden Punkten am Himmel zu gesellen.

Vor Credo stand eine große, häufig genutzte Trommel, auf die er rhythmisch mit den Händen schlug. Der volle Ton der Trommel erfüllte mich. Es war, als durchdringe er mich bis ins Zentrum meines Seins. Nichts existierte außer dem Trommelklang. Die Zeit hatte weder Anfang noch Ende. Es gab kein Hell und Dunkel, kein Gut und Böse. Alles existierte einfach nur. Wenn es stimmt, dass das Universum aus einem rhythmischen, sich ständig wandelnden und in einem stetig sich im Fluss befindlichen Energiestrom besteht, dann stieß mich der Trommelschlag vom Ufer in den Fluss jenes alten, ursprünglichen Klangs, und ich wurde nach Hause gerufen. Diese Erfahrung vertiefte meine Verbindung zu meinen Trommeln.

Für mich eröffnet die Trommel einen tief gehenden Weg, um Anhaftungen von Entitäten zu beseitigen, dunkle Energien aufzulösen, Energiefelder von negativen Schnüren zu reinigen und wunderbare, liebevolle Energie in einen Raum zu holen. Ich habe häufig Trommeln genutzt, um dunkle Energien zu reinigen.

Mein Mann und ich bauen seit Jahrzehnten Trommeln. Wir trommeln auch zusammen. Wir trommeln, um uns mit den Kreisläufen des Lebens zu verbinden, um unser Leben zu feiern, um aufgestaute Emotionen rauszulassen und um Spirit näherzukommen. Ich unterrichte auch Trommeln und leite Trommelkreise. Die Trommel ist eine meiner Verbündeten. Sie trägt mich in das Innerste meiner Seele. Und eines ihrer Geschenke ist die Fähigkeit, Räume und Menschen zu reinigen.

Der Klang der Trommeln ist Teil unseres genetischen Codes. Er stellt uns auf die Erinnerungen unserer Ahnen an unser gemeinsames Stammesleben rund ums Feuer ein. Ihr rhythmischer Takt ist der Puls, der Herzschlag des Universums. Einige Indianerstämme in Amerika glauben, dass Trommeln und Singen mystische Pfade öffnen, über die sich die Trommler mit unserem Schöpfer, dem großen Mysterium, verbinden. In den schamanischen Kulturen Sibiriens glaubt man, dass durch das Trommeln eine Brücke erschaffen wird, über die man von der einen Welt in eine andere gehen kann. Wenn man aufhört, die Trommel zu schlagen, verschwindet die Brücke.

Raumreinigung durch Trommeln

1. Begrüßen Sie Ihre Trommel. Streichen Sie langsam mit der Hand rund um Ihre Trommel. Nennen Sie sie beim Namen oder sprechen Sie sie mit einem ehrfürchtigen Titel an, etwa mit »Sternensänger« oder »Mutters Herzschlag«.

2. Halten Sie Ihre Trommel dicht an Ihr Herz. Stellen Sie sich vor, wie Liebe in die Trommel fließt. Lassen Sie Ihr Bewusstsein das Innere der Trommel füllen.

3. Seien Sie still, und erlauben Sie es der Energie in Ihnen, sich aufzubauen. Wenn die Energie ihren Höhepunkt erreicht hat, drücken Sie das in einem Ruf aus oder fangen Sie einfach an zu trommeln. Dadurch rufen Sie Spirit an und bitten ihn um Unterstützung.

4. Beginnen Sie mit dem Trommeln. Halten Sie die trommelnde Hand locker, und achten Sie darauf, dass die Bewegung aus dem Handgelenk und nicht aus dem Arm kommt. Der dem Herzschlag entsprechende Doppelschlagrhythmus – dum-dum – eignet sich gut, um anzufangen. Es ist für uns Menschen ein ursprünglicher Ton, weil wir ihn alle im Bauch unserer Mutter gehört haben.

5. Lassen Sie Ihren Atem tiefer werden und entspannen Sie Ihren Körper. Schlagen Sie den Takt, der sich für Sie am besten anfühlt, und lassen Sie es zu, dass sich einfach ein natürlicher Rhythmus entwickelt. Vertrauen Sie Ihrer Intuition. Behindern Sie nichts, sondern lassen Sie das Trommeln einfach geschehen. Verbinden Sie sich mit dem Geist der Trommel.

6. Trommeln Sie, bis der gesamte Raum rein klingt. Ihre Intuition wird es Ihnen mitteilen, wenn dieser Prozess abgeschlossen ist.

7. Zeichnen Sie mit Ihrer Trommel eine Acht. Halten Sie Ihre Trommel vor sich hin und bewegen Sie sie, als würden Sie mit ihr die Ziffer Acht zeichnen. Dadurch versiegeln Sie den Kreis der Energie. Enden Sie am selben Punkt, an dem Sie mit der Acht begonnen haben.

8. Danken Sie Spirit, dass er Sie unterstützt hat. Drücken Sie Ihren Dank hörbar oder schweigend aus. Seien Sie dann still, und ermöglichen Sie es Spirit, den Raum und Sie zu erfüllen.

Objekte, die zur Raumreinigung verwendet werden, verwendet man auf sehr ähnliche Weise zum Durchtrennen energetischer Schnüre. Der Unterschied zwischen Trommeln und anderen Raumreinigungsinstrumenten besteht darin, dass Trommeln schwere, dichte und zähe Energie schnell aufbrechen können. Glocken, Glockenspiele, ätherische Öle, Federn und Weihrauch wiederum eignen sich besser zum Beseitigen subtiler Energie.

Rasseln

Ich liebe es, mit Rasseln zu arbeiten. Für mich persönlich ist es oft leichter, Spirit mit einer Rassel als mit einer Trommel anzurufen. Irgendwie scheint mich der sanftere Klang in ein erweitertes Bewusstsein schweben zu lassen. Heutzutage werden Rasseln zur Beruhigung von Babys genutzt. Dies geht zurück auf indigene Kulturen, die Rasseln zur Abwehr böser Geister, zur Erzeugung einer Energie, die Schutz und Gnade bot, und zum Schutz von Kindern verwendeten.

Rasseln wurden aus einer Vielzahl von Materialien hergestellt, etwa aus Flaschenkürbissen, Schildkrötenpanzern, getöpferten Formen, Rohleder und geschnitztem Holz, und sie wurden mit Symbolen verziert, wobei jedes Ornament eine tiefere Bedeutung hatte. Ihr Klang hatte die Fähigkeit, das Bewusstsein zu erweitern und Tore in andere Reiche zu öffnen.

Immer wenn Sie eine Rassel schütteln, aktivieren Sie genetisch verankerte Erinnerungen an Tänze ums Feuer, und ihr Klang kann auf sanfte Weise Energieschnüre reinigen, die Ihnen oder Ihrem Zuhause nicht dienlich sind, und nützliche Energie in Ihr Umfeld strömen lassen. Bewegen Sie die Rassel von Ihrem Scheitel aus langsam Ihren Körper hinab. Auf diese Weise können Sie

Ihr Energiefeld und die Sie umgebenden Energien reinigen und zugleich die meisten kleineren Anhaftungen und unerwünschten Schnüre entfernen sowie die Energie Ihrer positiven Schnüre erhöhen.

Stärken Sie Ihre energetischen Verbindungen zum Universum

Einer der wirkungsvollsten Wege, eine ausgewogene, kräftige Energie in Ihre Wohnung zu bringen, führt über die Einrichtung eines Hausaltars. Altäre gibt es seit der frühesten Menschheitsgeschichte – sie wurden sogar in Steinzeithöhlen gefunden. Schon eine Ansammlung von Fotos auf einem Klavier ist eine Art Ahnenaltar, auch wenn er nicht als solcher angelegt wurde. Gegenstände auf einem Kaminsims erinnern an die Altäre zu Ehren von Hestia, der griechischen Göttin des Herd- und Opferfeuers. Die ihr gewidmeten Altäre befanden sich in der Nähe der Feuerstelle, um Haus und Herd zu segnen.

Altäre müssen nicht religiös sein. Wenn Sie einfach nur Objekte zusammenstellen, die Ihnen etwas bedeuten, kann dies Ihr Zuhause positiv aufladen. Altäre sind wertvoll, weil sie eine spirituelle Kulisse für alles, was in Ihrem Haus geschieht, bieten. Sie dienen auch als eine Art Leuchtfeuer, um spirituelle Hilfe zu erbitten und funkelnde Energie in den Raum zu strahlen.

Warum Altäre wirken

In vielerlei Hinsicht liegt die Kraft des Altars in seiner sichtbaren Erscheinung. Der Aufbau und die Objekte eines Altars sprechen unsere Psyche an, weil sie dem Formlosen eine Form geben und das Göttliche sichtbar darstellen. Wegen ihrer unsichtbaren Natur ist es schwierig, die geistige Welt zu verstehen. Doch wenn bestimmte Objekte mit Bedacht auf einen Altar gestellt werden, um Gedanken, Pläne, Ideen oder Träume symbolisch darzustellen, die ebenfalls unsichtbar sind, verleiht dies unseren Absichten Gestalt.

Das Errichten eines Altars ist ein sakraler Akt voller Kraft und Gnade. Für ein paar zeitlose Minuten, während Sie vor dem Altar stehen, betreten Sie eine Dimension jenseits der gewöhnlichen Realität, in der Licht, Klang und Energie zu einem auserlesenen Seinszustand verschmelzen. Das Errichten eines Altars zur Stärkung Ihrer Verbindung zum Universum ist etwas Heiliges. Es setzt Kräfte in Bewegung, die weiterhin Licht und eine pulsierende Frequenz durch all Ihre Energieschnüre sendet, und dies kann sich tief greifend auf alle Energieschnüre auswirken, die aus Ihnen in Sie, in Ihr Haus und aus Ihrem Haus strömen. Die Auswahl der Objekte und Symbole, ihre energetische Verbindung, ihre Position auf dem Altar und die Rituale bei der Gestaltung des Altars prägen die Energie Ihres Altars.

Wie Sie Schritt für Schritt Ihren Altar errichten

1. Der Platz für Ihren Altar. Der beste Platz ist derjenige, der Ihnen am besten dient. Kein Platz ist zu klein, um einen wirkungsvollen und schönen Altar zu errichten. Größe ist nicht wichtig. Was zählt, ist die Verbindung Ihrer Absicht mit Ihren Ideen, um einen wunderschönen Platz zu schaffen, der zum Ausdruck bringt, was Sie bewegt. Der beste Platz kann sich auf einem Regal, einem Kaminsims, einem Fensterbrett, einem Couchtisch, einer Kommode oder auf dem Boden befinden.

2. Vorbereitungen für Ihren Altar. Nachdem Sie entschieden haben, wo Sie Ihren Altar platzieren wollen, stellen Sie Ihre Objekte für den Altar zusammen. Überlegen Sie sich dann, wie Sie sie auf dem Altar anordnen möchten, und reinigen Sie die Energie sowohl der Objekte als auch des entsprechenden Raums. Entscheiden Sie, welches Grundgefühl Sie zum Ausdruck bringen wollen – nehmen Sie sich für diesen Schritt Zeit. Diese Vorbereitung ist ein sehr wichtiger Schritt, weil die Grundenergie Ihres Altars während seines Aufbaus geschaffen wird. Die dauerhaft wirkende Energie Ihres Altars hängt davon ab, wie sorgfältig und gründlich Sie die Vorbereitungen durchführen.

3. Ihr Altartuch. Das Altartuch stellt eine Art Fundament dar, auf dem der Altar aufgebaut ist. Altartücher können jedem Altar Fülle und Tiefe verleihen. Wählen Sie die Farben und Stoffe, die Ihnen das Gefühl vermitteln, das Sie sich für Ihre energetischen Verbindungen wünschen. Wählen Sie aus den hier aufgeführten Farben und den ihnen zugeschriebenen Eigenschaften diejenige aus, die für Ihr Altartuch passend ist:

- *Rot:* Aktivität, Mut, physische Stärke, Erdung
- *Orange:* Optimismus, Sozialkontakte, Einsatzfreude, Ausdauer
- *Gelb:* geistige Klarheit, Glück, Fröhlichkeit
- *Grün:* Wachstum, Fülle, Heilung, Harmonie, Hoffnung

- *Blau:* Glaube, Vertrauen, Kommunikation, Aufrichtigkeit, Weisheit
- *Purpur*: Vornehmheit, Anstand, Spiritualität, Würde
- *Violett*: Verbindung zur geistigen Welt und den Engeln
- *Rosa:* Liebe, Aufrichtigkeit, Unschuld
- *Weiß:* Licht, Reinheit, Einfachheit
- *Schwarz:* Stärke, Macht, Eleganz, Tiefe, Weisheit

4. Darstellung des Göttlichen. Jeder Altar sollte mindestens ein Objekt enthalten, das für spirituelle oder göttliche Energien steht und die göttlich-geistige Welt symbolisiert. Das kann etwas aus der Natur sein, das Bild eines spirituellen Lehrers oder die Darstellung einer Gottheit, von Buddha oder eine Ikone mit Jesus oder Maria. Ein Objekt, das für ein Reich jenseits der physischen Reiche steht, macht Ihren Altar zu einem sakralen Ort.

5. Darstellung von Ihnen (und Ihren Familienmitgliedern und Freunden). Es ist wichtig, dass Sie mit einem Objekt auf Ihrem Altar repräsentiert sind. Es kann ein Foto sein, aber auch ein Kristall, ein Stein oder ein Erinnerungsstück, das Sie darauflegen oder -stellen. Sie können auch Objekte hinzufügen, die andere Menschen verkörpern, um sicherzustellen, dass förderliche Energieschnüre zwischen Ihnen hin- und herströmen. Auf meinem Altar steht eine kleine handgefertigte Bärenfamilie aus Stein, die mich, meinen Mann und unsere Tochter symbolisiert. Ich habe die drei Figuren so aufgestellt, dass wir uns gegenseitig ansehen, und habe ein Herz aus Rosenquarz in die Mitte unseres kleinen Kreises gelegt.

6. Weihung Ihres Altars. Ein Weiheritual aktiviert den Altar und bringt positive, förderliche Energie zu Ihnen, Ihrer Familie und Ihren Freunden. Hier ist ein Beispieltext für die Einweihung:

»Möge der Schöpfer, der in allen Dingen weilt, dieses Haus segnen. Möge dieser Altar eine ständige Erinnerung an den göttlichen Funken der Freude sein, der in jedem von uns wohnt. Mögen Freude, Liebe, Führung und Frieden diese Gegenstände und den Altar, auf dem sie ruhen, erfüllen. Mögen diese Dinge unser Heim mit innerem Frieden und Freude segnen.«

7. Die Energie Ihres Altars erhalten. Sobald Ihr Altar energetisch aufgeladen ist, sollten Sie seine Energie immer wieder erneuern, damit er stets eine Quelle der Stärke und des Friedens für Sie bleibt. Sie können aus mehreren Möglichkeiten wählen: Die einfachste Methode – und eine der kraftvollsten – besteht darin, dass Sie regelmäßig vor Ihrem Altar meditieren. Dadurch reinigen Sie die Gegenstände auf ihm, und zugleich werden die Schnüre, die Sie mit Ihren inneren und äußeren Welten verbinden, gestärkt.

Die Kraft Ihrer Gebete und Absichten verleiht dem Altar Energie, die in das Universum ausstrahlt und das, was in Ihrem Herzen ist, vergrößert, sodass es zu einer Kraft für Heilung und positives Handeln in der Welt wird. Diese Energie kehrt zu Ihnen zurück, und Sie spüren den inneren Frieden, der Sie erfüllt. Es handelt sich um einen wechselseitigen Prozess, der eine unglaubliche Auswirkung auf Ihr Leben haben kann und zugleich kontinuierlich die Wirkkraft Ihres Altars steigert.

Steine und Edelsteine auf Ihrem Altar und in Ihrem Zuhause

Seit frühesten Zeiten werden geschliffene Kristalle und Edelsteine auf Altäre und in Wohnräume gelegt und zu Heilzwecken verwendet. Man glaubte, dass jeder Stein seine typische, einzigartige Form von Energie besitzt. Manche stoßen Heilungsprozesse an und werden zur Linderung von Beschwerden und zur Entspannung eingesetzt, während man andere zur Aktivierung von Lebenskraft verwendet. Legen Sie ausgewählte Steine auf Ihren Hausaltar; dies kann die mit ihnen verbundene spezifische Energie schneller aktivieren.

Eine Auswahl von Steinen und ihre typischen Eigenschaften:

- Achat: Erfolg, Glück
- Amethyst: Mitgefühl, Hellsichtigkeit
- Aquamarin: Harmonie
- Aventurin: Heilung
- Bernstein: Schutz, Heilung
- Blutstein (Hämatit): Heilung, physische Stärkung
- Citrin: geistige Klarheit
- Flussspat (Fluorit): geistiges Einstimmen, Beruhigung
- Granat: physische Stärke, Durchsetzungsfähigkeit
- Jade: Heilung, Weisheit
- Karneol: physische Erdung
- Lapislazuli: Spiritualität, Intuition, Würde
- Malachit: übersinnliche Macht, Heilung, Reinigung
- Mondstein: emotionale Ausgeglichenheit
- Obsidian: Erdung, Schutz
- Opal: emotionale Klarheit
- Pechkohle (Gagat): Erdung, Schutz

- Peridot: geistige und physische Heilung, Verjüngung
- Prehnit: Ruhe, bedingungslose Liebe, Heilung
- Quarzkristalle: spirituelle Einstimmung
- Rubin: Stärke, Gesundheit, spirituelle Hingabe
- Saphir: Demut, Spiritualität
- Selenit (Marienglas): träumerische Fähigkeiten, Intuition, Meditation
- Smaragd: spirituelle Heilung
- Topas: Erweiterung, Wissen
- Turmalin: Reinigung, Heilung, Schutz
- Türkis: Heilung, Ausgleich

Steine, die Sie in der Natur finden, können ebenso ein Quell heilender Energie sein. Und ein Stein, der Ihnen von einem besonderen Menschen gegeben wurde, enthält die Energie Ihrer Verbindung. Wenn Sie den Stein auf Ihren Altar legen, ist das eine Möglichkeit, die mit ihm verbundene Energie in den Raum zu bringen.

Pflanzen und Blumen als Opfergaben

Überall auf der Welt finden Sie auf Altären Opfergaben in Form von Speisen, Früchten oder Blumen. Sie werden traditionell verwendet, weil sie die von Mutter Erde hervorgebrachten Gaben repräsentieren. Eine leuchtende Orange, eine kleine Schüssel Reis, eine schöne Zusammenstellung strahlender Blumen – all diese Dinge verleihen dem Altar und jedem anderen Ort in der Wohnung Fülle und Schönheit. Sie ziehen diese Eigenschaften an und können diese der Energie der Wohnung hinzufügen.

Wie Sie Engel einladen können

Verbinden Sie sich mit den Engeln und laden Sie sie ein. Das ist eine der intensivsten Möglichkeiten, um Segen in Ihr Heim zu holen. Um Ihr Zuhause mit außergewöhnlichem Licht und funkelnder Lebenskraft zu erfüllen, zünden Sie eine Kerze an, lassen Ihren Geist zur Ruhe kommen und konzentrieren sich auf Ihre Bitte an die Engel, alle Energieschnüre, die Ihnen, Ihren Mitbewohnern und Ihrem Zuhause nicht förderlich sind, zu beseitigen. Stellen Sie sich einen großen Engel vor, der hinter Sie tritt und Sie mit seinen Flügeln aus Licht umfängt. Lassen Sie los, geben Sie sich der Situation hin und vertrauen Sie darauf, dass alles gut ist.

Es gibt ein kleines Geheimnis, das diese Methode zur kraftvollsten von allen macht: Damit sie ihre Wirkung vollständig entfalten kann, ist es hilfreich, wenn man an Engel glaubt und darauf vertraut, dass sie alles auflösen können, was nicht förderlich ist. Engel sind real, selbst dann, wenn Sie nicht an sie glauben. Doch wenn Sie an Engel glauben, ist die Methode erheblich wirkungsvoller.

Ich hatte ein paar Erlebnisse mit Engeln, von denen ich Ihnen gern berichten möchte, damit sich Ihre Verbindung zu den Engeln vertieft. Ich habe nicht an Engel geglaubt, bevor ich Begegnungen mit ihnen hatte. Nun weiß ich, dass Engel nur einen Gedanken von uns entfernt sind. Und schon, wenn Sie hier nur etwas über Engel lesen, bilden sich weitere liebevolle Verbindungen zwischen Ihnen und den Engeln.

Mein erstes Erlebnis mit Engeln hatte ich, als ich im Alter von siebzehn Jahren mit schweren Verletzungen im Krankenhaus lag. Eines Nachts erwachte ich mit extremen Schmerzen. Ich presste die Augen zusammen. Schon die kleinste Bewegung schien mich zu zerreißen. Ich konnte mich nicht entziehen, der Schmerz rollte Woge für Woge über mich hinweg. Still flehte ich darum, dass mir jemand helfen möge.

Da hörte ich, wie sich eine Tür knarrend öffnete; dem folgte das Geräusch von Schritten. Dann spürte ich, wie sich eine Hand sanft auf meine legte. Sofort ebbte der Schmerz ab, und ein wunderbares Gefühl der Sicherheit durchströmte mein Sein. Ich öffnete die Augen in der Erwartung, die Krankenschwester oder einen Arzt zu sehen, die freundlicherweise hereingekommen waren, um mich zu trösten. Aber der Raum war leer!

Und doch konnte ich noch immer die Wärme einer Hand spüren, die meine Hand drückte. Die Hand von *irgendjemandem* lag auf meiner Hand. Ich konnte niemanden sehen, aber ich konnte die Finger und die Fingernägel spüren. Frieden und Entspannung erfüllten mich allmählich, und ich fiel in einen tiefen Schlaf. Immer wenn ich nach jener Nacht Schmerzen hatte, kamen nachts tröstende Hände und linderten meine Qual. Manchmal fühlte sich die Hand männlich, manchmal weiblich an. Ich erinnere mich, dass einmal eine sehr kleine, kindliche Hand die meine hielt. Ich war unendlich dankbar für die Gegenwart dieser Wesen, von denen ich heute weiß, dass es Engel waren.

Seit jener Zeit vor vielen Jahren sind Engel in unterschiedlichen Formen in mein Leben gekommen. Meist kommen sie als plötzliche Einsicht oder Intuition. Manchmal kommen sie unsichtbar, wie sie es taten, als ich im Krankenhaus lag. Sehr selten erscheinen sie physisch. Sie sehen menschlich aus, haben aber eine himmlische Präsenz.

Nachdem ich aus dem Krankenhaus entlassen worden war, führte ich ein hartes Leben. Ich war inzwischen achtzehn Jahre alt geworden und lebte in einer Wohnwagensiedlung neben einer

Fernstraße. Um vielleicht einmal aufs College gehen zu können, verdiente ich mir etwas Geld als Tellerwäscherin in einer Fernfahrerkneipe. Ich kannte niemanden und fühlte mich sehr allein. Vor allem die Winternächte waren schwer für mich. Der kalte Wind und der ständige Lärm der Fahrzeuge auf der Fernstraße drangen durch die dünnen Wände meines Wohnwagens. Zuweilen erschienen mir die Härte meiner Arbeit und die Verzweiflung über mein Leben erdrückend, und häufig schlief ich traurig und erschöpft ein.

In einer eisigen Winternacht erwachte ich zutiefst niedergeschlagen um drei Uhr morgens. Ich hatte genug. Ich wollte mein Leben beenden. Eine tödliche Ruhe überkam mich. Ich wusste, was ich zu tun hatte.

Mit grimmiger Entschlossenheit verließ ich meinen Wohnwagen und ging die Straße hinab. Auf meinem Weg zur Brücke durchquerte ich einen großen Park. Der Boden war mit Flecken aus schmutzigem Schnee bedeckt. Während ich den Park durchquerte, der durch ein paar Straßenlampen beleuchtet wurde, sah ich einen jungen Mann, der etwa in meinem Alter war, mit hängendem Kopf auf einer Parkbank sitzen.

Normalerweise hätte ich mich um drei Uhr morgens in einer derart einsamen Gegend niemals einem völligen Fremden genähert. Aber da ich in jener Nacht ohnehin allem ein Ende setzen wollte, dachte ich: »Was macht es schon, wenn er versucht, mir etwas anzutun? Ich bin sowieso gleich tot. Ich habe nichts mehr zu verlieren.« Also ging ich zu ihm und fragte ihn, ob es ihm gut gehe. Er sah zu mir hoch, schüttelte den Kopf und murmelte: »Nein, tut es nicht.«

Ich setzte mich neben ihn auf die Bank. Er erzählte mir von einigen Problemen in seinem Leben und gestand mir schließlich, dass er auf dem Weg zur Brücke sei, um sich umzubringen.

Wir unterhielten uns lange miteinander. »He, du bist jung. Du durchlebst gerade raue Zeiten, aber die Dinge werden wieder besser werden.«

Er lebte auf, sagte mir, dass ich ihm sehr geholfen habe, und dankte mir überschwänglich. Ich fühlte mich so gut, dass ich vergaß, dass ich mich hatte ertränken wollen. Stattdessen kehrte ich um und ging zu meinem Wohnwagen zurück. Auf dem Rückweg durch den Park ging die Sonne auf. Die Schneeflecken, die zuvor trübe und schmutzig gewirkt hatten, leuchteten nun rosafarben und sahen schön aus, wie sie sich gegen die dunkle Erde abhoben. Als ich in meinen Wohnwagen stieg, wusste ich, dass ich zwar im Moment eine harte Phase durchlebte, aber dass sich meine Lage bessern würde. Und das tat sie dann auch.

Jahre später wurde mir klar, dass meine Begegnung kein Zufall gewesen war. Ich glaube, dass ich in jener frostigen Winternacht einem Engel begegnet bin – einem richtigen Engel. Natürlich lässt sich das nicht mit Sicherheit sagen, aber jener Mann wird für immer ein Engel für mich sein.

Engel erscheinen in vielen Formen, doch meist sind sie unsichtbar. Nicht nur ich wurde in meinem Leben mit Besuchen von Engeln gesegnet; zahllose Teilnehmer meiner Seminare haben es auch erlebt.

Als ich in Irland einen Kurs über Engel gab, ereignete sich etwas Bemerkenswertes. Bei einer Übung bat ich die Teilnehmer, ihren rechten Arm zu heben. Ein Mann in der Mitte des Raumes saß aufgrund einer schweren Erkrankung in einem Rollstuhl. Es wollte meinen Anweisungen unbedingt folgen, konnte aber wegen seiner Erkrankung die Arme nicht heben, was ihn sehr traurig machte. Plötzlich spürte er, dass jemand von hinten seinen Arm hob. Aber als er sich umdrehte, um zu sehen, wer es war, war da niemand.

Dennoch konnte er noch immer die Finger der Hand fühlen, die seinen Arm hochhielt. Und an der Stelle, an der sein Arm gehalten wurde, sah man einen Abdruck. Ich bat die Teilnehmer fünfmal, ihren Arm zu heben, und fünfmal hob die unsichtbare Hand seinen Arm. Seine Frau, die neben ihm saß, sah den Handabdruck an seinem Unterarm ebenfalls. Es war, als hielt eine unsichtbare Hand seinen Arm in die Höhe. Am Ende des Kurses kam das Ehepaar mit Tränen in den Augen zu mir. Sie hatten das Gefühl, ein Wunder erlebt zu haben.

Obwohl Engel normalerweise unsichtbar sind, können sie auch in Menschengestalt erscheinen – so wie der Engel, der sich zeigte, als ich mit meiner Freundin Andrea in London einen Kaffee trank. Damals war sie Chefredakteurin eines der größten Magazine weltweit. Wir saßen in einem winzigen, menschenleeren Café an einem kleinen Tisch und unterhielten uns über die Ereignisse in unserem Leben. Wir waren gerade dabei, unsere Unterhaltung zu beenden, als eine beeindruckende Frau um die siebzig mit weißem, sorgfältig frisiertem Haar und in einem rosafarbenen Kostüm ins Café kam. Sie bestellte sich einen Cappuccino, kam direkt auf unseren Tisch zu und fragte, ob sie sich zu uns setzen dürfe.

Andrea und ich waren beide verwundert über ihre Bitte. Alle anderen Tische waren leer, und unserer bot kaum Platz für uns beide. Doch wir waren einverstanden, dass sie sich zu uns setzte. Sie nahm Platz und stellte den Cappuccino vor sich auf den Tisch. Dann wandte sie sich zu Andrea und fing auf eine Art mit ihr zu sprechen an, als würden ihre Worte direkt aus ihrer Seele in das Herz meiner Freundin strömen.

Die Einsichten und Empfehlungen, die sie über Andreas Leben sagte, waren bemerkenswert. An einem Punkt sahen Andrea und ich uns an, als wollten wir sagen: »Ist das nicht unglaublich?« Als wir wieder zu der Frau hinsahen, war sie fort, einfach verschwunden. Sie war nicht mehr in dem Café und auch nicht auf der Straße. Erstaunt starrten wir auf ihre volle Tasse und sahen uns dann wieder an. Andrea beugte sich vor und flüsterte: »Das war ein Engel.«

Ich nickte zustimmend. »Das *war* ein Engel.«

Engel sind real, und sie sind hier, um uns zu helfen. Sie sind einfach nur einen Gedanken weit entfernt. Wenden Sie sich an sie. Bitten Sie sie um Unterstützung, wenn Sie aus Ihrem Energiefeld und dem Energiefeld Ihres Zuhauses Energieschnüre beseitigen, die Ihnen nicht förderlich sind und Sie nicht unterstützen.

SCHLUSSBEMERKUNG

Danke, dass Sie diesen Weg mit mir gegangen sind, um etwas über das Wesen energetischer Verbindungen zu erfahren. Wie im Vorwort erwähnt, hat meine geliebte hawaiianische Lehrerin mir gesagt: »Wenn man das Wesen dieser energetischen Verbindungen versteht, befindet man sich im Zentrum all dessen, was im Leben wirklich und wichtig ist. Dann weiß man, wie man im Zentrum der Gnade und der persönlichen Kraft steht.« Ihre Worte haben mich durch alle die Jahre und Jahrzehnte begleitet. Durch sie begann meine Reise des Verständnisses, dass wir nicht vom Universum um uns herum getrennt und Teil eines riesigen, pulsierenden Ozeans aus Energie sind, der ständig mit uns interagiert.

Wir werden nicht nur vom Bewusstsein dieses Meeres der Lebenskraft beeinflusst, sondern wir sind alle ein wesentlicher, unverzichtbarer, lebendiger Teil davon. Wir sind grenzenlos mit alldem verbunden. Unzählige Energieschnüre strömen aus jedem von uns in ein Reich, in dem Zeit und Raum Illusion sind und in dem Vergangenheit, Gegenwart und Zukunft in einem kontinuierlichen Hier und Jetzt existieren.

Die Erkundung unserer individuellen und kollektiven energetischen Verbindungen bis hin zum entferntesten Ufer des riesigen Universums ist ein sakraler Weg. Es ist mir eine Ehre, dass ich diesen Weg mit Ihnen, meinen Seelenkameraden, gehen durfte. Dabei haben wir die Energieschnüre betrachtet, die uns mit allen und allem auf der Welt verbinden. Gemeinsam haben wir gelernt, wie wir erkennen können, mit was wir am stärksten verbunden sind und was unsere Energie stärkt und schwächt, sowie zahlreiche Möglichkeiten, die Schnüre, die uns fesseln, zu durchtrennen, und die Schnüre, die uns stärken, zu vergrößern.

Ich hoffe, ich war Ihnen bei der Lektüre eine sanfte Gefährtin. Und ich wünsche mir aufrichtig, dass all die Informationen von Nutzen für Sie sind auf Ihren Reisen durch Ihr Leben.

DANKSAGUNG

Ein großes Dankeschön an meine liebenswürdige Lektorin Sally Mason-Swaab und meine hervorragende Korrektorin Rachel Shields. Ein riesiges Danke an dich, Meadow Linn, meine wunderbare Tochter, und an dich, David Linn, mein unerschütterlicher Ehemann, dass ihr mich stets daran erinnert, was wirklich wichtig ist im Leben. Ganz besonders danke ich Patti Allen, Terry Bowen, Kelly Chaumchuk, LuAnn Cibik, Laura Clark und Felicia Messina D'Haiti. Ihr habt dafür gesorgt, dass das Herdfeuer weiterbrannte, während ich dieses Buch schrieb. Ich bin euch unendlich dankbar.